高等院校数字化融媒体特色教材

可供基础医学、临床医学、麻醉医学、口腔医学、全科医学、预防医学、护理学、医学影像学、康复医学、眼视光医学、中医学、精神医学、妇产科学、儿科学、放射医学、生物医学工程等专业使用

医学统计学实习手册

（SPSS、GraphPad Prism版）

主编 范春红

副主编 王晶 李迎君

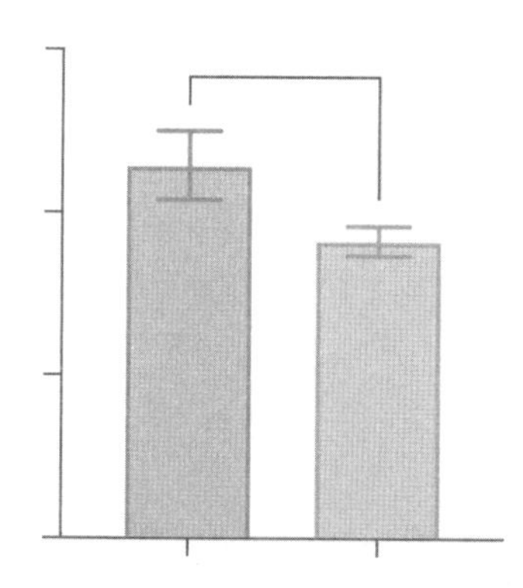

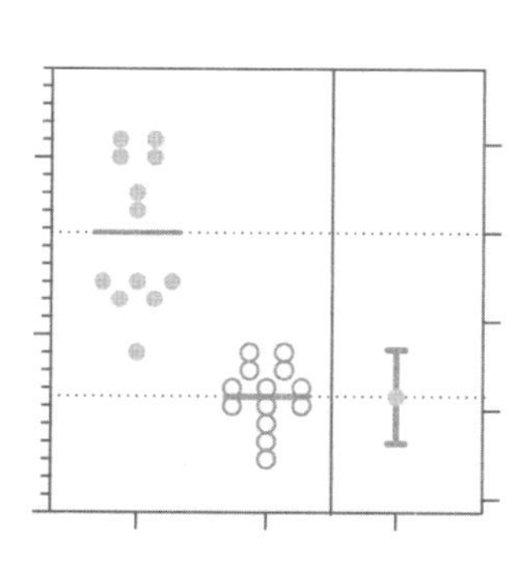

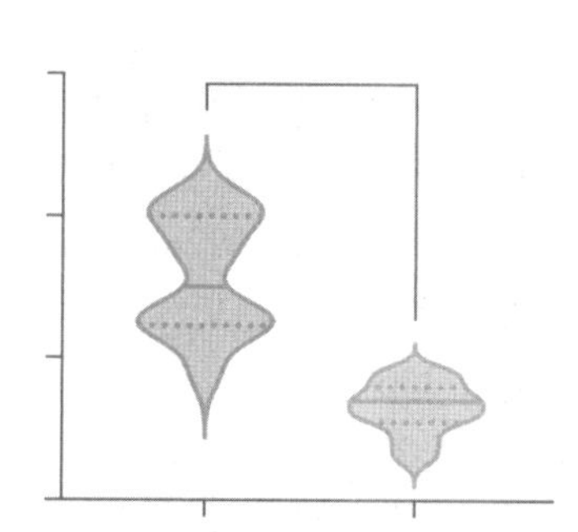

ZHEJIANG UNIVERSITY PRESS
浙江大学出版社
·杭州·

图书在版编目(CIP)数据

医学统计学实习手册：SPSS、GraphPad Prism 版 / 范春红主编. -- 杭州：浙江大学出版社，2023.9(2024.8 重印)

ISBN 978-7-308-24066-6

Ⅰ. ①医… Ⅱ. ①范… Ⅲ. ①医学统计－实习－教材 Ⅳ. ①R195.1-45

中国国家版本馆 CIP 数据核字(2023)第 145941 号

医学统计学实习手册(SPSS、GraphPad Prism 版)

YIXUE TONGJIXUE SHIXI SHOUCE(SPSS、GraphPad Prism BAN)

范春红　主编

策划编辑　阮海潮(1020497465@qq.com)

责任编辑　阮海潮

责任校对　王元新

封面设计　林智广告

出版发行　浙江大学出版社

(杭州市天目山路 148 号　邮政编码 310007)

(网址:http://www.zjupress.com)

排　　版　杭州晨特广告有限公司

印　　刷　杭州千彩印务有限公司

开　　本　787mm×1092mm　1/16

印　　张　12.25

字　　数　306 千

版 印 次　2023 年 9 月第 1 版　2024 年 8 月第 2 次印刷

书　　号　ISBN 978-7-308-24066-6

定　　价　40.00 元

前　言

医学统计学是应用概率论和数理统计的基本原理研究医学领域中不确定现象的群体数量特征，从而找出其内在规律性的一门学科。医学统计学是医学科学研究中不可或缺的一种“工具”，是医学生必修的实用性课程，目前存在的主要问题是如何把统计学转变为医学科研中真正的“利器”，即如何学以致用，把抽象的方法应用到实际问题的分析处理过程中去。这除了引导学生将所学的知识按模块化、条理化、纵横相连形成一个完整的系统外，还必须掌握一门“绝技”——统计应用软件。有关统计的应用软件很多，但大多与理论内容和实践的结合不是很紧密。

本教材以习近平新时代中国特色社会主义思想和党的二十大精神为指导，以培养高素质应用型专业人才为宗旨，落实立德树人根本任务，为高质量发展提供人才支撑。

本教材的撰写是基于实际教学中应用的讲义，该讲义已应用近十年，得到学生和同行的认可。本教材作为医学统计学教学的辅助用书，按照理论教材的顺序来编排章节，对每一个案例的解答按照问题分析、建立数据文件、应用条件的检验、数据分析、结果阅读和结论书写的顺序，把理论与实践应用有机地结合起来。

本教材的内容划分为两大部分：第一部分是基本统计方法，对本科阶段所学内容进行适当拓展，除包括资料的统计描述、假设检验的基本方法外，还包含了原始数据库的分析，把基本统计分析的统计描述和统计推断合二为一，有利于学生对方法的理解和结果的呈现。第二部分是高级统计方法，主要包括多变量分析方法，如随机区组设计资料的方差分析、重复测量资料的方差分析、多重线性回归分析、Logistic 回归分析、生存分析等，这是目前应用较多的原始数据的分析方法。

本教材包括两类应用软件。第一类是 SPSS。SPSS 软件是目前国内应用较多的软件,其分析功能强大,且容易实现。第二类是 GraphPad Prism。GraphPad Prism 软件是目前科研研究中使用的热门软件,其图形制作功能强大。但两类软件各有其软肋:SPSS 在制图方面有所欠缺,而 GraphPad Prism 的统计分析功能有待加强。因此将两者结合可弥补各自的不足(当然也可单独使用),更能使学生运用统计学思维,针对资料的特点,选用恰当、高效的统计分析方法和制图工具,从而得到可靠的结果和结论的有效可视化,使统计学的学习和应用不再是一件难事。

本教材的特点如下:①案例的一致性。两种软件所对应的章节使用的案例是一致的,既可以帮助学生加深对两种软件的理解,也可以结合两部分的结果,进一步提高所写论文的质量。②分析过程具体化。案例分析的过程是从数据文件建立开始至结果的正确书写,可使使用本教材的学生,只要明白解决问题的方法,就可以按照教材的步骤一步一步到问题分析结束并得出科学的结论。③操作步骤的视频化。教材的所有案例都配有操作视频和注意点的讲解,可以使读者轻松愉快地完成学习过程。

在教材即将出版之际,感谢杭州医学院公共卫生学院院长沈清教授的大力支持和同事蒋曦依对教材撰写的帮助!

本教材可作为高等院校公共卫生与预防医学、统计学(医药院校)、药学、生物学、生物医学工程、心理学等相关专业专科生、本科生或研究生的教材,也可作为具有初步统计学基础的各类工作人员、高年级本科生及研究生的学习与科研指导用书。

本教材附有所有案例的 SPSS 文件和 Prism 文件,如读者有需要,可通过邮箱(340076899@qq. com)联系索取。另希望广大读者在使用过程中能够及时反馈使用信息,多提宝贵意见,以便我们能不断地修改和完善教材的内容,谢谢!

范春红

2023 年 7 月于杭州

目　录

第二篇　GraphPad Prism 在统计分析和制图中的应用

第一章　问题转化与统计方法的选择

统计工作的内容包括统计设计、数据收集、数据整理和数据分析，其中统计设计是统计工作的关键，而数据分析中方法的选择是学习统计学的难点所在。对于统计学方法的选择，首先需要熟悉统计学的基本概念、基本原理和基本方法，统计分析一定是建立在掌握统计理论的基础上的；其次是要学会把实际问题转化成相应的统计问题。

第一节　问题转化

考虑学生的实际应用，本教材主要包括两大部分：一是统计学的基础部分，二是高级统计分析中的三大回归（多重线性回归、Logistic 回归和 Cox 回归）。

在统计学的问题转化过程中，主要考虑以下几个部分。

1. 确定研究的目的　常见的研究目的主要有三类：①差异性研究，这是基础统计中最主要的部分，包括我们比较熟悉的组间均数、率的组间比较，可用的方法有 t 检验、方差分析、卡方检验、基于秩的非参数检验等。②相关性分析，即分析两个或者多个变量之间的相互关系，可用的方法主要是相关分析。③影响性分析，即筛选影响某一结局发生的因素，常用的方法有多重线性回归、Logistic 回归、Cox 回归等。

2. 明确数据类型　统计的数据类型分成三类：定量资料（数值变量、计量资料）、定性资料（分类变量、计数资料）和等级资料。等级资料介于定量资料和定性资料之间，其统计描述常用相对数表示，而差异性比较常用非参数检验来进行。定量资料的分析方法有 t 检验、方差分析、非参数检验（秩和检验）、线性相关、线性回归等。定性资料的分析方法有卡方检验、Logistic 回归等。

3. 不同分析方法的应用条件　方法不同所要求的条件也是不同的，如定量资料的分析方法首先考虑资料是否服从正态分布，然后看方差是否齐性。正态分布资料常用的方法有 t 检验和方差分析等，非正态分布一般用非参数检验。选择单样本、两样本或多个样本的比较主要考虑被比较的总体数；根据分析资料的性质可以分有序和无序指标的比较。不同的设计、组别、数据类型都有不同的应用条件。

第二节　统计方法的选择

假设检验的理论步骤及具体数据转化方法的选择详见以下的思维导图。

1.假设检验的基本思想及步骤(图 1-1)

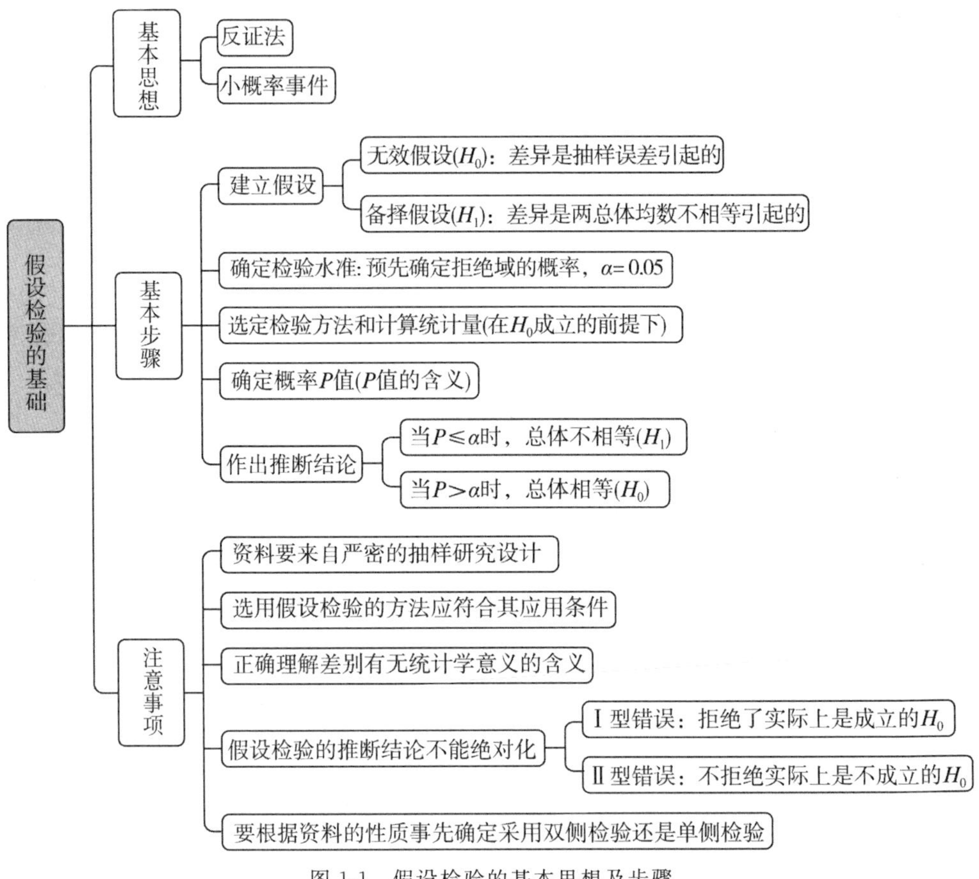

图 1-1 假设检验的基本思想及步骤

2. 基础统计学的方法选择(图 1-2)

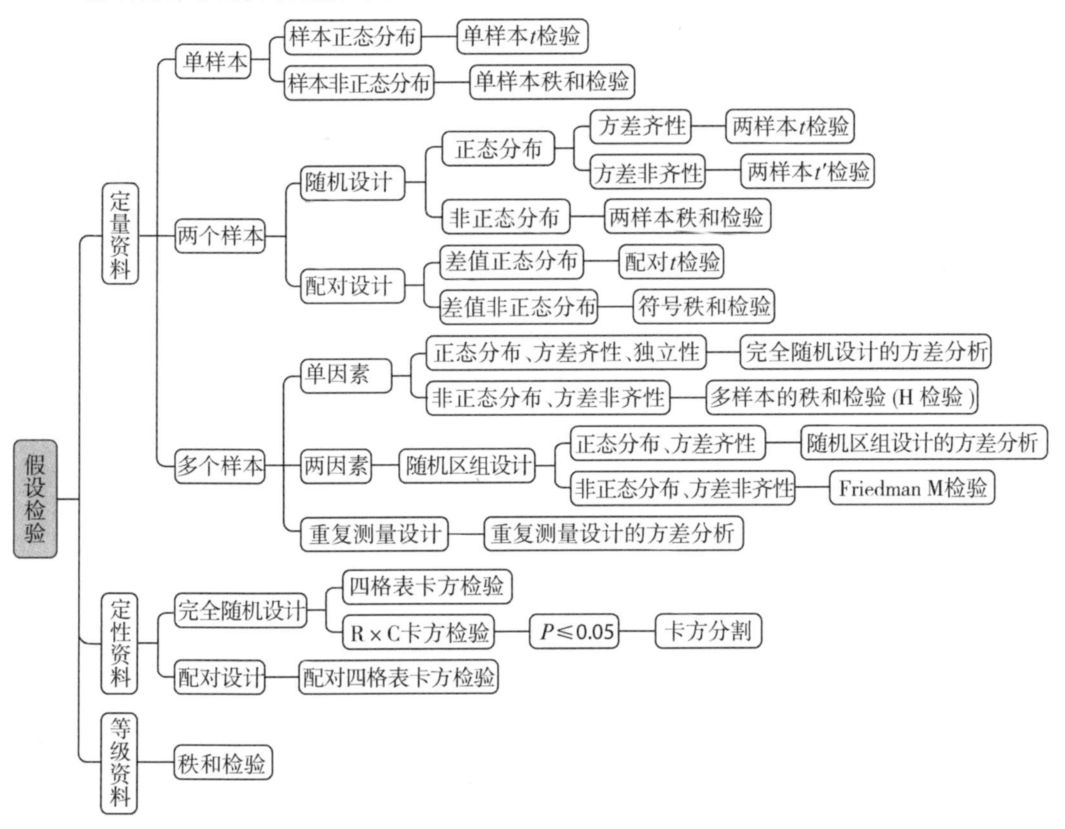

图 1-2　基础统计学方法的选择

3. 回归分析的异同点、步骤及方法的选择

回归分析的异同点见表 1-1。

表 1-1　回归分析的异同点

	多重线性回归	Logistic 回归	Cox 回归
因变量	连续变量	分类变量	生存时间和结局
应用条件	线性趋势、独立性、正态、方差齐(LINE)	独立,对数线性	独立,等比例风险,对数线性
评价	决定系数等,共线性	拟合优度,决定系数	−2 倍对数似然值
模型结构	$\hat{Y}=\beta_0+\sum\beta_i X_i$	$\text{logit}(p)=\beta_0+\sum\beta_i X_i$	$h(t)=h_0(t)\exp\sum\beta_i X_i$
参数估计	最小二乘法	最大似然比法	最大似然比法
参数检验	F 检验,t 检验	似然比检验,Wald 检验	似然比检验,Wald 检验
参数解释	其他变量不变的条件下,变量 X 每增加一个单位所引起的 Y 的平均改变量	其他变量不变的条件下,变量 X 每增加一个单位所引起的优势比 OR 的自然对数改变量	其他变量不变的条件下,变量 X 每增加一个单位所引起的相对危险度 HR 的自然对数改变量

(续表)

	多重线性回归	Logistic 回归	Cox 回归
样本含量	自变量个数的 5～10 倍	自变量个数的 15～20 倍	自变量个数的 15～20 倍
应用	影响因素分析(混杂因素校正)、预测分析	影响因素分析(混杂因素校正)、预测分析	影响因素分析(混杂因素校正)、预测分析

多重回归分析方法的一般步骤:①估计各项参数,建立多重回归方程模型;②对整个模型进行假设检验,在模型有意义的前提下,再分别对各偏回归系数进行假设检验;③计算相应指标,对模型的拟合效果进行评价。

多重回归分析方法的选择如图 1-3 所示。

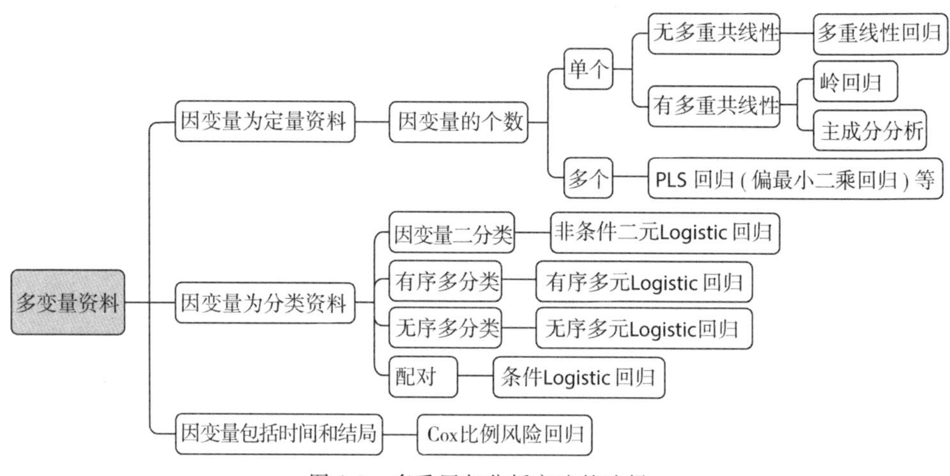

图 1-3 多重回归分析方法的选择

在分析过程中结果的判定必须弄清楚两个概念:检验水准(α)与 P 值的含义。

检验水准(α)是预先确定的拒绝域的概率,即必须在每一次统计检验之前确定,通常取 $\alpha=0.05$ 或 $\alpha=0.01$。这表明,当作出接受原假设的决定时,其正确的可能性(概率)为 95% 或 99%。P 值是指事件发生可能性的大小,在假设检验中 P 值是在原假设为真的前提下出现观察样本以及更极端情况的概率。P 值是根据假设检验方法所得到的,统计检验的结果就是利用 P 值去和 α 比较,一般以 $P\leqslant\alpha$ 为有统计学意义,$P>\alpha$ 为无统计学意义。

第一篇　SPSS在统计分析中的应用

第二章　SPSS 的基本介绍

目前，常用的统计软件有 SAS、IBM SPSS、STATA、R 语言等，其中 SPSS (Statistical Product and Service Solutions)是目前常用的统计分析软件之一，其界面友好，操作简单，无需写代码，只需确定要分析的数据之间的因变量、自变量关系，以及需要做哪些分析即可。

2-1　SPSS 的基本介绍

第一节　SPSS 软件界面及分析功能描述

本教材应用 SPSS 26 作为数据分析工具。SPSS 26 软件界面如图 2-1 所示，包括变量定义界面、数据编辑界面和结果分析界面。各界面包含菜单栏、工具栏、工作栏和状态栏。

菜单栏包含文件(File)、编辑(Edit)、查看/视图(View)、数据(Data)、转换(Transform)、分析(Analyze)、图形(Graphs)、实用程序(Utilities)、扩展(Extensions)、窗口(Window)和帮助(Help)。

SPSS 的基本功能包括数据管理、统计分析、图表分析、输出管理等。SPSS 统计分析过程包括描述性统计、均值比较、一般线性模型、相关分析、回归分析、对数线性模型、聚类分析、数据简化、生存分析、时间序列分析、多重响应等几大类。SPSS 的版本越高，所包含的分析方法就越多。

进入软件，可修改中英文显示界面，在编辑→选项→语言中选择即可。语言可设置成英文或者中文，但一般建议用英文界面。统计分析过程中我们主要应用 Analyze 菜单里的各个模块，不同模块应用功能不同，根据要分析的内容确定使用哪些模块。

1. 统计描述(Descriptive Statistics)　统计描述又称为基本统计分析。基本统计分析主要是对分析数据的总体特征有比较准确的把握，为下一步选择分析方法的分析对象进行描述。Reports和 Descriptive Statistics 命令项中包括的功能是对单变量的描述统计分析；模块包括频率分析、描述性分析、探索分析、列联表(交叉表)分析、TURF 分析、比率统计、P-P图、Q-Q图等功能。

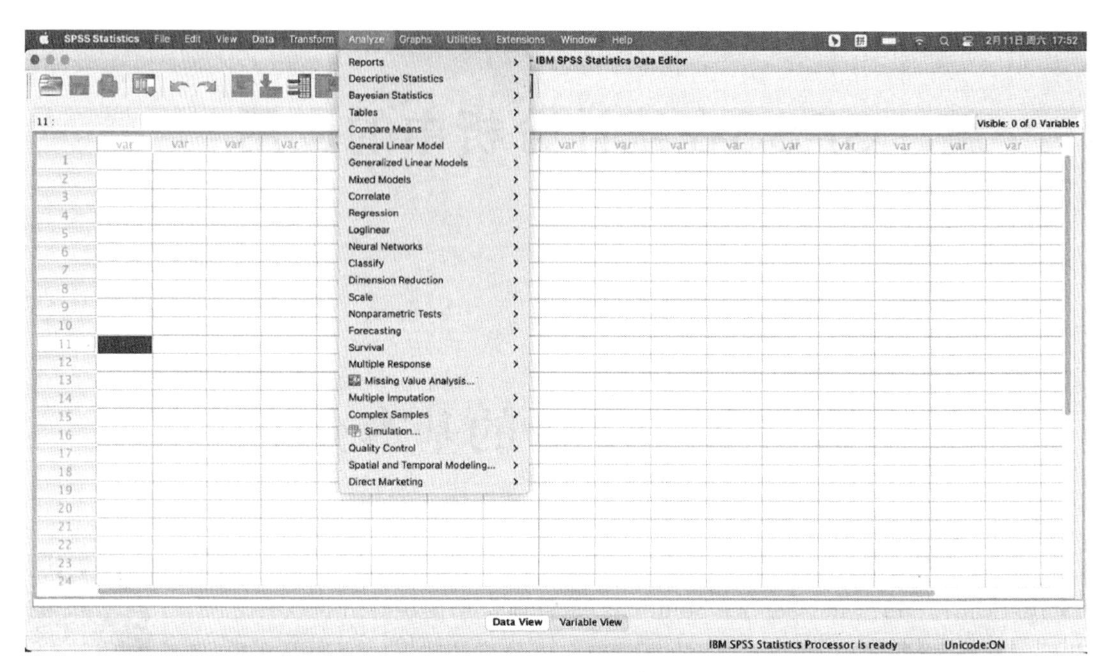

图 2-1 SPSS 26 的操作界面

2. 贝叶斯统计(Bayesian Statistics) 使用概率来分析和推断数据,包括各种正态分布、泊松分布、二项分布、回归、方差分析和 t 检验等来探索数据。

3. 表(Tables) 主要包括多变量和分类变量的定义等。

4. 均值比较与检验(Compare Means) 针对定量资料总体均值的比较,包括各类 t 检验、单因素方差分析等。

5. 一般线性模型(General Linear Model) 包括单变量方差分析、多元方差分析、重复测量方差分析和方差分量分析。

6. 广义线性模型(Generalized Linear Models) 广义线性模型和广义估计方程。

7. 混合模型(Mixed Models) 包括线性和广义线性的混合模型。

8. 相关分析(Correlate) 包括两变量相关和偏相关等。

9. 回归分析(Regression) 主要有线性回归、非线性回归、Logistic 回归等分析方法。

10. 对数线性(Loglinear) 主要有一般对数线性分析、Logit 对数线性分析和模型选择对数线性分析。

11. 神经网络(Neural Networks) 包括多层神经网络和径向基函数网络。

12. 聚类与判别(Classify) 有 K-means 聚类分析、分级聚类分析、两步聚类分析、快速聚类分析、ROC 曲线及分析等。

13. 降维(Dimension Reduction) 主要包括主成分分析和因子分析等。

14. 尺度分析(Scale) 有可靠性分析、多维尺度分析和多维邻近尺度分析及多维展开分析。

15. 非参数检验(Nonparametric Tests) 主要指各种类型的非参数(秩和)检验、卡方检验、二项检验、游程检验、两相关样本非参数检验、边际同质性检验等。

16. 时间序列预测(Forecasting) 时间因果、序列图等。

17. 生存分析(Survive) 寿命表、Kaplan-Meier法、Cox回归和含时间依赖协变量的Cox回归。

18. 多重响应分析(Multiple Response) 主要针对多项选择资料的分析,包括交叉表、频数表。

19. 缺失值分析(Missing Value Analysis)。

20. 多重差补(Multiple Imputation) 差补缺失值。

21. 复杂抽样(Complex Sample) 主要进行分层、集群或多阶段抽样等。

22. 模拟(Simulation)。

23. 质量控制(Quality Control)。

24. 空间和时间建模(Spatial and Temporal Modeling) 指根据一个序列的历史值来预测未来值,方法有基于图和基于矩阵分解的时序预估。

25. 直接市场营销(Direct Marketing)。

第二节 SPSS统计分析的步骤

SPSS功能强大,但操作简单,其基本步骤如下。

1. 数据的录入 SPSS的数据可以直接录入,也可以从其他软件中导入。直接录入数据有两个步骤:一是变量定义,二是录入变量值。从其他软件中导入可以将数据以电子表格的方式输入,或从其他数据文件中直接读入数据。

2. 数据的预分析 在原始数据录入完成后,要对数据进行检查和必要的预分析,如检查包括异常值和缺失值的处理、数据分组、变量的转换、定义、分布的情况、指标的描述等,以掌握数据的基本情况,为后续的分析工作做准备,也为应用相应的统计检验方法提供依据。

3. 数据的统计分析 按研究的要求与数据的情况确定统计分析方法(见第一章),然后对数据进行统计分析。

4. 数据的统计结果可视化 在分析过程结束后,SPSS会自动生成一系列数据表,主要包含统计处理产生的整套数据。为了能更形象地呈现数据,可以利用图形生成工具将所得数据可视化。本教材将利用GraphPad Prism 9来完成。

5. 数据结果的保存与导出 数据文件运行完成之后,可将它以SPSS自带的数据格式进行存储,同时也可利用SPSS的输出功能以其他常用软件的数据格式进行输出,以供其他系统使用。

第三章　数据文件的建立

例 3-1　某地进行高血压危险因素的病例对照研究，共调查了 97 个研究对象，其中病例 49 人，对照 48 人。调查内容包括性别、年龄（岁）、甘油三酯（mmol/L）、腰围（cm）、家族史、是否饮酒、身高（cm）、体重（kg）、是否病人等。其原始数据见表 3-1。

3-1　数据文件的建立

表 3-1　高血压危险因素病例对照研究

编号	性别	年龄	甘油三酯	腰围	家族史	是否饮酒	身高	体重	是否病人
1	男	71	0.89	73.5	有	不饮	166.5	55.5	否
2	男	71	1.91	89.6	无	不饮	177.0	79.1	否
3	男	67	1.44	98.0	无	饮酒	161.5	67.0	否
4	男	65	1.09	66.0	无	不饮	171.0	51.0	否
5	男	63	1.32	79.5	无	饮酒	170.0	63.0	否
6	女	63	3.00	58.0	有	不饮	158.2	42.5	否
7	女	61	1.49	76.4	无	不饮	162.2	57.5	否
8	女	60	0.96	57.8	无	不饮	146.8	34.0	否
9	男	60	1.69	73.0	无	饮酒	160.0	52.0	否
10	女	58	1.16	71.7	无	不饮	155.3	49.0	否
11	男	58	0.96	75.5	无	饮酒	168.7	60.0	否
12	女	58	1.79	67.0	无	不饮	150.1	46.5	否
13	女	56	1.30	60.2	有	不饮	154.2	42.5	否
14	女	55	0.56	66.0	有	不饮	154.6	44.0	否
15	男	55	1.10	68.0	无	不饮	159.7	53.0	否
16	女	55	0.47	69.0	无	不饮	156.4	52.5	否
17	男	54	1.18	80.8	无	饮酒	166.2	61.6	否
18	女	53	1.00	67.0	有	饮酒	148.0	46.0	否
19	男	53	1.09	65.0	无	不饮	157.2	47.0	否
20	男	53	0.96	81.0	无	不饮	170.2	62.0	否

（续表）

编号	性别	年龄	甘油三酯	腰围	家族史	是否饮酒	身高	体重	是否病人
21	男	53	0.86	76.0	无	饮酒	165.8	55.0	否
22	女	53	1.54	86.0	有	不饮	158.0	64.5	否
23	男	52	1.12	64.0	无	饮酒	166.0	49.0	否
24	女	52	1.54	62.5	有	不饮	157.5	43.0	否
25	男	52	4.18	79.0	有	饮酒	156.0	58.0	否
26	男	52	0.87	87.0	无	饮酒	157.0	62.0	否
27	女	50	0.92	66.0	无	不饮	161.0	50.0	否
28	男	50	0.97	61.5	无	不饮	163.0	43.0	否
29	女	50	1.53	78.5	无	不饮	157.2	54.5	否
30	女	50	1.16	69.0	无	不饮	161.2	71.0	否
31	男	49	1.14	86.0	无	饮酒	163.5	66.5	否
32	女	49	1.58	78.0	有	饮酒	161.0	59.0	否
33	女	48	1.37	66.0	有	不饮	158.0	51.0	否
34	女	48	0.63	63.8	无	饮酒	158.2	50.5	否
35	男	48	0.89	88.5	有	不饮	172.0	74.5	否
36	女	46	2.49	72.5	无	不饮	159.5	56.0	否
37	女	45	1.22	73.0	有	不饮	156.5	47.5	否
38	男	44	1.03	68.5	无	不饮	167.0	49.5	否
39	男	44	1.23	84.0	有	饮酒	162.5	60.5	否
40	女	44	0.65	52.0	无	不饮	161.5	46.5	否
41	男	44	1.81	80.2	无	饮酒	169.6	63.8	否
42	男	43	1.27	86.0	无	饮酒	175.8	67.5	否
43	男	43	1.02	67.0	有	不饮	173.0	57.0	否
44	女	43	1.16	79.5	无	不饮	161.0	60.8	否
45	男	43	0.53	73.0	有	饮酒	159.5	51.0	否
46	男	42	0.60	69.0	无	饮酒	169.0	56.0	否
47	女	42	1.43	83.0	有	不饮	160.6	66.0	否
48	男	42	1.03	93.0	无	饮酒	175.9	75.0	否
49	男	41	0.85	76.0	无	不饮	168.5	60.0	否
50	女	41	1.33	82.9	无	不饮	155.6	61.0	否
51	女	41	1.20	72.3	无	不饮	152.1	47.9	否

(续表)

编号	性别	年龄	甘油三酯	腰围	家族史	是否饮酒	身高	体重	是否病人
52	男	40	0.59	72.0	无	不饮	172.8	65.0	否
53	女	40	0.92	94.0	无	不饮	165.5	78.0	否
54	男	40	0.95	78.0	无	饮酒	164.5	58.0	否
55	女	40	1.62	77.5	无	不饮	164.4	68.0	否
56	女	39	0.92	72.6	无	不饮	164.4	61.3	否
57	女	39	1.22	70.0	无	不饮	171.1	61.5	否
58	女	39	0.73	66.0	有	饮酒	151.3	40.8	否
59	女	39	0.50	62.5	有	不饮	148.5	48.1	否
60	女	38	0.98	71.4	无	不饮	159.1	52.9	否
61	女	38	0.72	62.0	无	不饮	157.0	47.5	否
62	女	38	0.91	62.0	无	饮酒	157.0	46.5	否
63	女	86	1.09	87.5	无	不饮	157.0	58.2	是
64	女	81	1.39	91.9	无	不饮	155.0	66.7	是
65	女	80	1.56	73.5	无	不饮	140.0	41.0	是
66	女	80	1.47	76.4	无	不饮	142.1	48.2	是
67	女	78	1.05	96.2	无	不饮	152.4	61.5	是
68	女	78	1.49	107.0	无	不饮	154.5	73.0	是
69	男	74	1.12	86.2	有	饮酒	176.5	72.1	是
70	男	73	1.17	76.0	无	不饮	170.0	64.5	是
71	男	72	1.35	82.0	有	不饮	168.6	60.0	是
72	女	71	0.50	61.9	无	不饮	146.0	40.3	是
73	女	70	2.51	62.4	无	不饮	148.5	40.0	是
74	男	68	1.74	74.5	无	饮酒	170.6	60.5	是
75	男	68	1.23	72.0	无	不饮	162.2	54.0	是
76	男	67	1.37	91.0	有	饮酒	169.0	72.0	是
77	男	67	0.89	65.0	无	饮酒	160.5	43.0	是
78	男	65	0.46	78.0	无	饮酒	166.1	60.1	是
79	女	65	0.74	96.0	无	不饮	159.0	69.0	是
80	女	65	1.10	69.3	无	不饮	157.0	52.4	是
81	男	65	1.91	92.5	无	饮酒	176.6	84.3	是
82	男	63	0.72	66.5	无	不饮	161.7	56.5	是

（续表）

编号	性别	年龄	甘油三酯	腰围	家族史	是否饮酒	身高	体重	是否病人
83	男	62	1.18	86.0	有	饮酒	167.6	65.0	是
84	女	62	1.78	86.2	有	不饮	153.0	63.4	是
85	男	61	1.22	83.7	无	饮酒	164.1	61.9	是
86	女	61	1.07	82.3	无	不饮	159.8	66.8	是
87	女	60	11.68	87.0	有	不饮	162.0	56.0	是
88	男	58	2.24	83.0	有	不饮	159.0	61.5	是
89	男	58	0.66	73.0	无	不饮	160.0	52.0	是
90	男	57	1.03	74.8	无	饮酒	164.8	64.1	是
91	女	57	1.43	88.0	有	不饮	159.5	62.0	是
92	女	56	2.27	83.0	有	不饮	151.5	60.5	是
93	男	56	0.97	84.5	有	饮酒	164.6	59.0	是
94	女	55	2.09	84.5	无	不饮	161.0	66.0	是
95	女	54	1.38	78.0	有	不饮	159.0	54.0	是
96	男	53	0.75	65.5	有	不饮	155.0	48.0	是
97	男	52	1.00	90.0	有	饮酒	171.0	68.0	是

一、变量定义

SPSS中的变量有11个属性，分别是变量名(Name)、变量类型(Type)、变量长度(Width)、小数点位数(Decimals)、变量名标签(Label)、变量值标签(Values)、缺失值(Missing)、列的显示宽度(Columns)、对齐方式(Align)、测量层次(Measure)、作用(Role)。要定义一个变量，至少要定义变量名和变量类型，其他属性可以定义也可以采用系统默认值。在数据窗口中单击“Variable View”，进入变量窗口，即可对变量的类型、长度、小数点位数等进行定义。

（一）变量的命名

在系统默认的情况下，SPSS中的变量名由不多于8个字符组成，变量名的首字符必须是字母或汉字，后面的则可以是字符或数字；但不能包含符号“?”“!”和“*”，不能以下划线“_”“.”做变量名的最后一个字符。变量名不能与SPSS的保留字相同。SPSS的保留字有ALL、AND、BY、EQ、GE、GT、LE、LT、NE、NOT、OR、OT、WITH。系统不区分变量名的大写和小写，如abc和ABC被视为同一变量名。如果用汉字定义变量名最多只能使用四个汉字。在SPSS中不能使用重复的变量名。例3-1中的变量命名见表3-2。

表3-2　变量的命名

编号	性别	年龄	甘油三酯	腰围	家族史	是否饮酒	身高	体重	是否病人
Id	sex	age	TG	waist	history	drink	height	weight	patient

(二)变量类型与默认长度

SPSS 中的变量有三种类型:数值型、字符型、日期型。在数据窗口中单击“Variable View”按钮,进入变量编辑窗口,单击“Type”列中某个变量所在的单元格,再单击此格中的按钮,进入“Variable Type”(变量类型设置)对话框,如图 3-1 所示。

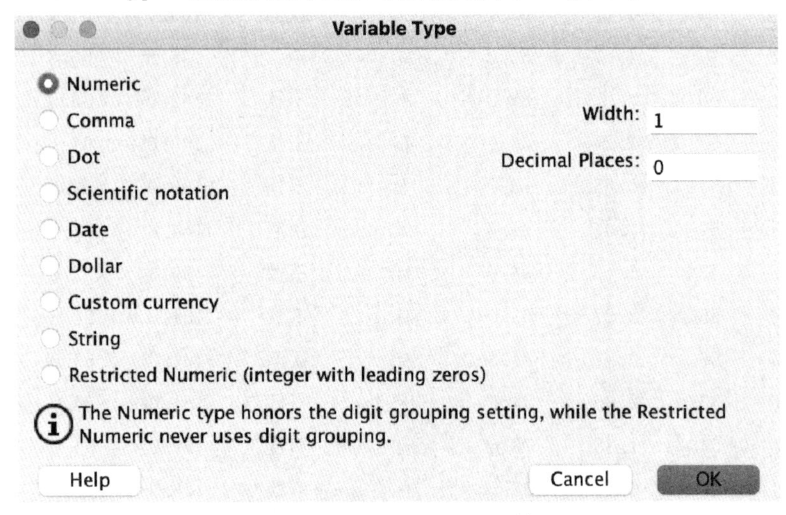

图 3-1　变量类型设置对话框

1. 数值型变量　数值型变量共分五种类型,并由系统给定默认长度。变量的长度是变量值所占的字节数。小数点和其他分界符也计算在内。

(1)Numeric:标准数值型变量,默认长度为 8,小数位数为 2。

(2)Comma:带逗号的数值型变量,默认长度为 8,小数位数为 2。显示时整数部分自左向右每隔三位用逗号作分隔符,用圆点作小数点。

(3)Dot:圆点数值型变量,默认长度为 8,小数位数为 2。显示时整数部分自左向右每隔三位用圆点作分隔符,用逗号作小数点。

(4)Scientific notation:科学记数法,默认长度为 8,小数位数为 2。对于数值很大或很小的变量可以使用科学记数法。输入时表示指数的字母可用 E 也可用 D,如 123、1.23E2、1.23D2、1.23E+2。

(5)Dollar:带美元符号的数值型变量,默认长度为 8,小数位数为 2。其值在显示时有效数字前面带有“$”。

对于上述几种数值型变量,输入的小数位超过规定位数时系统自动四舍五入。

(6)Custom currency:自定义类型。

2. Date:日期型变量,既可以表示日期,也可以表示时间。

3. String:字符型变量,长度可以任意设置,默认长度为 8。长度低于 8 的为短字符,大于 8 的为长字符。

二、变量值的定义

在 SPSS 中,文字或字符作变量值时,一般不予识别,须转换成数字表示。表 3-3 是例

3-1中的变量值的定义。

表 3-3　变量值定义

性别		家族史		饮酒		是否病人	
男	1	无	0	饮酒	1	否	0
女	2	有	1	不饮	2	是	1

三、数据录入

定义了变量以后就可以输入数据了,可按以下几种方法输入。

1. 按变量输入　将光标移至该变量的第一格,输入数据后单击“Enter”键使光标依次向下移动。

2. 按个案输入(Case)　将光标移至该个案最左侧格中,输入数据后单击“Tab”键或右移键依次向右移动。

第四章　数值变量的统计描述

数值变量的统计描述主要分两步：一是正态分布检验，二是统计描述指标的计算。根据资料是否正态，选择的指标不一样，如资料呈正态分布则选用算术均数和标准差进行描述，如资料呈非正态分布则选用中位数和四分位间距进行描述。统计指标计算的具体命令有三个："Frequencies"可以产生详细的频数表，还可以按要求给出某百分位点的数值；"Descriptive"适用于正态分布资料；"Explore"功能最强大，直接给出四分位间距和可信区间(包括正态分布检验)等。本章以"Explore"为主进行阐述。

4-1　数值变量的统计描述

第一节　原始资料的统计描述

例 4-1　某地某年测量了 100 名成年男子血清总胆固醇含量(mol/L)，数据见表 4-1，请进行统计描述。

表 4-1　某地某年 100 名成年男子血清总胆固醇含量

(单位：mol/L)

3.37	4.79	5.10	4.77	5.32	4.50	5.10	4.70	4.44	5.16
4.37	6.25	5.55	4.56	3.35	4.08	4.63	3.61	4.97	4.17
5.77	5.09	4.38	5.18	4.79	5.15	4.79	5.30	4.77	4.40
4.89	5.86	3.40	3.38	4.55	5.15	4.24	4.32	5.85	3.24
5.85	3.04	3.89	6.16	4.58	5.72	4.87	5.17	4.61	4.12
4.43	4.31	6.14	4.88	**2.70**	4.60	6.55	4.76	4.48	6.51
5.18	3.91	5.39	4.52	4.47	3.64	4.09	5.96	6.14	4.69
6.36	4.60	5.09	4.47	3.56	4.23	4.34	5.18	5.69	4.25
6.30	3.95	4.03	5.38	5.21	**7.22**	4.31	4.71	5.21	3.97
5.12	4.55	4.90	3.05	5.20	4.74	5.54	3.93	3.50	6.38

1. 建立数据文件　取变量 CHO，定义为数值型，宽度为 8，2 位小数。录入数据，如图 4-1所示。

2. 正态分布检验和变量分析　选择"Analyze"中的"Descriptive Statistics"，单击"Explore"，出现如图 4-2 所示界面。

	CHO
1	3.37
2	4.37
3	5.77
4	4.89
5	5.85
6	4.43
7	5.18
8	6.36
9	6.30
10	5.12

图 4-1　数据文件

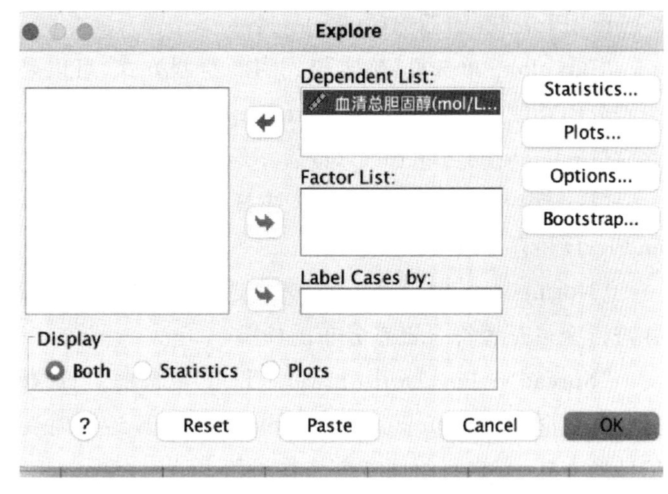

图 4-2　“Explore”对话框

“Explore”的界面说明如下：

“Display”：用于选择输出结果中是否包含统计描述指标、统计图或两者均包括。

“Dependent List”：用于选入需要分析的变量。

“Factor List”：选入分组变量。

“Label Cases by”：选择一个变量，它的取值将作为每条记录的标签，最典型的情况是使用记录 ID 号的变量。

右侧的命令项有①单击“Statistics”，弹出“Statistics”对话框，如图 4-3 所示。

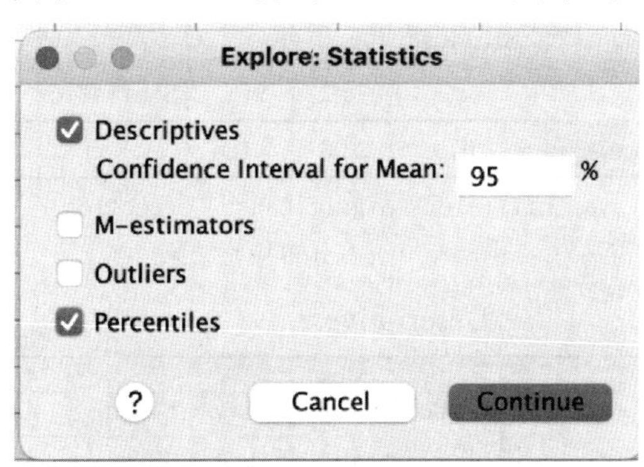

图 4-3　“Statistics”对话框

“Descriptives”复选框：输出均数、均数可信区间、5%修正均数、中位数、方差、标准差、最小值、最大值、全距、四分位间距、峰度系数、峰度系数的标准误、偏度系数、偏度系数的标准误。

“M-estimators”复选框：作中心趋势的粗略最大似然确定，输出四个不同权重的最大似然确定数。

“Outliers”复选框：输出五个最大值与五个最小值。

“Percentiles”复选框：输出第 5%，10%，25%，50%，75%，90%，95%位数。

②"Plots"有如下选项(图 4-4):

"Boxplots"单选框:确定箱式图的绘制方式,可以是按组别分组绘制(Factor levels together),也可以不分组一起绘制(Dependents together),或者不绘制(None)。

"Descriptive"复选框:可以选择绘制茎叶图(Stem-and-leaf)和直方图(Histogram)。

"Normality plots with tests"复选框:绘制正态分布图并进行变量是否符合正态分布的检验。

"Spread vs Level with Levene Test"单选框:当选择了分组变量时,绘制 spread-versus-level 图,设置绘图时变量的转换方式,并进行组间方差齐性检验。

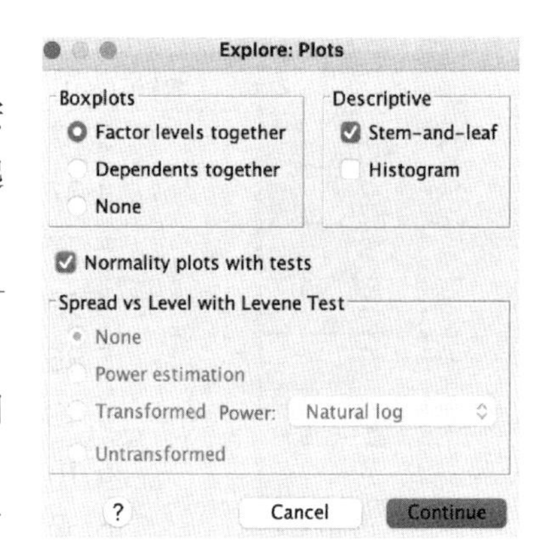

图 4-4 "Plots"对话框

本题操作过程为:选变量 CHO 进入"Dependent List";在"Statistics"中选择"Percentiles";在"Plots"中选择"Normality plots with tests"复选框(图 4-4)。正态分布检验的结果有两个,如果样本量超过 2000,以 KS 检验为准;如果样本量小于 2000,看 SW 检验的结果。

如图 4-5 所示,样本量为 100,正态分布检验以 SW 检验为标准,$P=0.582$,可以认为该资料呈正态分布。统计描述结果见图 4-6,具体结果的含义可以与"Descriptives"复选框的说明相对照。

Tests of Normality

	Kolmogorov-Smirnov[a]			Shapiro-Wilk		
	Statistic	df	Sig.	Statistic	df	Sig.
血清总胆固醇(mol/L)	.079	100	.126	.989	100	.582

a. Lilliefors Significance Correction

图 4-5 正态分布检验结果

Descriptives

			Statistic	Std. Error
血清总胆固醇(mol/L)	Mean		4.7762	.08702
	95% Confidence Interval for Mean	Lower Bound	4.6035	
		Upper Bound	4.9489	
	5% Trimmed Mean		4.7691	
	Median		4.7250	
	Variance		.757	
	Std. Deviation		.87016	
	Minimum		2.70	
	Maximum		7.22	
	Range		4.52	
	Interquartile Range		.94	
	Skewness		.182	.241
	Kurtosis		.057	.478

图 4-6 统计描述

因为资料呈正态分布,故结果为 4.78±0.87。

第二节　频数表的统计分析

4-2　频数表的统计描述

例 4-2　某地 199 名居民食物中毒的潜伏期见表 4-2，选择适当的指标进行描述。

表 4-2　199 名食物中毒患者的潜伏期

潜伏期(小时)(1)	人数 f(2)
0～	30
12～	71
24～	49
36～	28
48～	14
60～	6
72～84	1
合计	199

1. 建立数据文件　定义变量：time(潜伏期的变量值为组中值)，f(人数)。录入数据，如图 4-7 所示。

	time	f
1	6	30
2	18	71
3	30	49
4	42	28
5	54	14
6	66	6
7	78	1

图 4-7　录入数据

2. 数据分析　(1)频数加权：在菜单栏“Data”中选择“Weight Cases”，单击“Weight cases by”，把变量 f 选入，如图 4-8 所示。

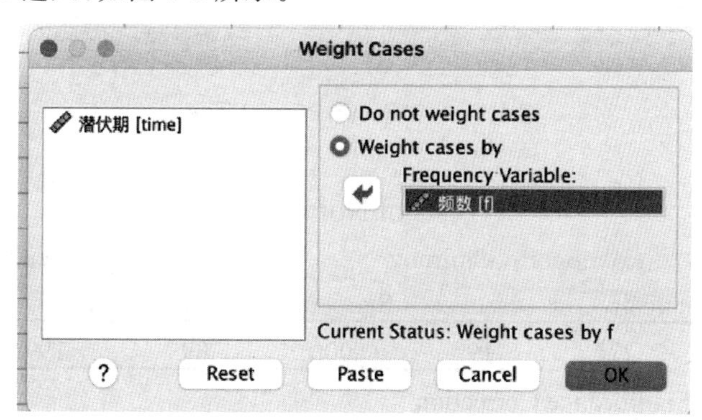

图 4-8　“Weight Case”对话框

(2)模块选择:在“Analyze”中选择“Descriptive Statistics”,单击“Explore”,得到对话框。“Explore”对话框的界面的相关命令项已在本章第一节进行介绍,此处不再一一赘述。

如图 4-9 所示,选变量“time”进入“Dependent List”。选择图 4-10 中的“Percentiles”和图 4-11 中的“Normality plots with tests”,返回图 4-9,单击“OK”得结果,如图 4-12 和图4-13 所示。

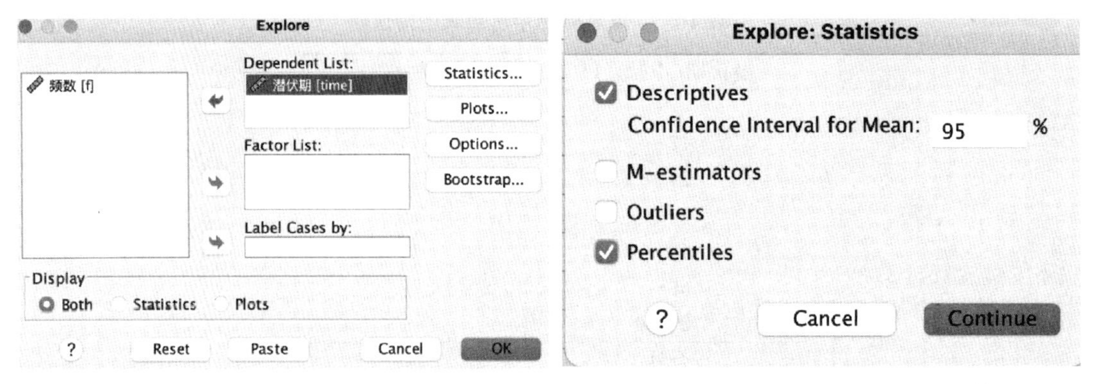

图 4-9 “Explore”对话框　　图 4-10 “Explore:Statistics”对话框

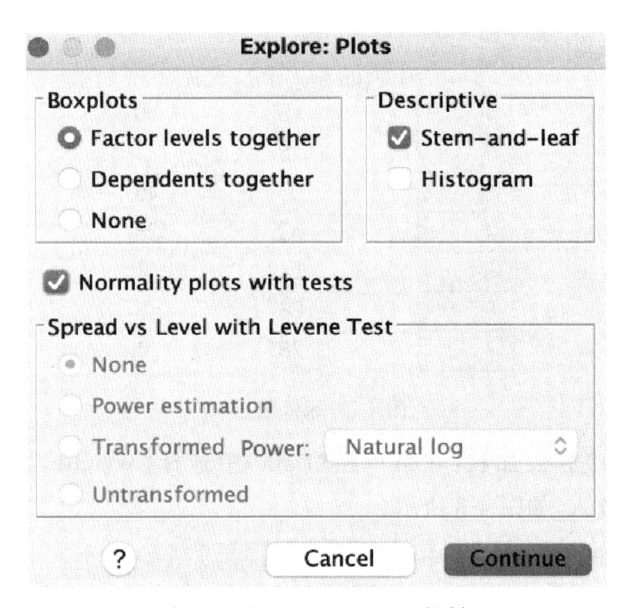

图 4-11 “Explore:Plots”对话框

Tests of Normality

	Kolmogorov-Smirnov[a]			Shapiro-Wilk		
	Statistic	df	Sig.	Statistic	df	Sig.
潜伏期	.222	199	.000	.899	199	. 000

a. Lilliefors Significance Correction

图 4-12 正态分布检验结果

Percentiles

		Percentiles						
		5	10	25	50	75	90	95
Weighted Average(Definition 1)	潜伏期	6.00	6.00	18.00	18.00	30.00	54.00	54.00
Tukey's Hinges	潜伏期			18.00	18.00	30.00		

图 4-13　百分位数

3. 结果阅读　“Shapiro-Wilk”是正态分布的统计量为 0.899，$P<0.001$，可以认为该资料呈非正态分布。图 4-13 为百分位数，因为资料呈非正态分布，所以选择 M(P_{25}，P_{75})，结果为 18.00(18.00，30.00)。

附录：

1. “Frequencies”对话框

利用潜伏期的案例进行说明。在“Analyze”中选择“Descriptive Statistics”，单击“Frequencies”，得到如图 4-14 所示对话框，选变量“time”进入“Variable(s)”。

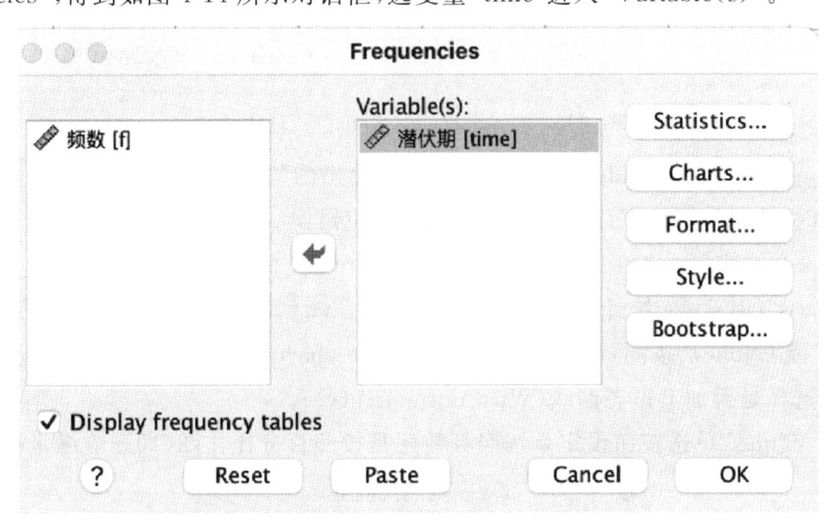

图 4-14　“Frequencies”对话框

右侧命令选项说明如下：

(1)“Statistics”：单击后弹出“Statistics”对话框，如图 4-15 所示。

①“Percentile Values”复选框：定义需要输出的百分位数，可计算四分位数(Quartiles)、每隔指定百分位输出当前百分位数(Cut points for：equal groups)或直接指定某个百分位数(Percentile(s))，如直接指定输出 P2.5 和 P97.5。

②“Central Tendency”复选框：用于定义描述集中趋势的一组指标，即均数(Mean)、中位数(Median)、众数(Mode)、总和(Sum)。

③“Dispersion”复选框：用于定义描述离散趋势的一组指标，即标准差(Std. deviation)、方差(Variance)、全距(Range)、最小值(Minimum)、最大值(Maximum)、标准误(S. E. mean)。

④“Characterize Posterior Distribution”复选框：用于定义描述分布特征的指标，即偏度

系数(Skewness)和峰度系数(Kurtosis)。

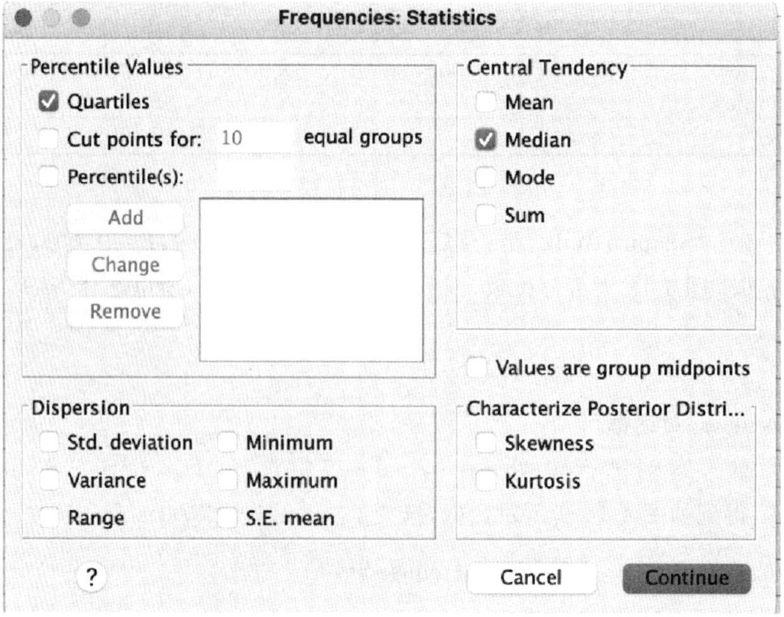

图 4-15 “Frequencies:Statistics”对话框

⑤“Values are group midpoints”复选框:当你输出的数据是分组频数数据,并且具体数值是组中值时,选中该复选框以通知 SPSS,免得它犯错误。

由于例 4-2 的数据为非正态分布,故选择“Quartiles”“Median”,然后返回图 4-14。

(2)“Charts”:用于设定统计图的制作(图 4-16)。“Chart Type”单选按钮设定统计图类型,有四种选择:无(None)、条图(Bar charts)、圆图(Pie charts)、直方图(Histograms),其中直方图还可以选择是否加上正态曲线(With normal curve)。

“Chart Values”单选按钮设定是按照频数还是按照百分比作图(即影响纵坐标刻度)。

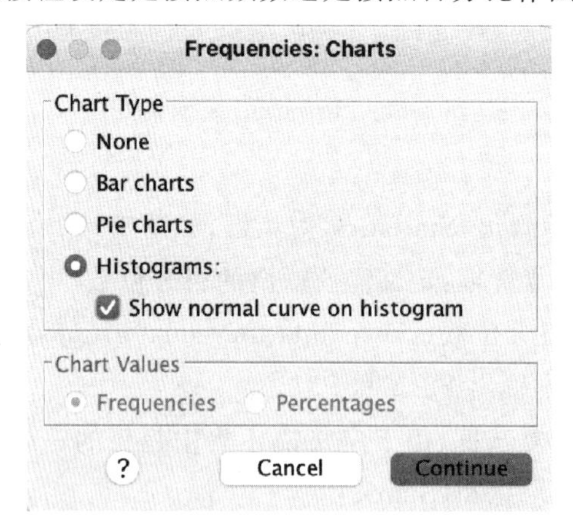

图 4-16 “Frequencies:Charts”对话框

选择“Histograms”,并激活“With normal curve”,然后返回图 4-14,单击“OK”,结果如图 4-17 和图 4-18 所示。图 4-17 显示中位数为 18.00,四分位间距为 30.00−18.00=12.00。

Statistics

潜伏期

N	Valid	199
	Missing	0
Median		18.00
Percentiles	25	18.00
	50	18.00
	75	30.00

图 4-17　统计描述

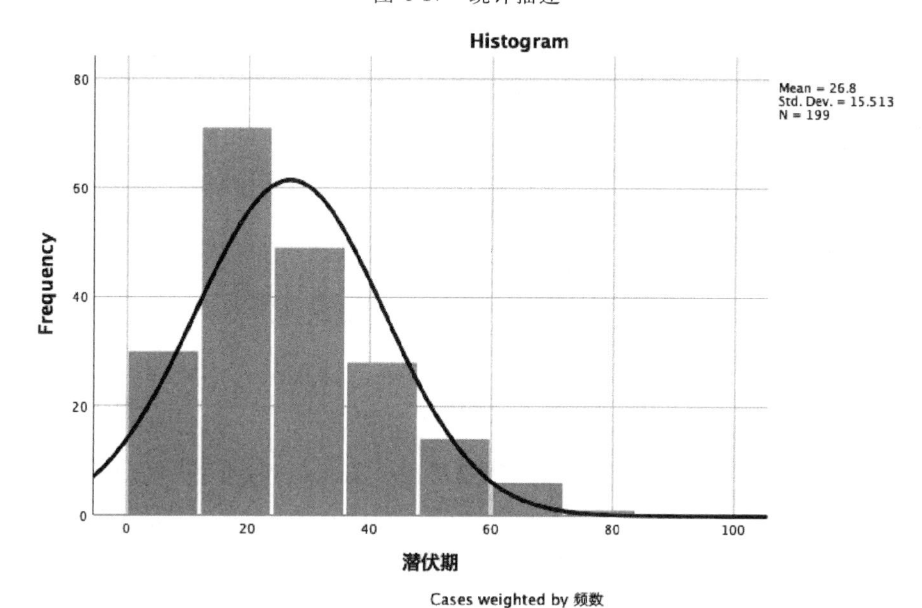

图 4-18　潜伏期的直方图

从图 4-18 可知，资料呈偏态分布，结果为 18.00(18.00,30.00)。

2. "Descriptives"对话框

利用例 4-1 原始数据进行说明。在"Analyze"中选择"Descriptive Statistics"，单击"Descriptives"，得到如图 4-19 所示对话框，选变量 CHO 进入"Variable(s)"。

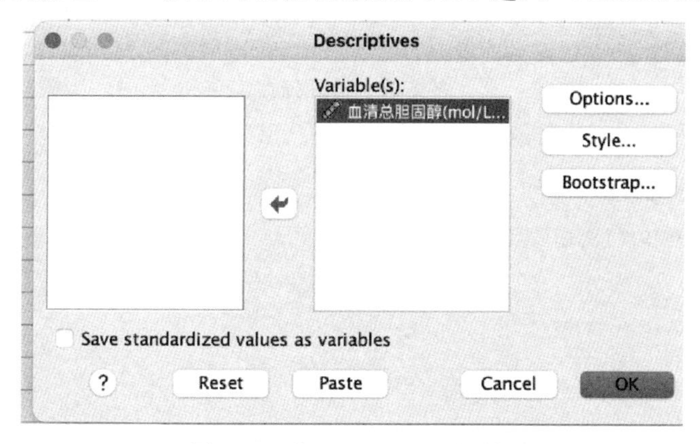

图 4-19　"Descriptives"对话框

单击“Options”,弹出“Descriptives:Options”对话框(图 4-20)。

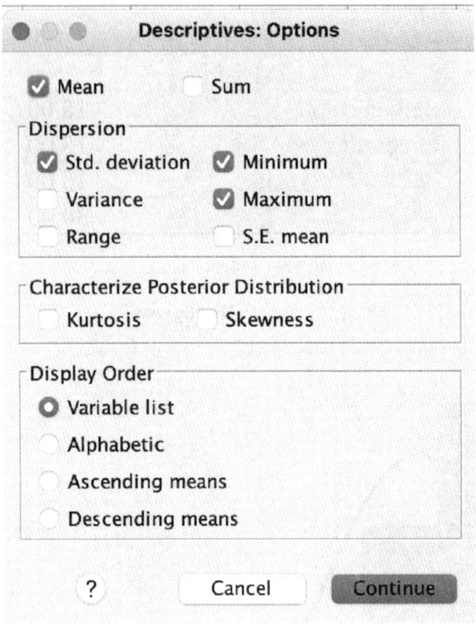

图 4-20 “Descriptives:Options”对话框

选项说明:均数(Mean)、总和(Sum);

“Dispersion”复选框:用于定义描述离散趋势的一组指标:标准差(Std. deviation)、方差(Variance)、全距(Range)、最小值(Minimum)、最大值(Maximum)、标准误(S. E. mean)。

“Characterize Posterior Distribution”复选框:用于定义描述分布特征的两个指标:偏度系数(Skewness)和峰度系数(Kurtosis)。

最下面是显示顺序(Display Order)。

单击“Continue”回到图 4-19,单击“OK”,结果如图 4-21 所示。

Descriptive Statistics

	N	Minimum	Maximum	Mean	Std. Deviation
血清总胆固醇(mol/L)	100	2.70	7.22	4.7762	.87016
Valid N (listwise)	100				

图 4-21 统计描述

3. 书写格式

正态分布:4.78±0.87

非正态分布:18.00(18.00,30.00)

【思维导图】

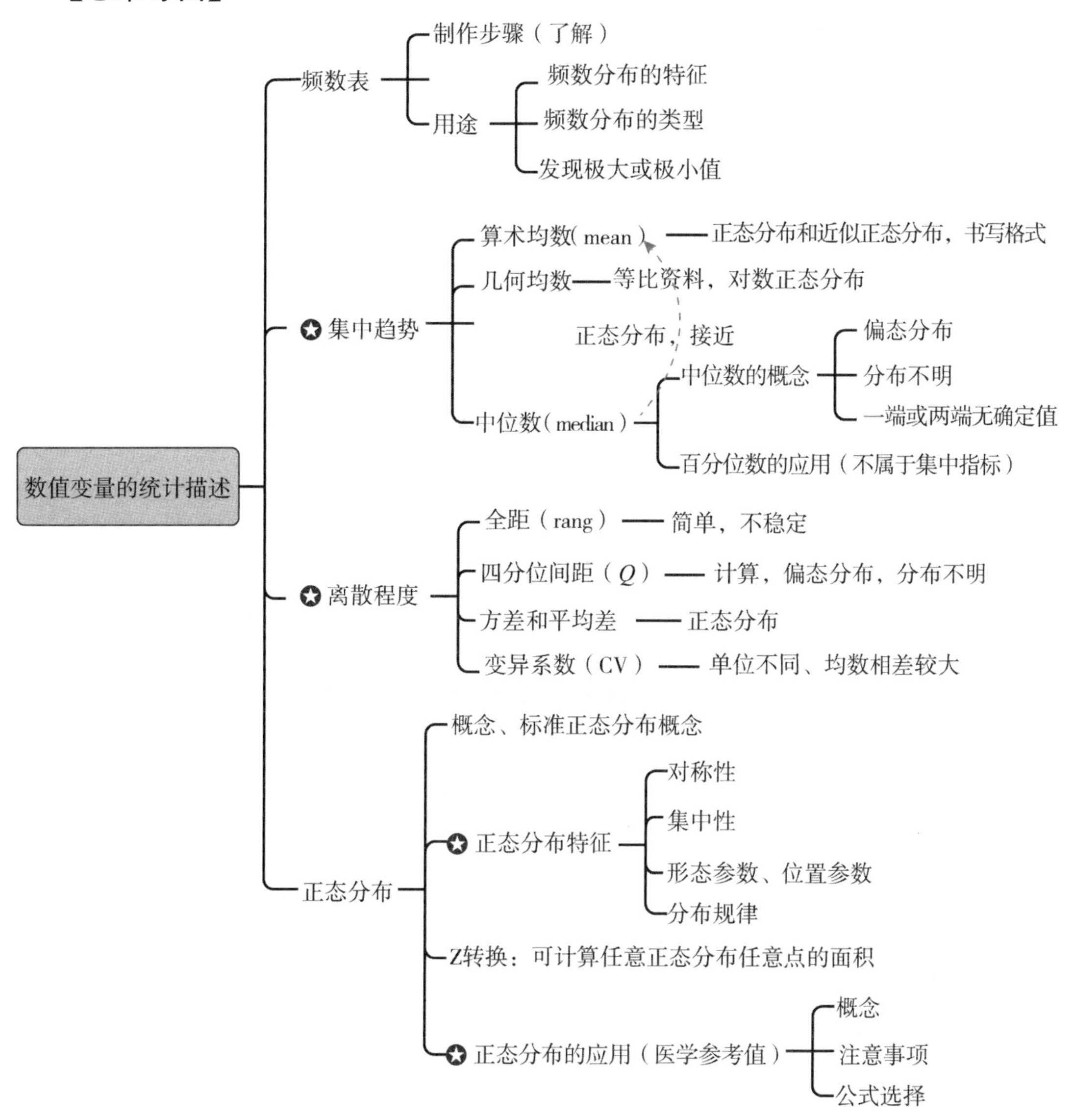

练习题

1. 现测得10名乳腺癌患者化疗后血液尿素氮的含量(mmol/L)分别为3.43，2.96，4.43，3.03，4.53，5.25，5.64，3.82，4.28，5.25，试计算其均数和中位数。

2. 某地120名7岁女孩身高的频数见表4-3。

表4-3　120名7岁女孩身高(cm)的频数

组段	频数
112～	2
114～	7

(续表)

组段	频数
116～	9
118～	14
120～	15
122～	21
124～	18
126～	15
128～	10
130～	5
132～	3
134～136	1

计算相应的描述指标并估计该地 7 岁女孩身高的 95%参考值范围。

3. 某地 220 例成年人血铅浓度(mmol/L)的频数分布见表 4-4。试描述该数据并估计该地成年人血铅浓度的 95%参考值范围。

表 4-4　某地 220 例成年人血铅浓度的频数分布

血铅浓度	组中值	频数
0.00～	0.12	12
0.24～	0.36	55
0.48～	0.60	52
0.72～	0.84	36
0.96～	1.08	28
1.20～	1.32	11
1.44～	1.56	13
1.68～	1.80	4
1.92～	2.04	5
2.16～	2.28	1
2.40～	2.52	2
2.64～2.88	2.86	1

第五章　t 检验

单击“Analyze”菜单下的“Compare Means”选项，该选项有 6 个模块，如图 5-1 所示。这 6 个模块均为定量资料的统计分析模块，主要是各类 t 检验和单因素方差分析。

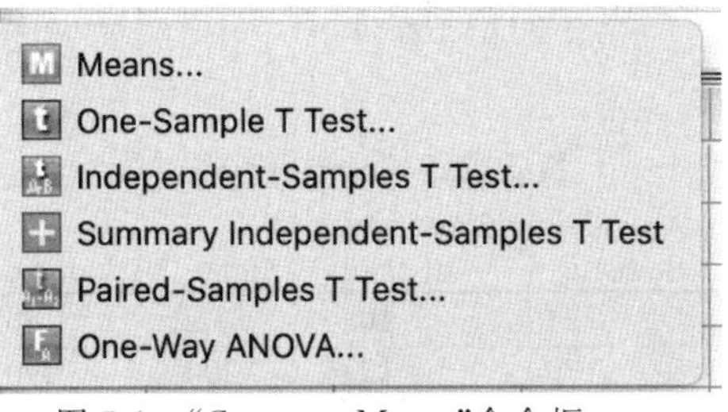

图 5-1　“Compare Means”命令框

第一节　成组 t 检验

对于相互独立的两个来自正态总体的样本，利用独立样本的检验来检验这两个样本所对应的总体是否相等。独立样本的检验由“Independent-Samples T Test”模块来完成。

5-1　独立样本 t 检验

例 5-1　正常人与高血压患者甘油三酯含量(mmol/L)数据见表 5-1。试比较两组血清甘油三酯含量有无差别。

表 5-1　正常人与高血压患者甘油三酯的含量

(单位：mmol/L)

编号	正常人	编号	高血压患者
1	1.60	1	2.05
2	0.61	2	0.90
3	0.97	3	1.03
4	1.12	4	1.46
5	1.10	5	1.37
6	0.79	6	2.01
7	1.64	7	0.90
8	0.95	8	1.10
9	0.78	9	1.55
10	0.97	10	1.85
		11	0.95
		12	1.77

1. 建立数据库　变量设置:分组变量(group),取值 1 表示正常人,取值 2 表示高血压患者;甘油三酯(TG)。在数据编辑窗口输入数据,如图 5-2 所示。

	group	TG
1	1	1.60
2	1	.61
3	1	.97
4	1	1.12
5	1	1.10
6	1	.79
7	1	1.64
8	1	.95
9	1	.78
10	1	.97
11	2	2.05
12	2	.90
13	2	1.03

图 5-2　数据文件

2. 正态分布检验　在“Analyze”中选择“Descriptive Statistics”,单击“Explore”,得到对话框,选变量“TG”进入“Dependent List”,选变量“group”进入“Factor List”。

选择“Plots”中的“Normality plots with tests”复选框(参照第四章第一节)。

从图 5-3 可见,正常人 $P=0.165$,高血压患者 $P=0.162$,可以认为资料呈正态分布。

Tests of Normality

		Kolmogorov-Smirnov[a]			Shapiro-Wilk		
	分组	Statistic	df	Sig.	Statistic	df	Sig.
甘油三酯	正常人	.221	10	.182	.889	10	.165
	高血压患者	.179	12	.200*	.901	12	.162

*. This is a lower bound of the true significance.

a. Lilliefors Significance Correction

图 5-3　正态分布检验结果

3. 假设检验　在主菜单“Analyze”中选择“Compare Means”,在下拉菜单中单击“Independent-Samples T Test”命令(图 5-4),弹出如图 5-5 所示对话框。

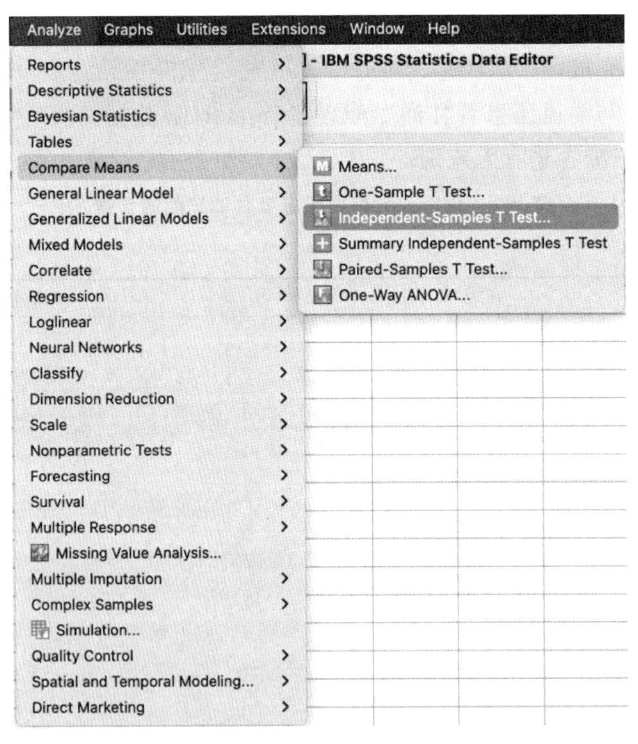

图 5-4　独立样本 t 检验的选择

设置分析变量：把甘油三酯选入“Test Variable(s)”，把分组变量 group 选入“Grouping Variable”。“Define Groups”按钮是定义分组变量的分组值(图 5-5)。“Group 1”和“Group 2”栏用于输入分组；若分组变量是连续型变量，应选择“Cut point”项，分组变量会按该项输入值分为大于和小于两组。

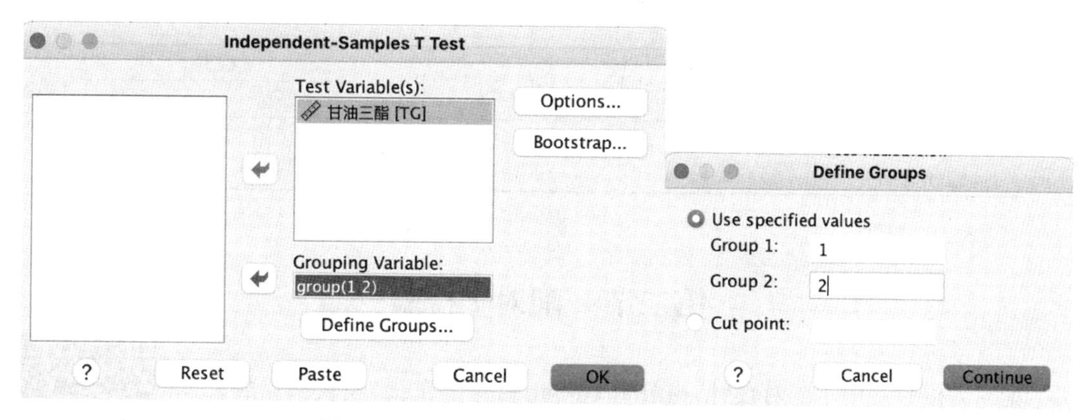

图 5-5　“Independent-Samples T Test”对话框

设置其他参数：在“Options”中设置置信度水平，在“Confidence Interval”中系统默认为 95%，可不做修改。在过程主窗口中单击“OK”按钮，SPSS 输出分析结果(图 5-6 和图 5-7)。

图 5-6 显示研究对象不同组的甘油三酯的均数和标准差；图 5-7 是独立样本的 t 检验结果(Independent Samples Test)。

Group Statistics

	分组	N	Mean	Std. Deviation	Std. Error Mean
甘油三酯	正常人	10	1.0530	.33579	.10619
	高血压患者	12	1.4117	.43576	.12579

图 5-6　分组描述

Independent Samples Test

		Levene's Test for Equality of Variances		t-test for Equality of Means						
									95% Confidence Interval of the Difference	
		F	Sig.	t	df	Sig. (2-tailed)	Mean Difference	Std. Error Difference	Lower	Upper
甘油三酯	Equal variances assumed	1.888	.185	-2.126	20	.046	-.35867	.16867	-.71051	-.00683
	Equal variances not assumed			-2.179	19.907	.042	-.35867	.16462	-.70216	-.01517

图 5-7　独立样本的 t 检验结果

“Equal variances assumed”行是方差齐性时($P>0.05$)的 t 检验判读值；

“Equal variances not assumed”行是方差不齐时($P\leqslant 0.05$)的 t 检验判读值。

该例“Levene's Test for Equality of Variances”是方差齐性检验结果：$F=1.89$，$P=0.185$，因此可以认为两组方差齐。结果选择第一行，$t=-2.13$，$P=0.046$，小于 0.05。结论：可以认为两组研究对象的血清甘油三酯含量有差别。

4.结果的书写

规范文字:正常人甘油三酯的含量为(1.05±0.34)mmol/L,高血压患者甘油三酯的含量为(1.41±0.44)mmol/L,两组血清甘油三酯含量存在统计学意义($t=-2.13$,$P=0.046$)。

规范表格:见表 5-2。

表 5-2 成组 t 检验结果

分组	均数±标准差(mmol/L)	差值及 95%CI	t 检验	
			t 值	P 值
正常人	1.05±0.34	−0.36	2.13	0.046
高血压患者	1.41±0.44	(−0.71~−0.01)		

第二节 配对 t 检验

5-2 配对 t 检验

配对 t 检验常用于配对设计,由“Paired-Samples T Test”模块来完成。

例 5-2 为了解冠状动脉造影(DSCT)和超声心动图(UCG)检查两种方法测定心脏病患者左室舒张末容积(EDV,ml)的差别,某医院收集心脏病患者 12 例,同时分别用两种方法测得其 EDV 的大小,如表 5-3 所示。问:两种方法的检测结果是否不同?

表 5-3 两种方法的检测结果

患者编号	DSCT 检查	UCG 检查
1	137.6	80.5
2	133.2	77.8
3	136.4	76.3
4	125.9	74.5
5	126.5	80.2
6	130.4	78.8
7	133.2	81.2
8	134.1	79.7
9	128.4	89.0
10	135.6	88.4
11	129.2	90.1
12	130.2	86.2

1.建立数据文件 变量设置:DSCT 和 UCG。在数据编辑窗口输入需分析的数据,如图 5-8 所示。

	DSCT	UCG
1	137.6	80.5
2	133.2	77.8
3	136.4	76.3
4	125.9	74.5
5	126.5	80.2
6	130.4	78.8
7	133.2	81.2
8	134.1	79.7
9	128.4	89.0
10	135.6	88.4
11	129.2	90.1
12	130.2	86.2

图 5-8 数据文件

2.计算差值 在主菜单选择“Transform”中的“Compute”,弹出“Compute Variable”对话框(图 5-9),在目标变量中输入“d”(差值),在表达式中选择“DSCT-UCG”,完成后,在过程窗口中单击“OK”按钮,数据文件增加变量 d。

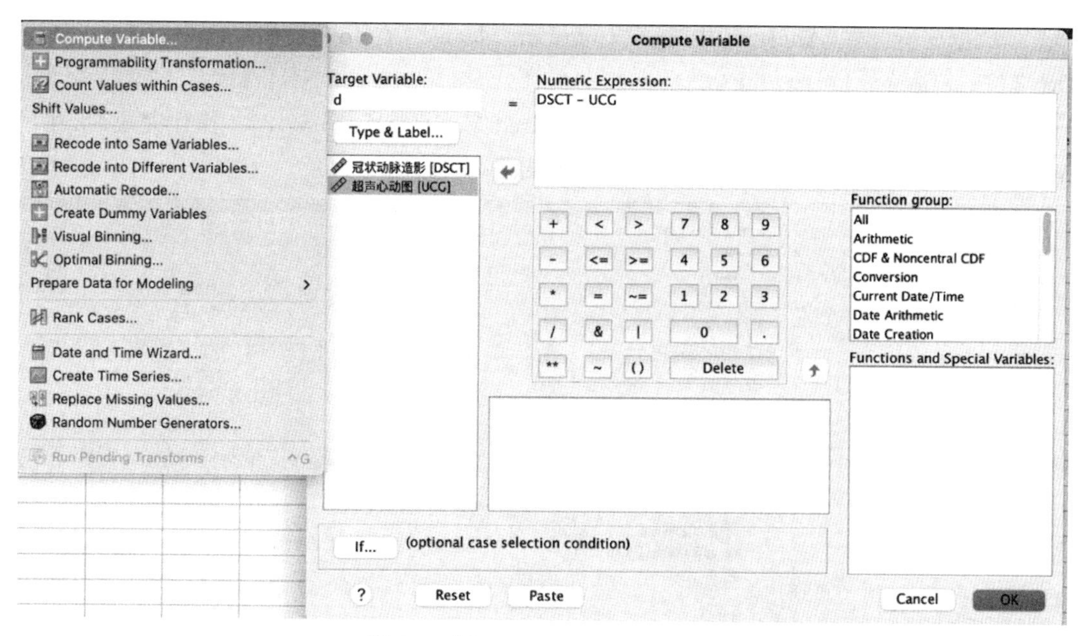

图 5-9　"Compute Variable"对话框

3. 正态分布检验　在"Analyze"中选择"Descriptive Statistics",单击"Explore",得到对话框,选变量 d 进入"Dependent List",选择"Plots"中的"Normality plots with tests"复选框,如图 5-10 所示。

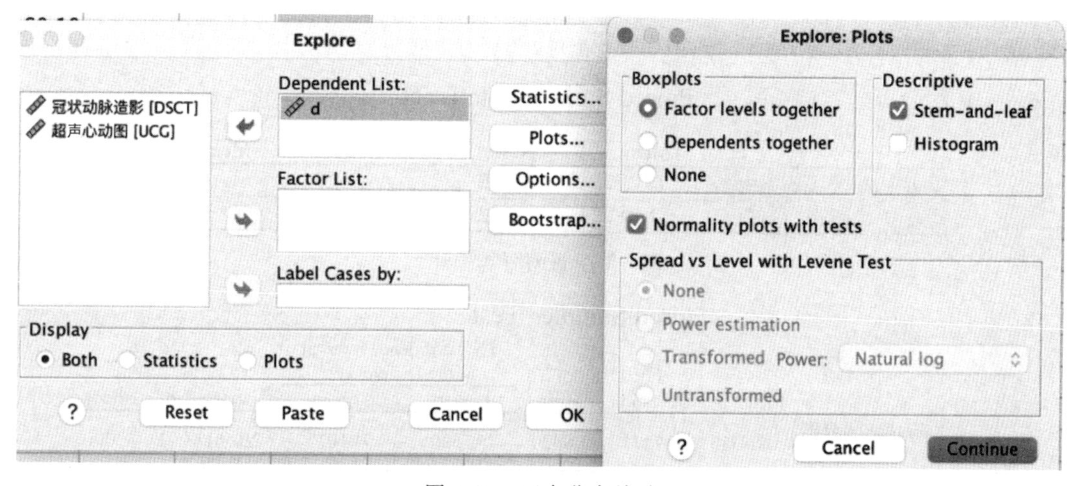

图 5-10　正态分布检验

从图 5-11 所示结果可见,$P=0.696$,可以认为差值呈正态分布。

Tests of Normality

	Kolmogorov-Smirnov[a]			Shapiro-Wilk		
	Statistic	df	Sig.	Statistic	df	Sig.
d	.175	12	.200*	.954	12	.696

*. This is a lower bound of the true significance.

a. Lilliefors Significance Correction

图 5-11　正态分布检验结果

4. 数据分析　在“Analyze”中选择“Compare Means”，在下拉菜单中选中“Paired-Samples T Test”命令。

设置分析变量：把 DSCT 和 UCG 选入“Paired Variables”(图 5-12)。操作完成后，在过程主窗口中单击“OK”按钮，SPSS 输出分析结果(图 5-13、图 5-14)。

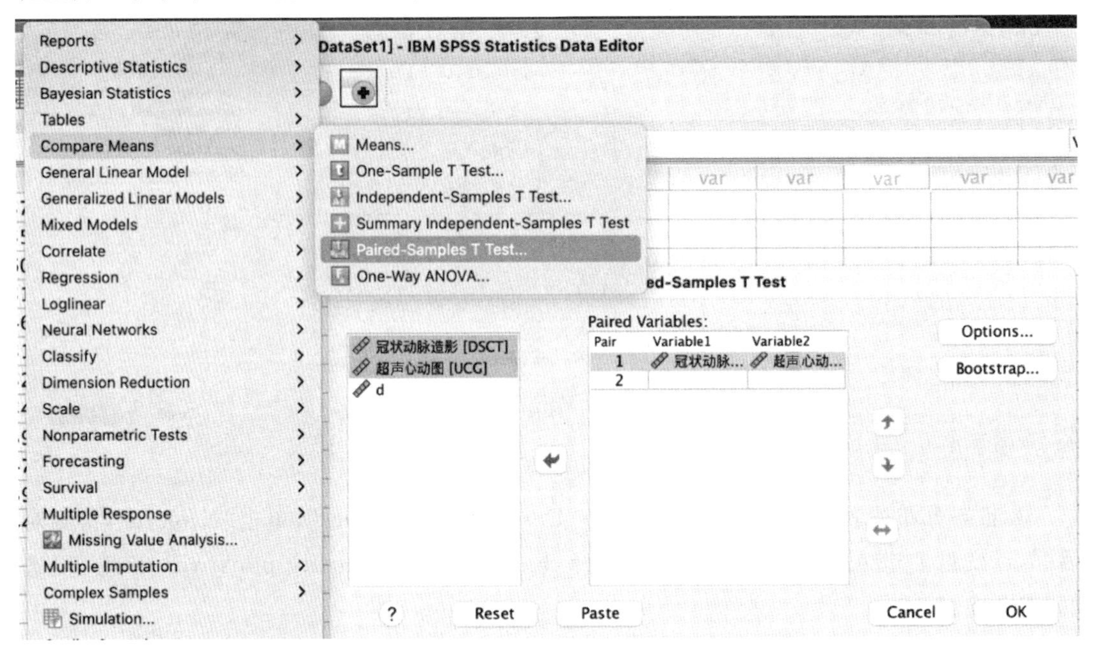

图 5-12　配对 t 检验对话框

Paired Samples Statistics

		Mean	N	Std. Deviation	Std. Error Mean
Pair 1	冠状动脉造影	131.725	12	3.8627	1.1151
	超声心动图	81.892	12	5.2320	1.5103

图 5-13　配对样本描述

Paired Samples Test

		Mean	Std. Deviation	Std. Error Mean	95% Confidence Interval of the Difference		t	df	Sig. (2-tailed)
					Lower	Upper			
Pair 1	冠状动脉造影 - 超声心动图	49.8333	6.7273	1.9420	45.5590	54.1077	25.661	11	.000

图 5-14　配对 t 检验结果

该例 $t=25.66$，$P<0.001$；结论：可以认为两种方法的检测结果有差别。

5. 结果的书写

规范文字：DSCT 的左室舒张末容积为(131.73±3.86)ml，UCG 的左室舒张末容积为(81.89±5.23)ml，两组左室舒张末容积存在统计学差异(差值为 49.83ml，95%CI：45.56～54.11，$P<0.001$)。

规范表格：见表 5-4。

表 5-4 配对 t 检验结果

分组	均数±标准差(ml)	差值及 95%CI(ml)	t 检验	
			t 值	P 值
DSCT	131.73±3.86	49.83(45.56～54.11)	25.66	<0.001
UCG	81.89±5.23			

练习题

1. 有 12 名接种卡介苗的儿童,8 周后用两批不同的结核菌素,一批是标准结核菌素,一批是新制结核菌素,分别注射在儿童的左右前臂,两种结核菌素的皮肤浸润反应平均直径见表 5-5。问:两种结核菌素的反应性有无差别?

表 5-5 12 名儿童注射两种结核菌素的皮肤浸润反应平均直径

编号	标准品	新制品
1	12.0	10.0
2	14.5	10.0
3	15.5	12.5
4	12.0	12.0
5	13.0	10.0
6	12.0	5.5
7	10.5	8.5
8	7.5	6.5
9	9.0	5.5
10	15.0	8.0
11	13.0	6.5
12	10.5	9.5

2. 两组小鼠分别饲以高蛋白和低蛋白饲料,4 周后记录小鼠体重增加量(表 5-6)。问:两组小鼠增重均数是否相同?

表 5-6 小鼠体重增加量

例数	高蛋白饲料	例数	低蛋白饲料
1	50	1	36
2	47	2	38
3	42	3	37
4	39	4	38
5	43	5	36
6	51	6	39
7	43	7	37
8	48	8	35
9	51	9	33
10	42	10	37
11	50	11	39
12	43	12	34
		13	36

第六章　方差分析

t 检验和方差分析都是针对定量资料(总体均数)进行的假设检验,两者之间的区别是:t 检验适用于两个总体之间的比较,而方差分析适用于两个或两个以上总体之间的比较。同时对两个相同总体进行比较,方差分析和 t 检验的结果是相同的,$F=t^2$。方差分析的应用条件是:独立性、正态性、方差齐性。方差分析对正态分布有一定的稳健性,所以当资料略有偏性时,还是可以用方差分析进行检验。方差分析有单因素方差分析和两因素方差分析,完全随机设计适用的是单因素方差分析(One-Way ANOVA),随机区组设计和重复测量设计是两因素方差分析,随机区组设计应用 GLM 中的"Univariate",重复测量设计采用"Repeated Measures"模块。

第一节　完全随机设计资料的方差分析

6-1　完全随机方差分析

例 6-1　表 6-1 是某地城市、城乡接合部、乡镇三个地区居民的体重指数(BMI)。试比较这三个地区之间是否存在差别;如存在差别,请进一步做两两比较和以城市为对照的比较。

表 6-1　不同地区居民的 BMI 比较

(单位:kg/m^2)

城市	25	22	20	23	27	24	21	24	20	26	21	21	17
城乡接合部	28	25	26	27	29	23	24	28	20	22			
乡镇	20	18	20	22	21	23	26	23	23	24			

1. 建立数据文件　变量设置:分组变量(group),取值 1 表示城市,取值 2 表示城乡接合部,取值 3 表示乡镇;bmi(BMI)。在数据编辑窗口输入需分析的数据,如图 6-1 所示。

2. 正态分布检验　在"Analyze"中选择"Descriptive Statistics",单击"Explore",得到如图 6-2 所示对话框,选变量 bmi 进入"Dependent List",选变量"group"进入"Factor List"。选择"Plots"中"Normality plots with tests"复选框。从如图 6-3 所示的结果可见,城市 $P=0.912$,城乡接合部 $P=0.751$,乡镇 $P=0.918$,可以认为资料呈正态分布。

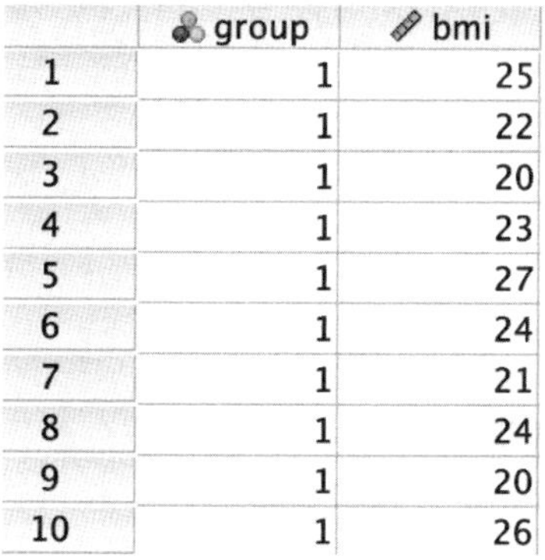

	group	bmi
1	1	25
2	1	22
3	1	20
4	1	23
5	1	27
6	1	24
7	1	21
8	1	24
9	1	20
10	1	26

图 6-1　数据文件

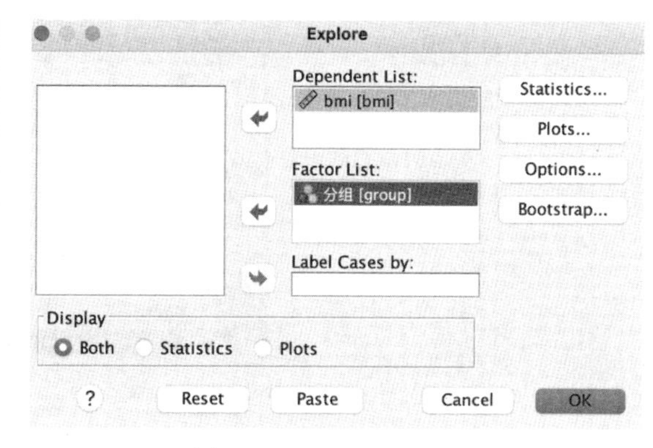

图 6-2　"Explore"对话框

Tests of Normality

	分组	Kolmogorov-Smirnov[a] Statistic	df	Sig.	Shapiro-Wilk Statistic	df	Sig.
bmi	城市	.152	13	.200*	.972	13	.912
	城乡接合	.130	10	.200*	.957	10	.751
	乡镇	.167	10	.200*	.973	10	.918

*. This is a lower bound of the true significance.
a. Lilliefors Significance Correction

图 6-3　正态分布检验结果

3. 假设检验　在"Analyze"中选择"Compare Means"，在下拉菜单中选中"One-Way ANOVA"命令(图 6-4)，弹出如图 6-5 所示对话框。

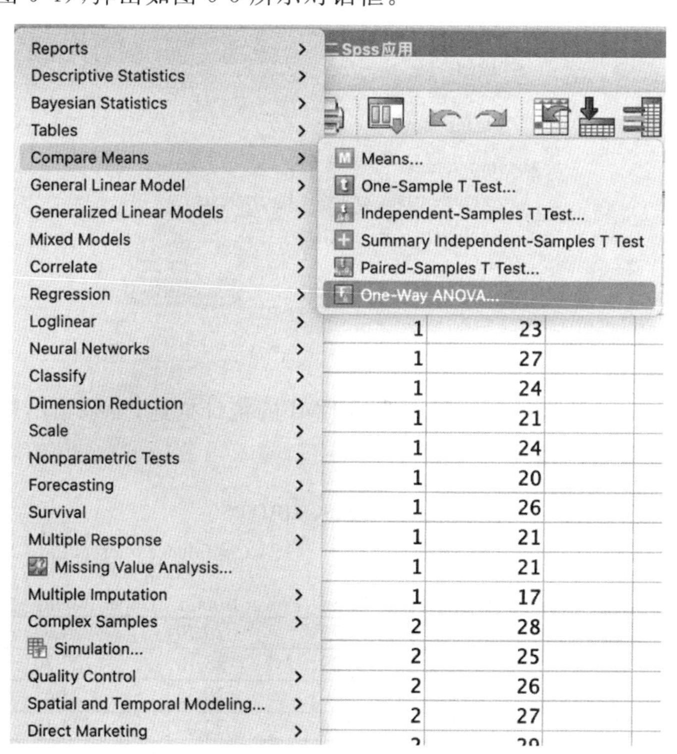

图 6-4　方差分析方法的选择

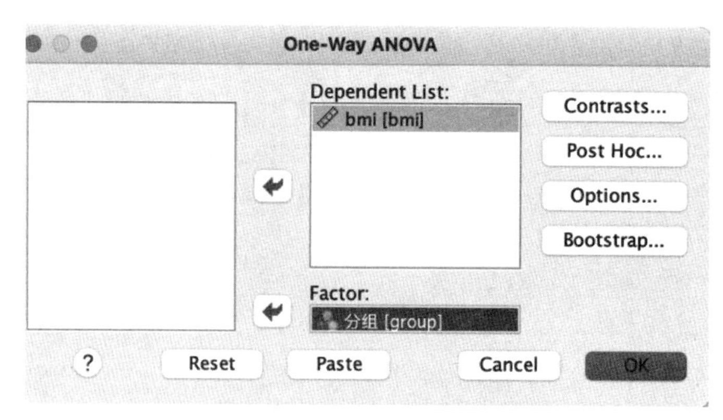

图 6-5　方差分析对话框

设置分析变量：把 bmi 选入“Dependent List”，把分组变量 group 选入“Factor”。

设置其他参数：单击“Options”按钮，打开设置统计描述和缺失值对话框，如图 6-6 所示。选择“Descriptive”和“Homogeneity of variance test”复选框，单击“OK”回到主界面。操作完成后，在过程主窗口中单击“OK”按钮，SPSS 输出分析结果。

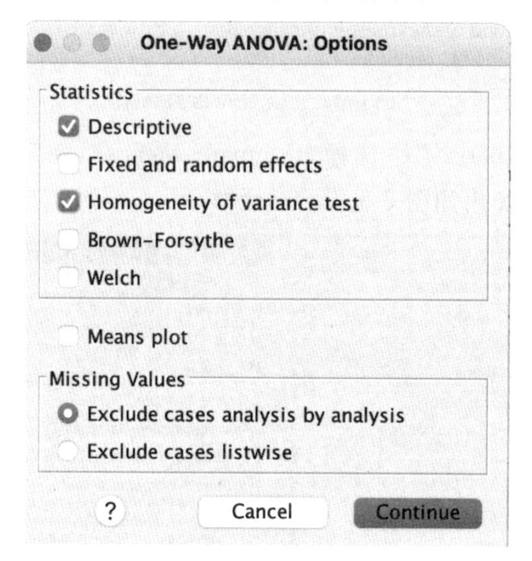

图 6-6　“Options”对话框

4. 结果与分析：图 6-7 是对三地区人群的 BMI 的统计描述，分别给出了均数、标准差、标准误、95%可信区间及最小值和最大值。

Descriptives

	N	Mean	Std. Deviation	Std. Error	95% Confidence Interval for Mean		Minimum	Maximum
					Lower Bound	Upper Bound		
城市	13	22.38	2.785	.772	20.70	24.07	17	27
城乡接合	10	25.20	2.936	.929	23.10	27.30	20	29
乡镇	10	22.00	2.309	.730	20.35	23.65	18	26
Total	33	23.12	2.966	.516	22.07	24.17	17	29

图 6-7　统计描述

图 6-8 是方差齐性检验(Based on Median)，$P=0.622$，因此可以认为三组资料方差齐。

Test of Homogeneity of Variances

		Levene Statistic	df1	df2	Sig.
bmi	Based on Mean	.482	2	30	.622
	Based on Median	.419	2	30	.662
	Based on Median and with adjusted df	.419	2	29.747	.662
	Based on trimmed mean	.485	2	30	.620

图 6-8　方差齐性检验

图 6-9 是方差分析结果，$F=4.310$，$P=0.023$，可以认为三个地区居民的 BMI 存在差别。

ANOVA

	Sum of Squares	df	Mean Square	F	Sig.
Between Groups	62.838	2	31.419	4.310	.023
Within Groups	218.677	30	7.289		
Total	281.515	32			

图 6-9　方差分析结果

因为不同地区居民的 BMI 存在差别，所以还要进一步分析存在的差别是由什么情况引起的。根据题意，分别做不同地区的两两比较和以城市为对照的比较。重复步骤 3，进入如图 6-5 所示方差分析对话框后，单击"Post Hoc"按钮，出现如图 6-10 所示对话框。

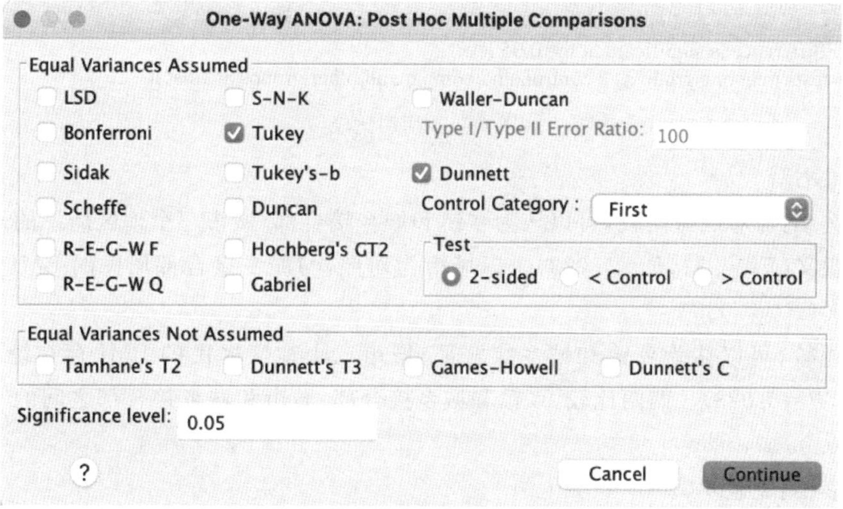

One-Way ANOVA: Post Hoc Multiple Comparisons

Equal Variances Assumed

LSD　S-N-K　Waller-Duncan

Bonferroni　Tukey　Type I/Type II Error Ratio: 100

Sidak　Tukey's-b　Dunnett

Scheffe　Duncan　Control Category: First

R-E-G-W F　Hochberg's GT2　Test

R-E-G-W Q　Gabriel　2-sided　< Control　> Control

Equal Variances Not Assumed

Tamhane's T2　Dunnett's T3　Games-Howell　Dunnett's C

Significance level: 0.05

?　Cancel　Continue

图 6-10　方差分析两两比较对话框

图 6-10 的"Post Hoc"选项内容分成两大块：方差齐性时两两比较的方法和方差不齐时的方法选择。方差齐性时的检验方法有：Tukey 是真实显著性差异检验，Hochberg's GT2、Gabriel 和 Scheffe 是多重比较检验和范围检验。其他可用的范围检验为 Tukey's-b、S-N-K (Student-Newman-Keuls)、Duncan、R-E-G-WF(Ryan-Einot-Gabriel-Welsch *F* 检验)、R-E-G-WQ(Ryan-Einot-Gabriel-Welsch 范围检验)和 Waller-Duncan。常用的多重比较检验为 Bonferroni、Tukey 真实显著性差异检验、Sidak、Gabriel、Hochberg、Dunnett、Scheffe 和 LSD

(最小显著性差异)。Dunnett 是将一组处理与多个均值进行比较。方差不齐的多重比较检验有 Tamhane's T2、Dunnett's T3、Games-Howell 等。

在此建议选择 Tukey 和 Dunnett 等检验,并设"Control Category"为"First"(即第一组城市),单击"OK"回到主界面。操作完成后,在过程主窗口中单击"OK"按钮,SPSS 输出分析结果。

图 6-11 的第一部分是两两比较的结果(Tukey 检验),结果显示城市和城乡接合部有差别($P=0.049$),乡镇和城乡接合部有差别($P=0.033$)。

图 6-11 的第二部分是以第一组城市为对照(Dunnett t 检验),其他两组分别与城市做比较,结果可以认为城市与城乡接合部居民的 BMI 差别存在统计学意义($P=0.036$),而其他组之间不存在差别。

Multiple Comparisons

	(I) 分组	(J) 分组	Mean Difference (I-J)	Std. Error	Sig.	95% Confidence Interval Lower Bound	Upper Bound
Tukey HSD	城市	城乡接合	-2.815*	1.136	.049	-5.61	-.02
		乡镇	.385	1.136	.939	-2.41	3.18
	城乡接合	城市	2.815*	1.136	.049	.02	5.61
		乡镇	3.200*	1.207	.033	.22	6.18
	乡镇	城市	-.385	1.136	.939	-3.18	2.41
		城乡接合	-3.200*	1.207	.033	-6.18	-.22
Dunnett t (2-sided)[b]	城乡接合	城市	2.815*	1.136	.036	.17	5.46
	乡镇	城市	-.385	1.136	.923	-3.03	2.26

*. The mean difference is significant at the 0.05 level.

b. Dunnett t-tests treat one group as a control, and compare all other groups against it.

图 6-11 两两比较

4. 结果书写

规范文字:与对照做比较,可以认为乡镇和城乡接合部、城市三个地区居民的 BMI 存在着统计学意义($F=4.31$,$P=0.023$)。以城市为对照,与城乡接合部居民的 BMI 差别存在统计学意义($P=0.036$)。

两两比较,可以认为乡镇和城乡接合部、城市三个地区居民的 BMI 存在统计学意义($F=4.31$,$P=0.023$)。两两比较,乡镇和城乡接合部、城市和城乡接合部之间的 BMI 存在差别($P<0.05$)。

规范表格:见表 6-2。

表 6-2 BMI 方差分析结果

分组*	均数±标准差	F 检验	
		F 值	P 值
城市	22.35±2.82		
城乡接合部	25.20±2.94	4.31	0.023
乡镇	22.01±2.29		

*:城市和城乡接合部、乡镇和城乡接合部的 BMI 存在差别($P<0.05$)。

第二节　随机区组设计资料的方差分析

随机区组设计是两因素的方差分析，因素分别包括处理效应和区组效应。由于随机区组设计的特殊性，即数据只有一个，无法进行方差齐性检验，因此不要求方差齐性，但可以做正态分布检验。随机区组方差分析中区组因素是非处理因素，在实际应用中主要是保证处理因素的可比性，使结论更可靠。

6-2　随机区组方差分析

例 6-2　某研究者采用随机区组设计进行实验，比较三种抗癌药物对小鼠肉瘤的抑瘤效果，先将 15 只染有肉瘤小鼠按体重大小配成 5 个区组，每个区组内 3 只小鼠随机接受 3 种抗癌药物，以肉瘤的重量为指标，实验结果见表 6-3。问：三种不同药物的抑瘤效果有无差别？

表 6-3　三种不同药物作用后小鼠肉瘤重量

（单位：g）

区组	A 药	B 药	C 药
1	0.82	0.65	0.51
2	0.73	0.54	0.23
3	0.43	0.34	0.28
4	0.41	0.21	0.31
5	0.68	0.43	0.24

1. 建立数据库　定义三个变量：group（区组）、type（药物）、W（肉瘤重量）。录入数据，结果见图 6-12。

group	type	w
1	A药	.82
2	A药	.73
3	A药	.43
4	A药	.41
5	A药	.68
1	B药	.65
2	B药	.54
3	B药	.34
4	B药	.21
5	B药	.43
1	C药	.51
2	C药	.23
3	C药	.28
4	C药	.31
5	C药	.24

图 6-12　数据文件

2. 数据分析　单击“Analyze”，选择“General Linear Model”中的“Univariate”（图 6-13），进入两因素方差分析界面（图 6-14）。界面的选项如下：

“Dependent Variable”：因变量是进行方差分析的目标变量。因变量只能选择一个变量。

“Fixed Factor(s)”：自变量为固定控制变量，主要用来分组；固定控制变量的各个水平一般是可以人为控制的，且固定自变量为分类变量。

“Random Factor(s)”：自变量为随机控制变量，也用来分组。与固定控制变量不同的是，随机控制变量的各个水平一般是不可以人为控制的。

“Covariate(s)”：该变量即协变量，用来控制与因变量有关且影响分析的目标的其他干扰因素，类似于回归分析中的控制变量。

“WLS Weight”：加权最小二乘分析指定权重变量；已用在模型中的变量不能用作加权变量。

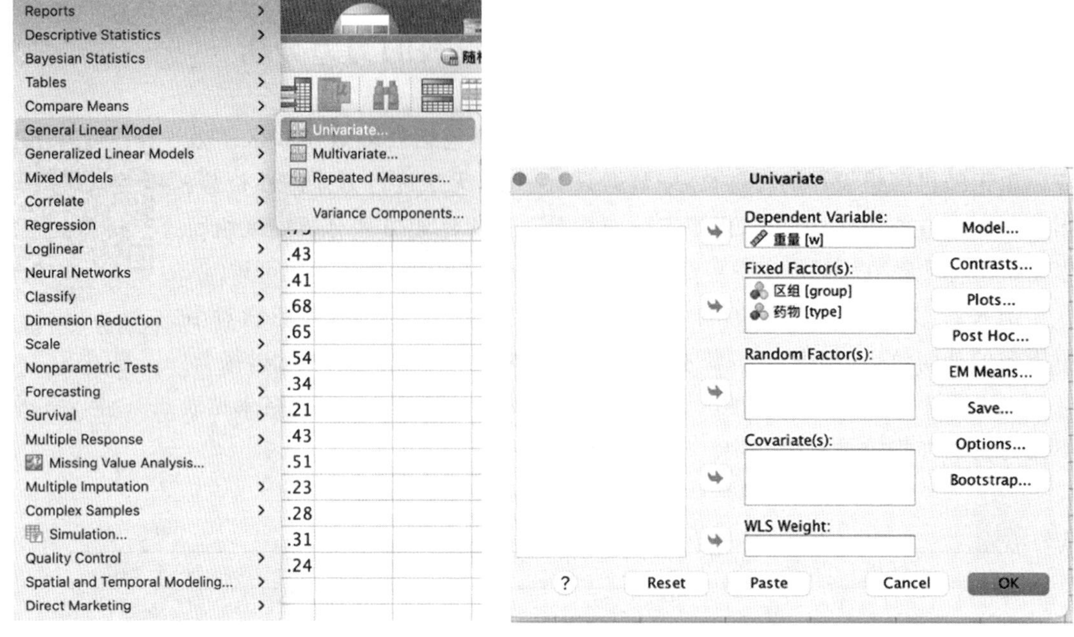

图 6-13　统计方法的选择　　　　图 6-14　两因素方差分析界面

操作：单击 W(肉瘤重量)进入“Dependent Variable”，单击 group(区组)、type(药物)进入“Fixed Factor(s)”。

界面的命令模块有 8 个，其中经常用到的有以下 3 个：

“Model”：模型的设置。方差分析常用的模型有：①“Full factorial”全因子模型，即包含了所有因子主效应、所有协变量主效应及所有因子间交互；②“Build terms”构建定制项，即仅出现指定部分的交互或因子协变量交互，包括在模型中的所有项。构建项有 5 种模型形式：交互、主效应、二维、三维、四维的交互效应。本模块中选择“Build terms”中的“Main effects”(主效应)，如图 6-15 所示。

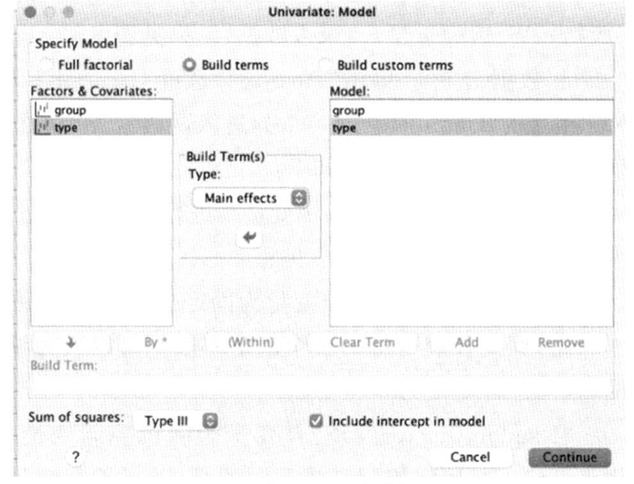

6-15　“Model”对话框

“Post Hoc”：事后比较。首先选择进行比较的变量，然后选择方法；比较的方法与单因素方差分析差不多：方差齐性时两两比较的方法和方差不齐时的选择方法。本模块选择的因素是“group”和“type”(因素“group”也可以不选择，区组因素是非主要因素)，方法有“Tukey”和“Dunnett”(图 6-16)。

“Options”：选择要输出的统计量(统计描述结果和方差齐性检验等)，模块选择“Descriptive Statistics”(图 6-17)。最后回到图 6-14，选择“OK”，跳出结果界面。

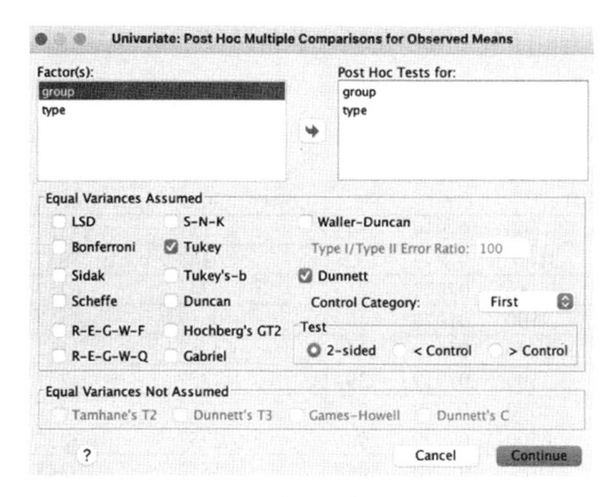

6-16 多重比较选择

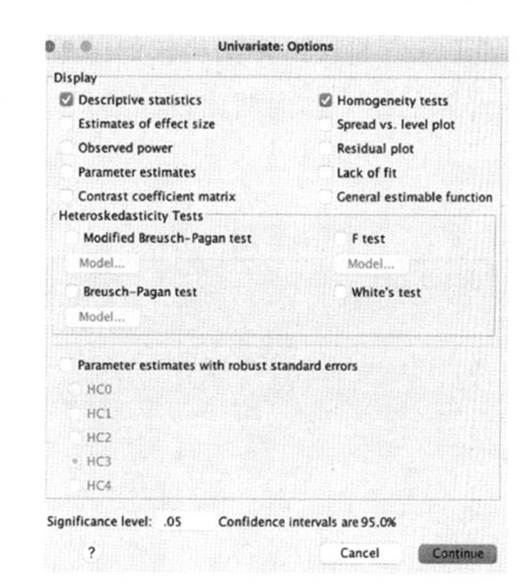

图 6-17 "Options"对话框

3.结果阅读 由图 6-18 可知,group 的 $F=5.98$,$P=0.016$,type 的 $F=11.94$,$P=0.004$,可以认为区组和药物对肉瘤的重量均有影响。

Tests of Between-Subjects Effects

Dependent Variable: 重量

Source	Type III Sum of Squares	df	Mean Square	F	Sig.
Corrected Model	.456[a]	6	.076	7.964	.005
Intercept	3.092	1	3.092	323.742	.000
group	.228	4	.057	5.978	.016
type	.228	2	.114	11.937	.004
Error	.076	8	.010		
Total	3.624	15			
Corrected Total	.533	14			

a. R Squared = .857 (Adjusted R Squared = .749)

图 6-18 随机区组设计的方差分析

分别对药物和区组进行多重比较。药物两两比较结果显示药物 AB、AC 存在统计学意义,P 值分别是 0.046 和 0.003(图 6-19);与对照比较(以 A 为对照),BA、CA 的结果分别是 0.035 和 0.002,B 和 C 与 A 药物间的效果都有差别。

Multiple Comparisons

	(I) 药物	(J) 药物	Mean Difference (I-J)	Std. Error	Sig.	95% Confidence Interval Lower Bound	95% Confidence Interval Upper Bound
Tukey HSD	A药	B药	.1800*	.06181	.046	.0034	.3566
		C药	.3000*	.06181	.003	.1234	.4766
	B药	A药	-.1800*	.06181	.046	-.3566	-.0034
		C药	.1200	.06181	.189	-.0566	.2966
	C药	A药	-.3000*	.06181	.003	-.4766	-.1234
		B药	-.1200	.06181	.189	-.2966	.0566
Dunnett t (2-sided)[b]	B药	A药	-.1800*	.06181	.035	-.3452	-.0148
	C药	A药	-.3000*	.06181	.002	-.4652	-.1348

Based on observed means.
The error term is Mean Square(Error) = .010.
*. The mean difference is significant at the .05 level.
b. Dunnett t-tests treat one group as a control, and compare all other groups against it.

图 6-19 药物的两两比较

图 6-20 是区组两两比较的结果,1 与 3,1 与 4 之间存在统计学差异($P<0.05$),与区组 1 为对照的结果和两两比较的结果一致。

Multiple Comparisons

	(I) 区组	(J) 区组	Mean Difference (I-J)	Std. Error	Sig.	95% Confidence Interval Lower Bound	95% Confidence Interval Upper Bound
Tukey HSD	1	2	.1600	.07979	.343	-.1157	.4357
		3	.3100*	.07979	.028	.0343	.5857
		4	.3500*	.07979	.015	.0743	.6257
		5	.2100	.07979	.153	-.0657	.4857
	2	1	-.1600	.07979	.343	-.4357	.1157
		3	.1500	.07979	.397	-.1257	.4257
		4	.1900	.07979	.214	-.0857	.4657
		5	.0500	.07979	.966	-.2257	.3257
	3	1	-.3100*	.07979	.028	-.5857	-.0343
		2	-.1500	.07979	.397	-.4257	.1257
		4	.0400	.07979	.985	-.2357	.3157
		5	-.1000	.07979	.724	-.3757	.1757
	4	1	-.3500*	.07979	.015	-.6257	-.0743
		2	-.1900	.07979	.214	-.4657	.0857
		3	-.0400	.07979	.985	-.3157	.2357
		5	-.1400	.07979	.456	-.4157	.1357
	5	1	-.2100	.07979	.153	-.4857	.0657
		2	-.0500	.07979	.966	-.3257	.2257
		3	.1000	.07979	.724	-.1757	.3757
		4	.1400	.07979	.456	-.1357	.4157
Dunnett t (2-sided)[b]	2	1	-.1600	.07979	.218	-.4012	.0812
	3	1	-.3100*	.07979	.015	-.5512	-.0688
	4	1	-.3500*	.07979	.007	-.5912	-.1088
	5	1	-.2100	.07979	.089	-.4512	.0312

Based on observed means.
The error term is Mean Square(Error) = .010.
*. The mean difference is significant at the .05 level.
b. Dunnett t-tests treat one group as a control, and compare all other groups against it.

图 6-20 区组的两两比较

4. 结果书写 可有不同的格式。

【格式一】规范文字:A 组药物作用后小鼠肉瘤重量为(0.61±0.18)g,B 组药物作用后小鼠肉瘤重量为(0.43±0.17)g,C 组药物作用后小鼠肉瘤重量为(0.31±0.11)g;在调整了区组因素后,三种药物对肉瘤重量的影响存在统计学意义($F=11.94$,$P=0.004$),其中,与 A 药相比较,B 药和 C 药的影响有差别($P<0.05$),B 药和 C 药之间无统计学差异。

规范表格:见表 6-4。

表 6-4 随机区组设计方差分析的结果

药物*	均数±标准差	F 检验	
		F 值	P 值
A 药	0.61±0.18		
B 药	0.43±0.17	11.94	0.004
C 药	0.31±0.11		

*:药物 AB、AC 存在统计学差异($P<0.05$)。

【格式二】规范文字：A组药物作用后小鼠肉瘤重量为(0.61±0.18)g，B组药物作用后小鼠肉瘤重量为(0.43±0.17)g，C组药物作用后小鼠肉瘤重量为(0.31±0.11)g；不同区组之间也存在统计学差异(F=5.98，P=0.016)。在调整了区组因素后，三种药物对肉瘤重量的影响存在统计学意义(F=11.94，P=0.004)，其中，与A药相比较，B药和C药的影响有差别(P<0.05)，B药和C药之间无统计学差异。

规范表格：见表6-5。

表6-5　随机区组设计方差分析结果

分组		均数±标准差	F检验	
			F值	P值
药物*				
	A药	0.61±0.18		
	B药	0.43±0.17	11.94	0.004
	C药	0.31±0.11		
区组#				
	1	0.66±0.16		
	2	0.50±0.25		
	3	0.35±0.08	5.98	0.016
	4	0.31±0.10		
	5	0.45±0.22		

*：药物AB、AC存在统计学差异(P<0.05)；#：区组1与3，1与4之间存在统计学差异(P<0.05)。

第三节　重复测量设计资料的方差分析

重复测量设计也属于两因素的设计，两因素是时间和处理因素，时间就是同一受试对象在不同时间点的数据；处理因素在受试对象间为随机分配，但受试对象内的各时间点是固定的。随机区组设计的两因素是区组和处理，资料中每个区组内的受试对象彼此独立，处理只在区组内随机分配，同一区组内的受试对象接受的处理各不相同。

6-3　重复测量方差分析

例6-3　将手术要求基本相同的10名患者随机分为2组，在手术过程中分别采用A、B两种麻醉诱导方法，在T_0(诱导前)、T_1、T_2、T_3、T_4五个时相测量患者的收缩压(mmHg)，数据如表6-6所示。试进行方差分析。

表 6-6　A、B 两种麻醉诱导方法的收缩压值

序号	诱导方法	麻醉诱导时间				
		T_0	T_1	T_2	T_3	T_4
1	A	120	108	112	120	117
2	A	118	109	113	126	123
3	A	119	112	119	124	118
4	A	121	112	119	126	120
5	A	127	121	127	133	126
6	B	131	119	118	135	129
7	B	129	128	121	148	132
8	B	123	123	120	143	136
9	B	123	121	116	145	126
10	B	125	124	118	142	130

1. 建立数据文件　定义三个变量:group(诱导方案),0 表示 A,1 表示 B,t0～t4(诱导时间),录入数据,结果见图 6-21。

	group	t0	t1	t2	t3	t4
1	0	120	108	112	120	117
2	0	118	109	113	126	123
3	0	119	112	119	124	118
4	0	121	112	119	126	120
5	0	127	121	127	133	126
6	1	131	119	118	135	129
7	1	129	128	121	148	132
8	1	123	123	120	143	136
9	1	123	121	116	145	126
10	1	125	124	118	142	130

图 6-21　数据文件

2. 数据分析　在"Analyze"的"General Linear Model"中选择"Repeated Measures"(图 6-22),出现"Repeated Measures Define Factor(s)",在"Within-Subject Factor Name"框中输入"time","Number of Levels"框中输入"5"(对象重复测量了 5 次),单击"Add",加入定义框内;在"Measure Name"中输入"SBP",单击进入定义框(图 6-23)。最后选择"Define"进入"Repeated Measures"对话框。

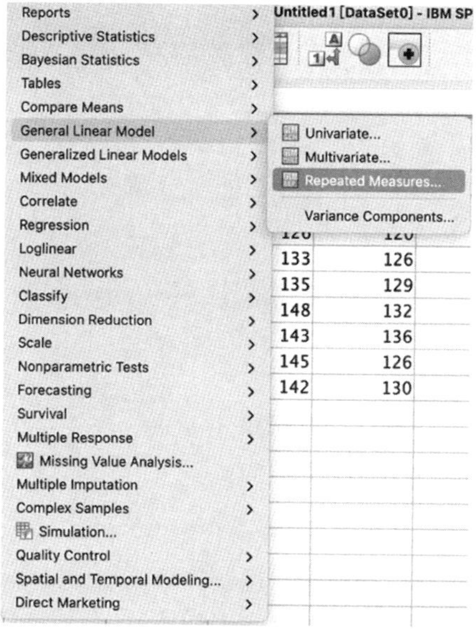

Reports
Descriptive Statistics
Bayesian Statistics
Tables
Compare Means
General Linear Model
Generalized Linear Models
Mixed Models
Correlate
Regression
Loglinear
Neural Networks
Classify
Dimension Reduction
Scale
Nonparametric Tests
Forecasting
Survival
Multiple Response
Missing Value Analysis...
Multiple Imputation
Complex Samples
Simulation...
Quality Control
Spatial and Temporal Modeling...
Direct Marketing
Untitled1 [DataSet0] - IBM SP
Univariate...
Multivariate...
Repeated Measures...
Variance Components...
133 126
135 129
148 132
143 136
145 126
142 130

图 6-22　分析方法选择

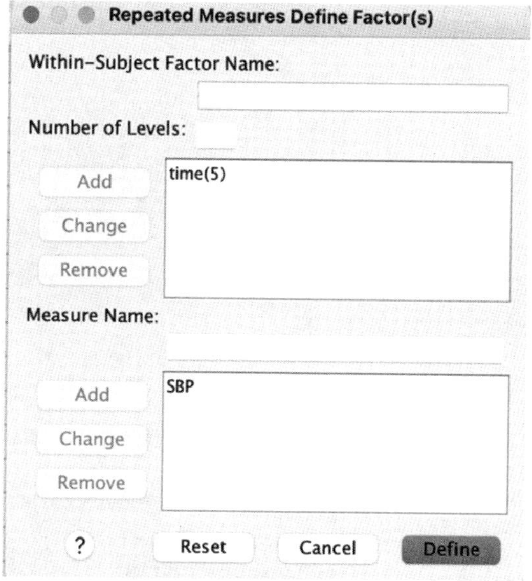

Repeated Measures Define Factor(s)
Within-Subject Factor Name:
Number of Levels:
Add
Change
Remove
time(5)
Measure Name:
Add
Change
Remove
SBP
?
Reset
Cancel
Define

图 6-23　组内变量定义

主界面设置：将各时间点观测变量 $T_0 \sim T_4$ 选入"Within-Subjects Variables(time)"框中，将分组变量"group"移入"Between-Subjects Factor(s)"框中(图 6-24)。界面的命令模块有 8 个，与"Univariate"模块的功能相似，这里不一一赘述。

Repeated Measures
Within-Subjects Variables (time):
t0(1,SBP)
t1(2,SBP)
t2(3,SBP)
t3(4,SBP)
t4(5,SBP)
Model...
Contrasts...
Plots...
Post Hoc...
EM Means...
Save...
Options...
Between-Subjects Factor(s):
方法 [group]
Covariates:
?
Reset
Paste
Cancel
OK

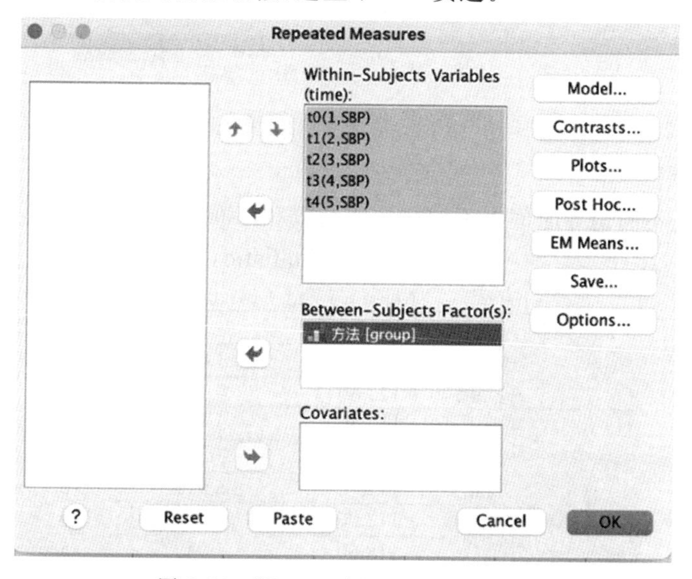

图 6-24　"Repeated Measures"主界面

本题的"Model"(图 6-25)设置默认"Full factorial"，即包括处理因素和时间的主效应，以及两者交互效应检验的结果。"Sum of squares"选择"Type Ⅲ"，适用于各组样本例数相同，如果不一样，选择"Type Ⅳ"，然后单击"Continue"，回到主界面。"Options"中勾选"Descriptive statistics"，用于不同处理组各个时点的指标变量，然后选择"Continue"(图 6-26)。其他选项都选择默认，单击"OK"，得到结果。

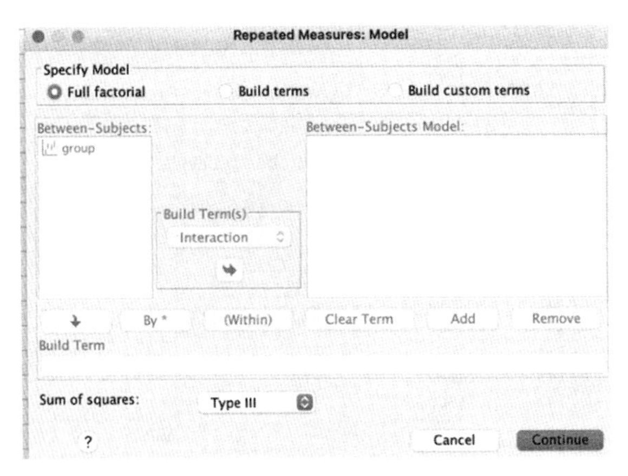

图 6-25　“Model”对话框

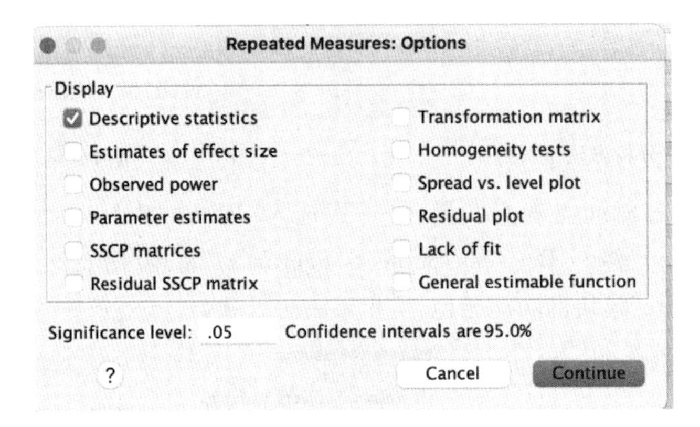

图 6-26　“Options”对话框

3. 结果的阅读

(1)图 6-27 是不同诱导时间点不同方法的均数和标准差。

Descriptive Statistics

	方法	Mean	Std. Deviation	N
诱导时间	A法	121.00	3.536	5
	B法	126.20	3.633	5
	Total	123.60	4.351	10
t1	A法	112.40	5.128	5
	B法	123.00	3.391	5
	Total	117.70	6.929	10
t2	A法	118.00	6.000	5
	B法	118.60	1.949	5
	Total	118.30	4.218	10
t3	A法	125.80	4.712	5
	B法	142.60	4.827	5
	Total	134.20	9.931	10
t4	A法	120.80	3.701	5
	B法	130.60	3.715	5
	Total	125.70	6.237	10

图 6-27　统计描述

(2)图 6-28 是多变量检验结果。如图 6-29 所示，当“Mauchly”球形检验结果 $P<0.05$ 时，需要参考多变量检验。多变量检验提供四种方法，最稳健的是第一种方法(Pillai's Trace)，如果四种方法的结果不一致，以第一种为主。

Multivariate Tests[a]

Effect		Value	F	Hypothesis df	Error df	Sig.
time	Pillai's Trace	.988	102.223[b]	4.000	5.000	.000
	Wilks' Lambda	.012	102.223[b]	4.000	5.000	.000
	Hotelling's Trace	81.778	102.223[b]	4.000	5.000	.000
	Roy's Largest Root	81.778	102.223[b]	4.000	5.000	.000
time * group	Pillai's Trace	.891	10.184[b]	4.000	5.000	.013
	Wilks' Lambda	.109	10.184[b]	4.000	5.000	.013
	Hotelling's Trace	8.147	10.184[b]	4.000	5.000	.013
	Roy's Largest Root	8.147	10.184[b]	4.000	5.000	.013

a. Design: Intercept + group
Within Subjects Design: time
b. Exact statistic

图 6-28　多变量检验结果

Mauchly's Test of Sphericity[a]

Measure: SBP

Within Subjects Effect	Mauchly's W	Approx. Chi-Square	df	Sig.	Epsilon[b] Greenhouse-Geisser	Huynh-Feldt	Lower-bound
time	.176	11.138	9	.281	.643	1.000	.250

Tests the null hypothesis that the error covariance matrix of the orthonormalized transformed dependent variables is proportional to an identity matrix.
a. Design: Intercept + group
Within Subjects Design: time
b. May be used to adjust the degrees of freedom for the averaged tests of significance. Corrected tests are displayed in the Tests of Within-Subjects Effects table.

图 6-29　球形检验结果

(3)球形检验：本题中球形检验结果 $P=0.281$(图 6-29)，数据满足球形假设，可直接阅读图 6-30 的第一、五行。time：$F=60.65$，$P<0.001$；time * group：$F=12.54$，$P<0.001$；可以认为各个时点指标变量存在差异，且处理因素与时点之间存在交互作用。

如果数据不满足球形假设，结果应以多元方差分析结果为准(图 6-28)，如 Pillai's Trace 的结果，也可以参考图 6-30 的 Greenhouse-Geisser 的校正结果。

Tests of Within-Subjects Effects

Measure: SBP

Source		Type III Sum of Squares	df	Mean Square	F	Sig.
time	Sphericity Assumed	1792.200	4	448.050	60.650	.000
	Greenhouse-Geisser	1792.200	2.571	697.136	60.650	.000
	Huynh-Feldt	1792.200	4.000	448.050	60.650	.000
	Lower-bound	1792.200	1.000	1792.200	60.650	.000
time* group	Sphericity Assumed	370.600	4	92.650	12.541	.000
	Greenhouse-Geisser	370.600	2.571	144.157	12.541	.000
	Huynh-Feldt	370.600	4.000	92.650	12.541	.000
	Lower-bound	370.600	1.000	370.600	12.541	.008
Error(time)	Sphericity Assumed	236.400	32	7.387		
	Greenhouse-Geisser	236.400	20.566	11.494		
	Huynh-Feldt	236.400	32.000	7.387		
	Lower-bound	236.400	8.000	29.550		

图 6-30　组内效应比较

(4)组间比较:从图 6-31 可知,处理因素 group 的 $F=15.78$,$P=0.004$,可以认为不同诱导方法之间存在差异。由于时间点、组间和两者交互均存在统计学意义,因此进一步分析单独效应,分组用 t 检验,时间用拆分法结合重复测量法进行分析(结合视频)。

Tests of Between-Subjects Effects

Measure: SBP

Transformed Variable: Average

Source	Type III Sum of Squares	df	Mean Square	F	Sig.
Intercept	767560.500	1	767560.500	13098.302	.000
group	924.500	1	924.500	15.776	.004
Error	468.800	8	58.600		

图 6-31 组间效应比较

4. 结果书写

规范文字:收缩压在不同的时间点差异有统计学意义($F=60.65$,$P<0.001$),A 法和 B 法也存在差别($F_A=26.73$,$P<0.001$;$F_B=40.92$,$P<0.001$);B 法在 T_1、T_3和 T_4时的收缩压均高于 A 法,两法由 T_0 到 T_2 呈下降趋势,T_3 为最高点,T_4 又趋于下降(表 6-7)。诱导方法与时间对收缩压的影响存在交互作用($F_{time*group}=12.54$,$P<0.001$)。

表 6-7 重复测量资料的方差分析结果

组别	T_0	T_1	T_2	T_3	T_4	F	P
A 法	121.00±3.54	112.40±5.13	118.00±6.00	125.80±4.71	120.80±3.07	26.73	<0.001
B 法	126.20±3.63	123.00±3.39	118.60±1.95	142.60±4.83	130.60±3.72	40.92	<0.001
t	2.29	3.86	0.21	5.57	4.18		
P	0.051	0.005	0.837	0.001	0.003		

注:$F_{时间}=60.65$,$P<0.001$,$F_{方法}=15.78$,$P=0.004$,$F_{time*group}=12.54$,$P<0.001$。

【思维导图】

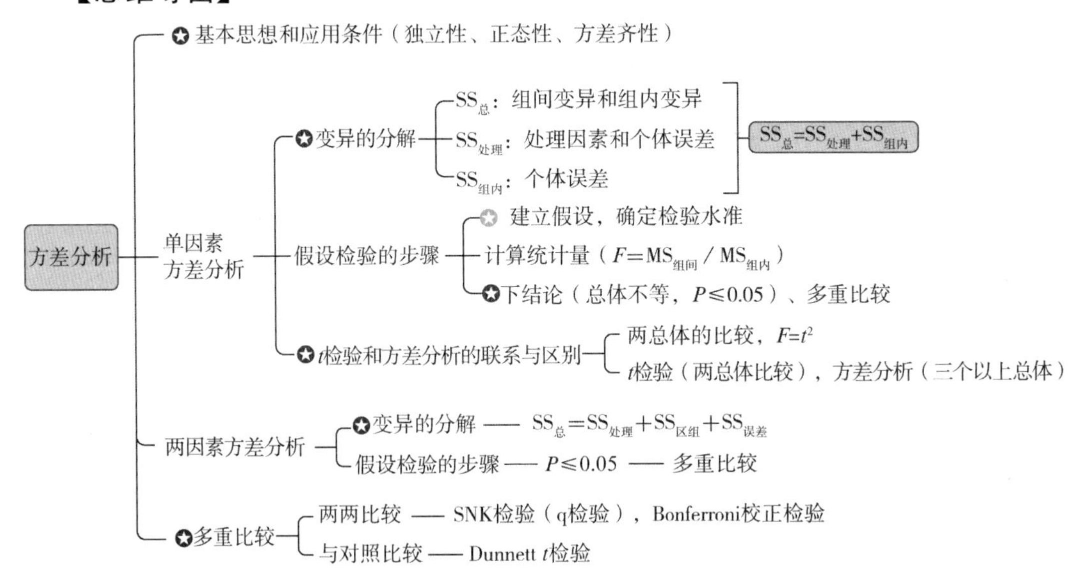

练习题

1. 某湖水在不同季节氯化物含量测定值如表6-8所示。问:不同季节氯化物含量有无差别?若有差别,进行各季节的两两比较。

表6-8　某湖水不同季节氯化物含量

(单位:mg/L)

春	夏	秋	冬
22.6	19.1	18.9	19.0
22.8	22.8	13.6	16.9
21.0	24.5	17.2	17.6
16.9	18.0	15.1	14.8
20.0	15.2	16.6	13.1
21.9	18.4	14.2	16.9
21.5	20.1	16.7	16.2
21.2	21.2	19.6	14.8

2. 根据表6-9所示资料说明大鼠感染脊髓灰质炎病毒后,再做伤寒或百日咳接种是否影响生存日数?若结论为“有影响”,请做多重比较(与对照组比)。

表6-9　各组大鼠接种疫苗后生存日数

伤寒	百日咳	对照
5	6	8
7	6	9
8	7	10
9	8	10
9	8	10
10	9	11
10	9	12
11	10	12
11	10	14
12	11	16

3. 研究运动是否可以强健骨骼,进行小鼠实验,将30只小鼠按照窝别、体重、营养等分成10组,每组3只小鼠,随机分配至3个不同处理组。对照组小鼠常规活动,试验1组使小鼠每天跳跃30cm高台10次,试验2组使小鼠每天跳跃60cm高台10次。8周后,检测小鼠骨密度(mg/cm^2),数据见表6-10,请比较各组小鼠的骨密度是否存在差别?

表 6-10　小鼠骨密度

(单位:mg/cm²)

区组	对照	30cm 高台	60cm 高台
1	611	635	650
2	621	605	622
3	614	638	626
4	593	594	628
5	653	599	635
6	600	632	622
7	554	631	643
8	603	588	674
9	569	607	643
10	593	596	650

4. 某医院收治胎粪吸入综合征新生儿共 42 名,将患儿随机分为牛肺表面活性物质治疗组(PS 组)和常规治疗组(对照组),每组各 21 例。PS 组和对照组两组所有患儿均给予除用药外的其他相应的对症治疗,PS 组患儿给予牛肺表面活性物质 70mg/kg 治疗。采集 PS 组及对照组患儿 0 小时,治疗后 24 小时和 72 小时静脉血 2ml,离心并提取上清液后保存备用并记录血清中血管内皮生长因子的含量变化情况(表 6-11)。试进行方差分析。

表 6-11　血清中血管内皮生长因子的含量变化情况

对照组	0 小时	24 小时	72 小时	PS 组	0 小时	24 小时	72 小时
1	1.03	1.70	1.70	1	0.88	1.20	1.20
2	1.77	1.55	1.55	2	1.03	1.07	1.37
3	0.09	1.23	1.23	3	1.23	1.23	1.42
4	0.60	1.14	1.44	4	1.56	1.34	1.34
5	1.31	1.42	1.42	5	0.85	1.32	1.32
6	1.52	1.12	1.82	6	1.03	1.12	1.12
7	0.99	1.36	1.35	7	0.78	0.92	1.46
8	1.03	1.10	1.41	8	1.03	0.99	1.39
9	0.84	1.24	1.44	9	0.86	1.24	1.24
10	0.75	1.34	1.34	10	0.78	1.24	1.24
11	0.56	1.37	1.27	11	0.87	1.43	1.43
12	1.12	1.24	1.34	12	1.02	1.14	1.14
13	1.16	1.21	1.35	13	0.64	1.21	1.21
14	1.21	1.23	1.33	14	1.01	0.93	1.33
15	0.98	1.31	1.41	15	0.82	1.21	1.21

第七章　秩和检验

秩和检验是非参数检验的一种，主要针对不满足定量资料参数检验条件的资料和等级资料。本章主要介绍完全随机设计的两样本秩和检验和符号秩和检验。秩和检验的分析模块为“Nonparametric Tests”。

第一节　完全随机设计两样本秩和检验

两样本秩和检验是两组定量资料之间差异性比较。进行定量资料分析时，一般要先进行正态分布检验，然后再选择方法，如果资料是正态分布的，可考虑 t 检验；如资料是非正态分布的，用的是两样本的秩和检验。如果资料是一端或两端无确切值的，可以不进行正态分布检验而直接进行秩和检验。本章就用无确切值的案例。

7-1　两样本秩和检验

例 7-1　某实验室观察局部温热治疗小鼠移植肿瘤的效果，以生存日数作为观察指标，实验结果见表 7-1。试检验两组小鼠生存日数有无差别？

本例中实验组的生存日数最后一个为 90 以上，即属于无确切值，因此不必进行正态分布检验，直接进行秩和检验。

表 7-1　两组小鼠肿瘤发病后生存日数

实验组		对照组	
生存日数	秩次	生存日数	秩次
20	9.5	4	1
24	12.5	6	2
30	15	8	3
30	16	10	4
32	17	12	5
34	18	14	6
36	19	16	7
40	20	18	8
46	21	20	9.5
90 以上	22	22	11
		24	12.5
		26	14

1.建立数据库　变量设置:分组变量(group),取值 1 表示实验组,取值 2 表示对照组;生存日数(time)。在数据编辑窗口输入需分析的数据,如图 7-1 所示。

	group	time
4	1	30
5	1	32
6	1	34
7	1	36
8	1	40
9	1	46
10	1	90
11	2	4
12	2	6

图 7-1　数据文件

2.非参数检验　在“Analyze”中选择“Nonparametric Tests”,选择“Legacy Dialogs”,然后在下拉菜单中选中“2 Independent Samples”命令(图 7-2)。

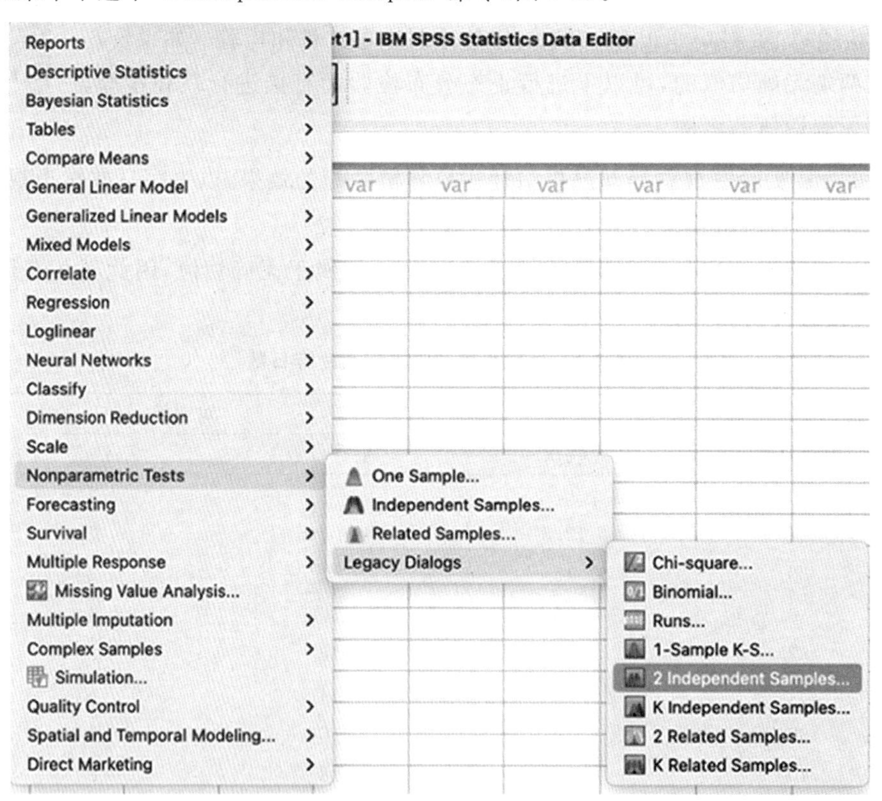

图 7-2　假设检验方法的选择

设置分析变量:把生存日数选入“Test Variable List”,把分组变量 group 选入“Grouping Variable”。“Define Groups”按钮是定义分组变量的分组值(图 7-3)。“Group 1”设 1,

“Group 2”设 2。输入完成后，选择“Continue”，单击“OK”按钮，SPSS 输出分析结果，见图 7-4和图 7-5。

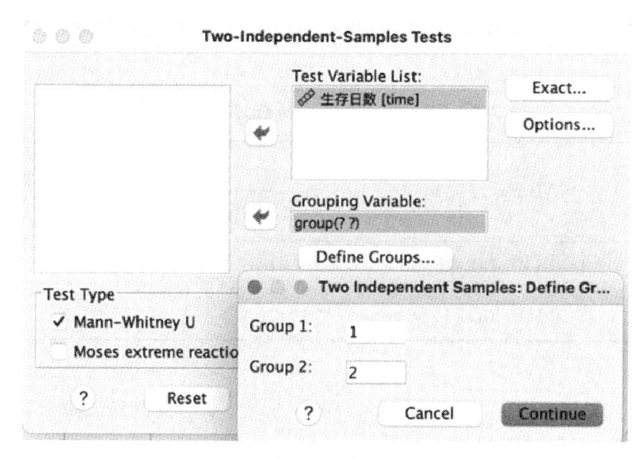

图 7-3　两样本秩和检验对话框

Ranks

	分组	N	Mean Rank	Sum of Ranks
生存日数	实验组	10	17.00	170.00
	对照组	12	6.92	83.00
	Total	22		

图 7-4　两组的秩比较

Test Statistics[a]

	生存日数
Mann-Whitney U	5.000
Wilcoxon W	83.000
Z	-3.629
Asymp. Sig. (2-tailed)	.000
Exact Sig. [2*(1-tailed Sig.)]	.000[b]

a. Grouping Variable: 分组

b. Not corrected for ties.

图 7-5　两组的秩和检验

结果与分析：秩和统计量见图 7-4，实验组的平均秩是 17，对照组的平均秩是 8.3；该例 $Z=-3.63$，$P<0.001$；结论：可以认为两组小鼠生存日数有差别。

资料的统计描述在“Explore”中进行，结果如图 7-6 所示。

Percentiles

			Percentiles 5	10	25	50	75	90	95
Weighted Average(Definition 1)	生存日数	实验组	20.00	20.40	27.00	33.00	41.50	85.60	.
		对照组	4.00	4.60	8.50	15.00	21.50	25.40	.

图 7-6　百分位数

3. 结果的书写

规范文字：实验组小鼠生存时间中位数为 33.00(27.00,41.50)，对照组小鼠生存时间中位数为 15.00(8.50,21.50)，两组总体生存时间分布存在着统计差异($Z=3.63$,$P<0.001$)。

规范表格：见表 7-2。

表 7-2　完全随机设计两样本检验结果

分组	$M(P_{25},P_{75})$	两样本秩和检验	
		Z 值	P 值
实验组	33.00(27.00,41.50)	3.63	<0.001
对照组	15.00(8.50,21.50)		

第二节　符号秩和检验

当配对设计的资料不符合差值正态分布时，应舍弃配对 t 检验，选择符号秩和检验进行分析。

7-2　符号秩和检验

例 7-2　用两种方法测定空气中 CS_2 的含量(mg/m^3)，数据见表 7-3。问：两种方法所得到的结果有无差别？

表 7-3　两种方法测定空气中 CS2 的含量

(单位：mg/m^3)

编号	甲法	乙法
1	40.20	50.00
2	4.40	4.40
3	39.00	38.80
4	37.20	42.20
5	20.80	29.30
6	20.65	20.50
7	3.15	2.80
8	4.40	4.00
9	5.60	5.00
10	21.45	21.00
11	13.40	13.30

1. 建立数据文件　变量设置：甲法(a)；乙法(b)。在数据编辑窗口输入需分析的数据，如图 7-7 所示。

	a	b
1	40.20	50.00
2	4.40	4.40
3	39.00	38.80
4	37.20	42.20
5	20.80	29.30
6	20.65	20.50
7	3.15	2.80
8	4.40	4.00

图 7-7　数据文件

2. 计算差值　在主菜单选择“Transform”中的“Compute”，弹出“Compute Variable”对话框，在目标变量中输入“d”(差值)，在表达式中选入“a－b”，然后单击“OK”按钮，数据文件增加变量 d(图 7-8)。

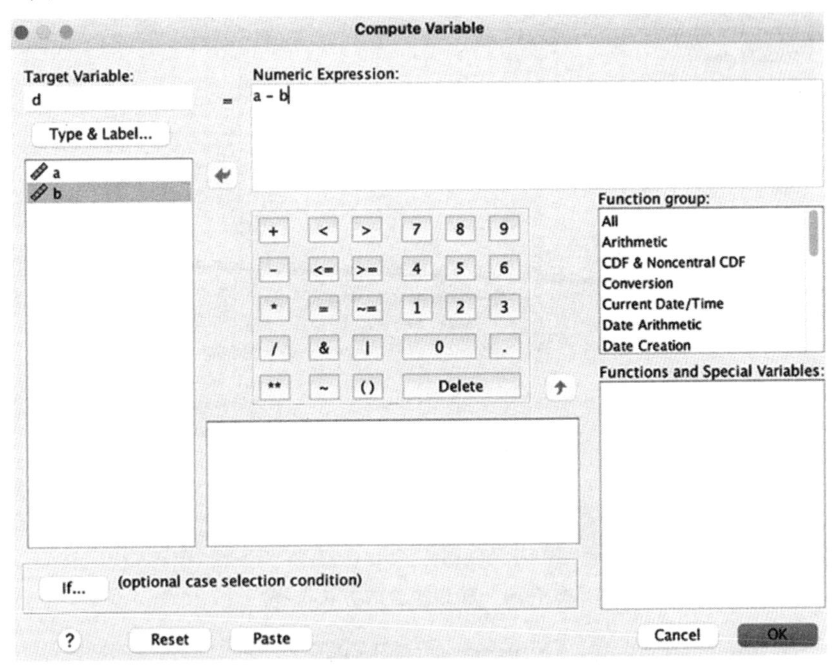

图 7-8　计算差值

3. 正态分布检验　在“Analyze”中选择“Descriptive Statistics”，单击“Explore”，得到对话框(参考第四章)。选变量 d 进入“Dependent List”，选择“Plots”中的“Normality plots with tests”复选框。正态分布检验结果如图 7-9 所示，$P<0.001$，可以认为差值呈非正态分布，不符合 t 检验的条件。

Tests of Normality

	Kolmogorov-Smirnov[a]			Shapiro-Wilk		
	Statistic	df	Sig.	Statistic	df	Sig.
d	.414	11	.000	.659	11	.000

a. Lilliefors Significance Correction

图 7-9　正态分布检验结果

4. 假设检验　在“Analyze”中选择“Nonparametric Tests”,单击“Legacy Dialogs”,在下拉菜单中选中“2 Related Samples”命令(图 7-10)。把 a 和 b 选入“Test Pairs”,选择默认的“Wilcoxon”(图 7-11)。在“Options”对话框中选择“Quartiles”(图 7-12),操作完成后,在主窗口中单击“OK”按钮,SPSS 输出分析结果,如图 7-13 和图 7-14 所示。

5. 结果分析　①图 7-13 为两组资料的统计描述,分别为 P_{25}、P_{50}(Median)和 P_{75}。②图 7-14 为秩和统计量表:负秩为 28,正秩为 27。③图 7-15 显示 $Z=-0.05$,$P=0.959$;结论:可以认为两种方法所得到的结果无差别。

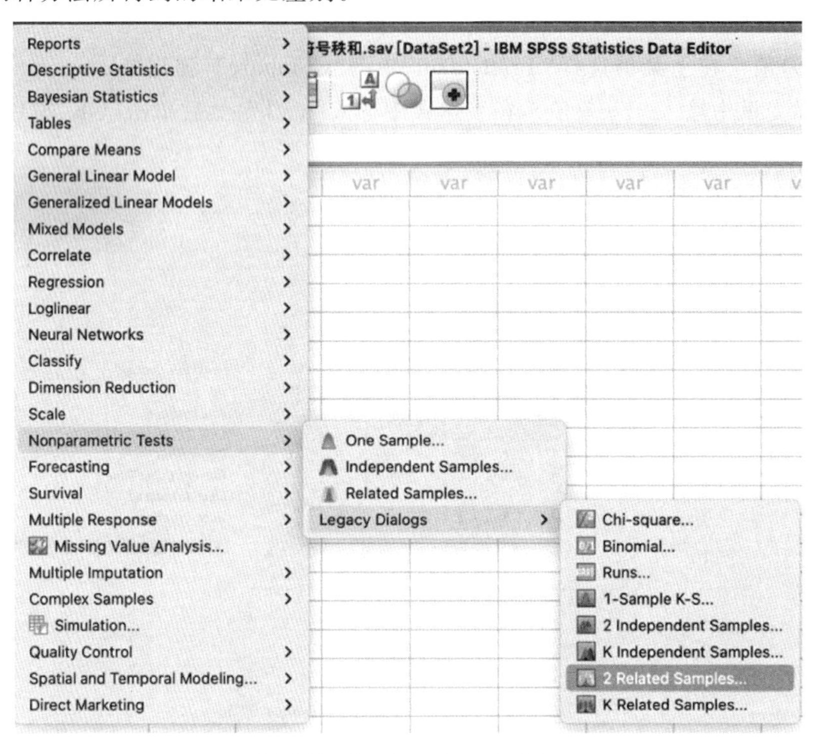

图 7-10　秩和检验的方法选择

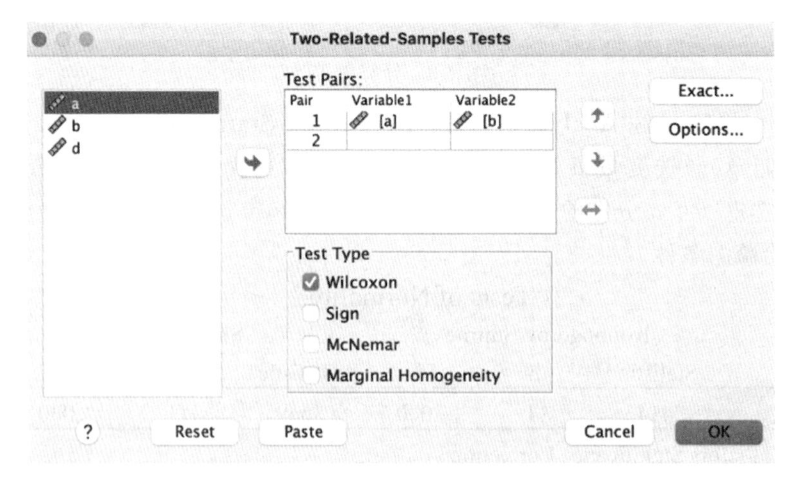

图 7-11　符号秩和检验对话框

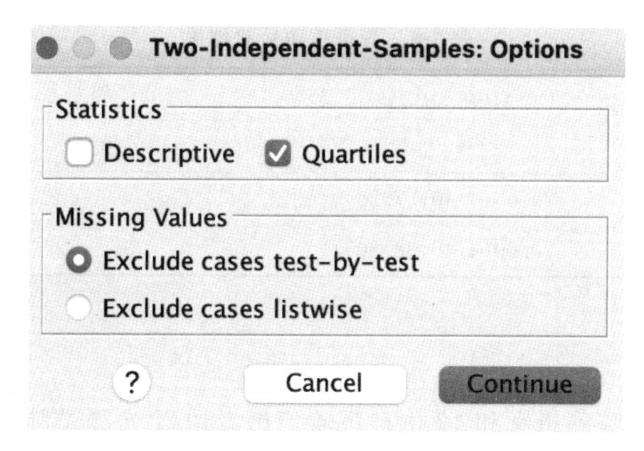

图 7-12　“Options”对话框

Descriptive Statistics

	N	Percentiles		
		25th	50th (Median)	75th
a	11	4.4000	20.6500	37.2000
b	11	4.4000	20.5000	38.8000

图 7-13　统计描述

Ranks

		N	Mean Rank	Sum of Ranks
b - a	Negative Ranks	7[a]	4.00	28.00
	Positive Ranks	3[b]	9.00	27.00
	Ties	1[c]		
	Total	11		

a. b < a
b. b > a
c. b = a

图 7-14　正负秩比较

Test Statistics[a]

	b - a
Z	-.051[b]
Asymp. Sig. (2-tailed)	.959

a. Wilcoxon Signed Ranks Test
b. Based on positive ranks.

图 7-15　符号秩和检验

6. 结果的书写　规范文字：甲法的 CS_2 浓度为 20.65(4.40,37.20)mg/m^3，乙法的 CS_2 浓度为 20.50(4.40,38.80)mg/m^3，可以认为两种方法不存在统计学差异($Z=-0.05$，$P=0.959$)。

规范表格：见表 7-4。

表 7-4　符号秩和检验结果

分组	$M(P_{25},P_{75})$ (mg/m³)	符号秩和检验	
		Z 值	P 值
甲法	20.65(4.40,37.20)	−0.05	0.959
乙法	20.50(4.40,38.80)		

练习题

1. 表 7-5 是 16 例肺癌患者和 12 例硅沉着病患者用 X 光测量肺门横径右侧距 RD 值(cm)。试比较两个人群的 RD 值有无差别。

表 7-5　两个人群肺门横径右侧距 RD 值

肺癌	硅沉着病
0.15	3.23
0.13	3.50
8.20	4.04
7.87	4.15
8.12	4.28
8.21	4.34
8.18	4.47
8.05	4.64
8.56	4.75
9.25	4.82
9.78	4.95
9.60	5.10
9.11	
9.23	
9.45	
8.78	

2. 对 9 个水样分别用 EDTA 法和重量法测定硫酸盐含量,结果见表 7-6。问:用两种方法测定的结果有无差别?

表 7-6　两种方法测得的硫酸盐含量

水样号	EDTA 法	重量法
1	6.07	6.07
2	18.71	18.63
3	17.70	17.77
4	11.33	11.70
5	8.40	8.23
6	3.08	2.98
7	3.13	3.09
8	35.30	34.59
9	43.41	41.72

3. 用某药治疗不同病情的老年性慢性支气管炎患者，疗效见表 7-7。试比较某药治疗两种不同病情的老年性慢性支气管炎患者的效果。

表 7-7　某药治疗两种不同病情的老年性慢性支气管炎患者的效果

疗效	单纯性	单纯合并肺气肿	合计
控制	65	42	107
显效	18	6	24
有效	30	23	53
无效	13	11	24
合计	126	82	208

第八章　χ^2检验

χ^2检验是比较定性资料差异性的主要方法之一。定性资料的设计包括随机两样本（四格表）、配对两样本（配对卡方）和随机多样本（行×列表）。本章主要介绍四格表和配对四格表的 χ^2 检验，行×列表的分析方法与四格表的分析方法一致，故不做介绍。如果多样本设计有意义的话，一般会进行卡方分割（即分成多张四格表进行分析），根据分析次数调整检验水准即可（理论教材有具体说明）。

第一节　四格表卡方检验

8-1　完全随机设计的 χ^2 检验

例 8-1　某医师研究某人群高血压家族史与高血压发生的相关性，根据有无家族史将研究对象分成两组，结果见表 8-1。问：高血压家族史与高血压的发生是否有相关性？

表 8-1　有家族史和无家族史的高血压患病率比较

组别	患病	未患病	合计	患病率(%)
有家族史	82	119	201	40.80
无家族史	79	176	255	30.98
合计	161	295	456	35.31

1. 建立数据库　变量设置：组别(t)，结果(r)，频数(f)。图 8-1 为表格输入形式，处理 1 表示有家族史，2 表示无家族史；结果 1 表示患病，2 表示未患病。

2. 数据分析　①频数加权：在菜单栏"Data"中选择"Weight Cases"，单击"Weight case by"，把变量 f 选入(图 8-2)。

	t	r	f
1	1	1	82
2	1	2	119
3	2	1	79
4	2	2	176

图 8-1　数据文件

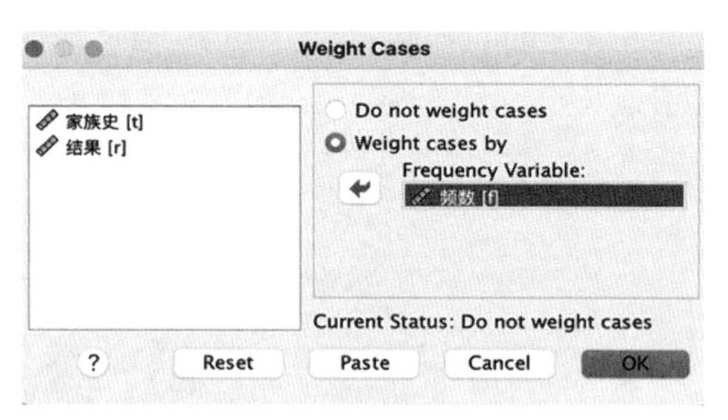

图 8-2　"Weight Cases"对话框

②选择菜单“Analyze”中的“Descriptive Statistics”(图 8-3),单击“Crosstabs”,弹出列联表分析对话框,如图 8-4 所示。

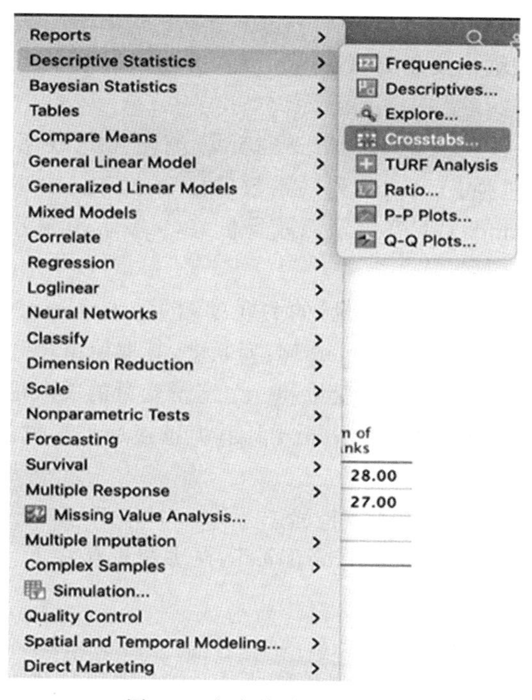

图 8-3　卡方检验方法选择

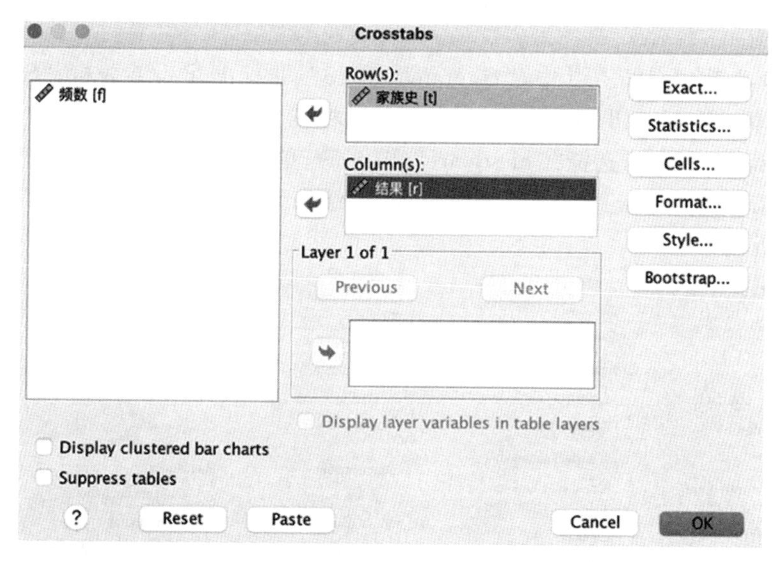

图 8-4　“Crosstabs”对话框

③设置分析变量　选择行变量:将家族史(t)选入“Row(s)”中;选择列变量:将结果(r)选入“Column(s)”中(图 8-4)。

主界面的命令模块有六个,两个是常用的。

“Statistics”选项说明如下:

"Chi-square":卡方检验,选中可以输出皮尔森卡方检验(Pearson)、似然比卡方检验(Likelihood-ratio)、连续性校正卡方检验(Continuity Correction)及 Fisher 精确概率检验(Fisher's Exact test)的结果。

"Correlations":选中输出皮尔森(Pearson)和 Spearman 相关系数,可说明行、列变量的相关程度。

"Nominal":分类变量的关联度(Association)测量。列联系数(Contingency coefficient),其值越大关联性越强;Cramer 列联系数(Phi and Cramer's V),其值越大关联性越强;减少预测误差率(Lambda),1 表示预测效果最好,0 表示预测效果最差;不定系数(Uncertainty coefficient)。

"Ordinal":有序分类变量(等级变量)的关联度测量。Gamma:关联度,1 表示完全正关联,-1 表示负关联,0 表示无关联;Somers'd:列联度,其取值范围和意义同上。

"Nominal by Interval":一个定性变量和一个定量变量的关联度。Eta:关联度统计量。

"Kappa":吻合度系数,其取值为-1 至+1,其值越接近于 1 吻合程度越高。

"Risk":危险度分析。

"McNemar":配对计数资料的卡方检验。

"Cochran's and Mantel-Haenszel statistics":在协变量存在下,检验两个二分类变量是否独立(分层分析)。

"Cell Display"选项说明如下:

"Counts":频数。其中,Observed:观测频数;Expected:期望频数。

"Percentages":百分比。其中,Row:占本行的百分比;Column:占本列的百分比;Total:占全部的百分比。

"Residuals":残差分析。其中,"Unstandardized":非标准化残差分析;"Standardized":标准化残差分析;"Adjusted Standardized":调整的标准化残差分析。

单击"Statistics"按钮,选择"Chi-square"(图 8-5);单击"Cells"按钮,弹出"Cell Display"对话框(图 8-6),选择"Row","Row"为分组变量,结果为率。单击"Continue"回到主界面,选择"OK"分析数据。

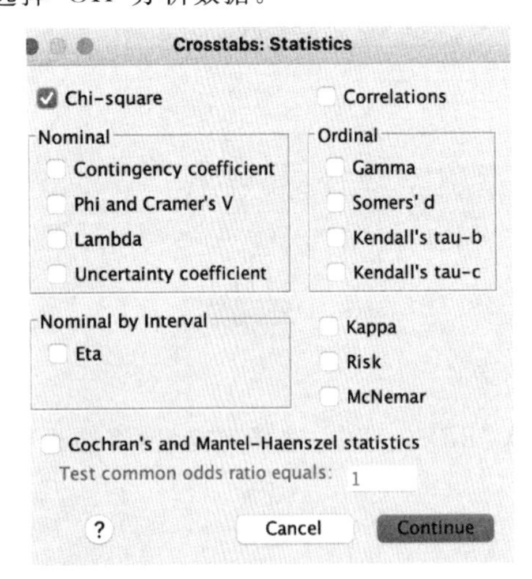

图 8-5 "Crosstabs:Statistics"对话框

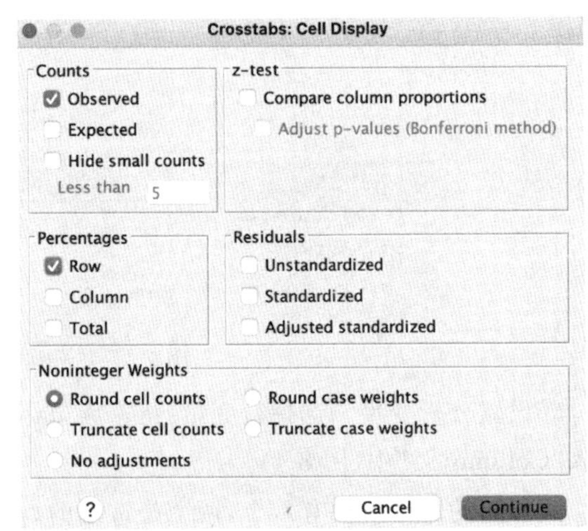

图 8-6 "Cell Display"对话框

3.结果阅读 N≥40 且 T≥5,阅读 Pearson Chi-Square 的结果;

N≥40 且 5>T≥1,阅读 Continuity Correction 的结果;

N<40 或 T<1,阅读 Fisher's Exact Test 的结果(无卡方值,0.031)。

The minimum expected count is 70.97 表示最小的理论频数(T)为 70.97。

图 8-7 为该例的统计描述,图 8-8 为卡方检验结果。

该例 $\chi^2=4.74$,$P=0.029$,差异有统计学意义,即可以认为高血压家族史与高血压的发生有相关性。

家族史 * 结果 Crosstabulation

			患病	未患病	
家族史	有	Count	82	119	201
		% within 家族史	40.80%	59.20%	100.0%
	无	Count	79	176	255
		% within 家族史	30.98%	69.02%	100.0%
Total		Count	161	295	456
		% within 家族史	35.3%	64.7%	100.0%

图 8-7 完全随机设计四格表的统计描述

Chi-Square Tests

	Value	df	Asymptotic Significance (2-sided)	Exact Sig. (2-sided)	Exact Sig. (1-sided)
Pearson Chi-Square	4.741[a]	1	.029		
Continuity Correction[b]	4.321	1	.038		
Likelihood Ratio	4.729	1	.030		
Fisher's Exact Test				.031	.019
Linear-by-Linear Association	4.731	1	.030		
N of Valid Cases	456				

a. 0 cells (0.0%) have expected count less than 5. The minimum expected count is 70.97.

b. Computed only for a 2x2 table

图 8-8 四格表 χ^2 检验结果

4.结果的书写 有家族史的研究对象的患病率为 40.80%,没有家族史的研究对象的患病率为 30.98%,两组的患病率存在统计学差异($\chi^2=4.74$,$P=0.029$)(表 8-2)。

表 8-2 有家族史和无家族史的研究对象的高血压患病率比较

组别	患病(%)	未患病(%)	χ^2	P
有家族史	82(40.80)	119(59.20)	4.74	0.029
无家族史	79(30.98)	176(69.02)		

第二节 配对卡方检验

8-2 配对设计的四格表 χ^2 检验

例 8-2 为了比较甲、乙两种培养基的培养效果,把 342 份样品分别接种在两种培养基上,结果见表 8-3。问:两种培养基的阳性率是否相等?

表 8-3 两种培养基的培养结果

甲培养基	乙培养基		合计
	阳性	阴性	
阳性	183	18	201
阴性	23	118	141
合计	206	136	342

1. 建立数据文件 变量设置:甲培养基(a),乙培养基(b),频数(f);a、b 中的 1 表示阳性,2 表示阴性(图 8-9)。

	a	b	f
1	1	1	183
2	1	2	18
3	2	1	23
4	2	2	118

图 8-9 数据文件

2. 数据分析 配对卡方检验的具体步骤与随机四格表卡方检验的步骤相似,具体模块此处不做介绍。

①频数加权:在菜单项“ Data”中选择“Weight Case”,单击“Weight case by”,把变量 f 选入(具体见本章第一节图 8-2)。

②在菜单栏的“Analyze”中选择“Descriptive Statistics”,单击“Crosstabs”命令,弹出列联表分析对话框(图 8-10)。

设置分析变量:选择行变量:将 a 选入“Row(s)”中;选择列变量:将 b 选入“Column(s)”中(图 8-10)。单击“Statistics”按钮,弹出统计分析对话框(图 8-11),选择“McNemar”配对卡方检验。单击“Cells”按钮,弹出对话框(图 8-12),选择“Total”

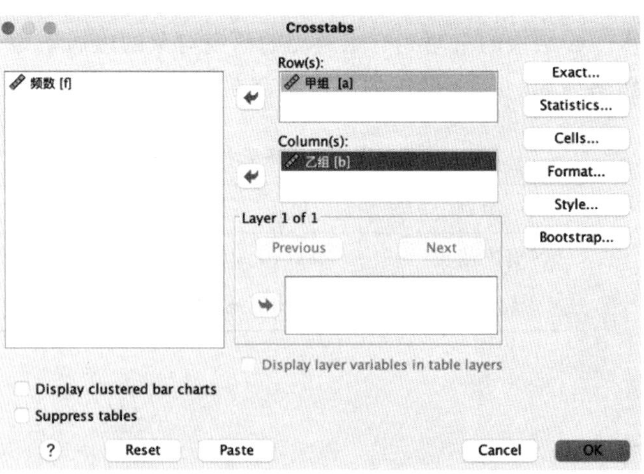

图 8-10 “Crosstabs”对话框

选项(计算阳性率)。设置完成后,在列联表分析对话框中单击“OK”按钮,计算结果输出在结果窗口中(图 8-13)。

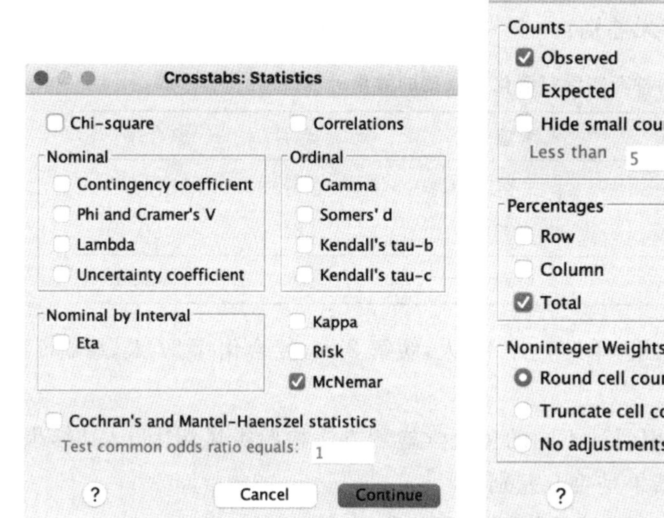

图 8-11 “Statistics”对话框

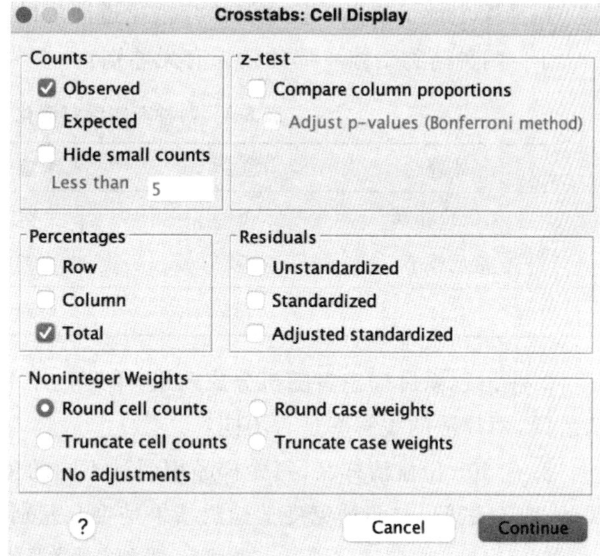

图 8-12 “Crosstabs:Cells”对话框

甲组 * 乙组 Crosstabulation

			乙组		Total
			+	-	
甲组	+	Count	183	18	201
		% of Total	53.5%	5.3%	58.77%
	-	Count	23	118	141
		% of Total	6.7%	34.5%	41.2%
Total		Count	206	136	342
		% of Total	60.23%	39.8%	100.0%

图 8-13 配对四格表的描述

3. 结果阅读 甲培养基的阳性率是 58.77%,乙培养基的阳性率是 60.23%,P=0.533,差异无统计学意义,即可以认为两种培养基的阳性率无差别(图 8-14)。

Chi-Square Tests

	Value	Exact Sig. (2-sided)
McNemar Test		.533[a]
N of Valid Cases	342	

a. Binomial distribution used.

图 8-14 配对卡方检验

4. 结果的书写 甲培养基的阳性率是 58.77%,乙培养基的阳性率是 60.23%,P=0.533,差异无统计学意义,即可以认为两种培养基的阳性率无差别。

练习题

1. 某医生欲了解奥美拉唑镁治疗消化道溃疡的效果，以雷尼替丁作对照，试验结果见表8-4。问：两种药物治疗4周的效果有无差别？

表 8-4　两种药物治疗消化道溃疡的效果

处理	愈合	未愈合	合计	愈合率(%)
奥美拉唑镁	64	21	85	75.29
雷尼替丁	51	33	84	60.71
合计	115	54	169	68.05

2. 将淋巴系肿瘤患者随机分成两组，单纯化疗12人，缓解2人，复合化疗27人，缓解14人。问：两疗法的缓解率是否不同？

3. 有308份血清样品，每份样品用两种不同的免疫学检测方法检验类风湿因子，其结果见表8-5。试问：这两种免疫学检测结果是否有差别？

表 8-5　两种血清免疫学检测结果

A法	B法		合计
	+	−	
+	132	48	180
−	30	50	80
合计	162	98	260

第九章　实例综合分析

第四至第八章所介绍的统计描述、t 检验、方差分析、秩和检验和卡方检验均以单一的变量进行分析，而在实际应用中，常以多变量的数据库出现。本章以例 3-1 高血压危险因素病例对照研究介绍综合分析方法。根据变量类型，以是否为高血压患者进行分组，分别进行数值变量和分类变量的分析。

9-1　实例综合分析

第一节　数值变量的统计分析

例 3-1 中的数值变量包括年龄、甘油三酯、腰围、身高和体重，其中身高和体重是为了通过计算体重指数（BMI）来表示研究对象的体重是否正常、超重和肥胖，因此数值变量检验方法的分析包括：①数据的处理；②正态分布检验；③假设检验。根据资料是否正态分布选择不同的统计描述指标和不同的假设检验（如 t 检验和秩和检验等）。

1. 数据处理　在主菜单选择“Transform”中的“Compute”，弹出“Compute Variable”对话框，在目标变量中输入“BMI”，在表达式中选入“weight/(height * height) * 10000”（* 10000 是对身高的单位由 cm 转换为 m）。输入完成后，在过程窗口中单击“OK”按钮，数据文件增加变量 BMI，如图 9-1 所示。

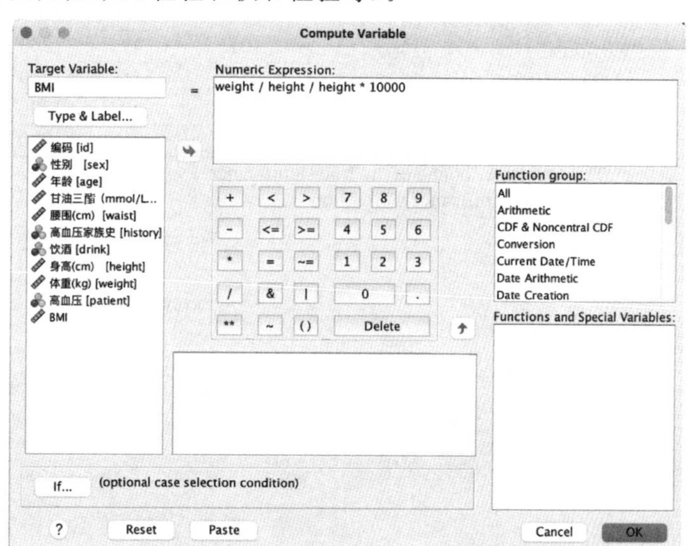

图 9-1　“Compute Variable”对话框

2. 正态分布检验　在“Analyze”中选择“Descriptive Statistics”，单击“Explore”，得如图 9-2 所示对话框，选数值变量进入“Dependent List”，选变量“patient”进入“Factor List”。选择“Statistics”（图 9-2）中的“Percentiles”；选择“Plots”中的“Normality plots with tests”复选框（图 9-3）。

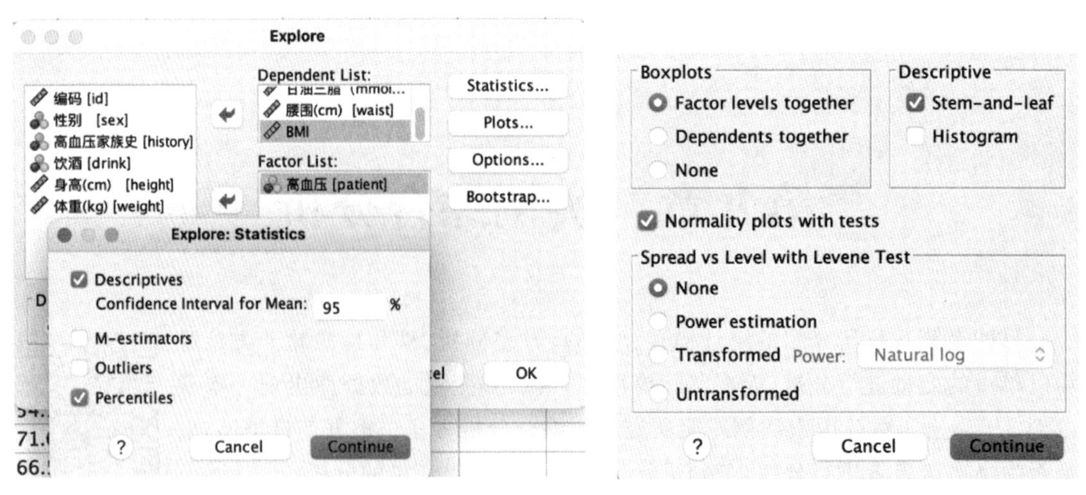

图 9-2 “Explore”对话框　　图 9-3 “Explore:Plots”对话框

从图 9-4 数据可以认为腰围和 BMI 资料呈正态分布,年龄和甘油三酯资料呈非正态分布。图 9-5 是百分位数表,主要是描述非正态分布资料的特征。

Tests of Normality

		Kolmogorov-Smirnov[a]			Shapiro-Wilk		
	高血压	Statistic	df	Sig.	Statistic	df	Sig.
年龄	健康人	.147	49	.010	.914	49	.002
	病人	.077	48	.200*	.978	48	.515
甘油三酯(mmol/L)	健康人	.190	49	.000	.713	49	.000
	病人	.255	48	.000	.457	48	.000
腰围(cm)	健康人	.101	49	.200*	.976	49	.396
	病人	.076	48	.200*	.979	48	.531
BMI	健康人	.083	49	.200*	.978	49	.466
	病人	.088	48	.200*	.986	48	.828

*. This is a lower bound of the true significance.
a. Lilliefors Significance Correction

图 9-4 正态分布检验结果

Percentiles

			Percentiles						
		高血压	5	10	25	50	75	90	95
Weighted Average (Definition 1)	年龄	健康人	38.0000	39.0000	41.0000	44.0000	52.0000	53.0000	55.0000
		病人	36.4500	41.0000	49.0000	57.0000	65.0000	72.1000	76.2000
	甘油三酯 (mmol/L)	健康人	.5150	.5900	.8650	1.0300	1.2500	1.5800	2.1500
		病人	.5720	.7190	.8675	1.1550	1.7300	2.2890	3.9565

图 9-5 百分位数

3. t 检验　腰围和 BMI 资料呈正态分布,采用两样本的 t 检验。在主菜单“Analyze”中选择“Compare Means”,在下拉菜单中选中“Independent-Samples T Tests”命令。

设置分析变量:把腰围和 BMI 选入“Test Variable(s)”,把分组变量 patient 选入“Grouping Variable”,如图 9-6 所示。“Define Groups”按钮定义分组变量的分组值,输入完成后,在过程主窗口中单击“OK”按钮,SPSS 输出分析结果(图 9-7、图 9-8)。

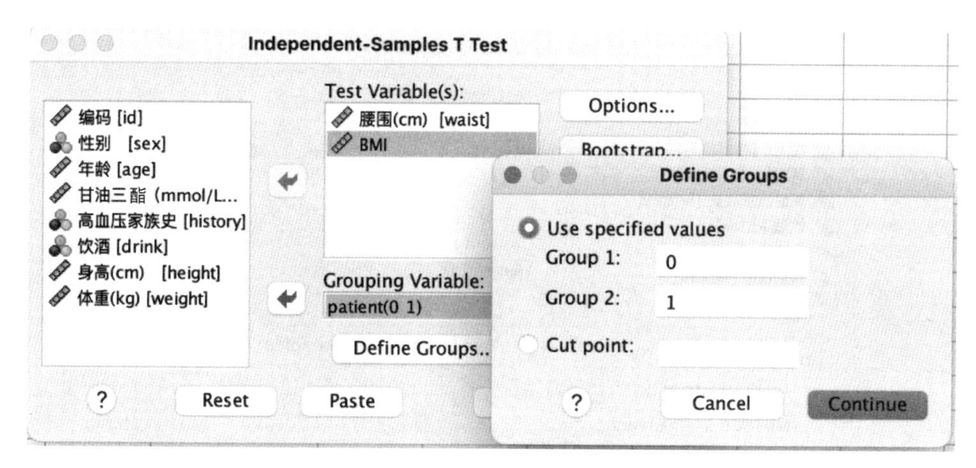

图 9-6　"Independent-Samples T Test"对话框

结果与分析：两样本的均数和标准差见图 9-7。

Group Statistics

	高血压	N	Mean	Std. Deviation	Std. Error Mean
腰围(cm)	健康人	49	73.643	9.2382	1.3197
	病人	48	81.177	10.2014	1.4724
BMI	健康人	49	21.5251	2.75226	.39318
	病人	48	23.3906	3.20626	.46278

图 9-7　分组与统计描述

Independent Samples Test

		Levene's Test for Equality of Variances		t-test for Equality of Means						
									95% Confidence Interval of the Difference	
		F	Sig.	t	df	Sig. (2-tailed)	Mean Difference	Std. Error Difference	Lower	Upper
腰围(cm)	Equal variances assumed	.161	.689	-3.814	95	.000	-7.5342	1.9753	-11.4557	-3.6128
	Equal variances not assumed			-3.810	93.661	.000	-7.5342	1.9773	-11.4604	-3.6080
BMI	Equal variances assumed	1.806	.182	-3.077	95	.003	-1.86548	.60630	-3.06914	-.66183
	Equal variances not assumed			-3.072	92.267	.003	-1.86548	.60726	-3.07150	-.65947

图 9-8　独立样本 t 检验

腰围：$F=0.16$，$P=0.689$；$t=-3.81$，$P<0.001$。BMI：$F=1.81$，$P=0.182$；$t=-3.08$，$P=0.003$。

结论：可以认为两组研究对象的腰围和 BMI 的差别有统计学意义，即腰围和 BMI 与高血压的发生可能有一定的相关性。

4. 秩和检验　在主菜单选择"Analyze"中的"Nonparametric tests"，单击"Legacy Dialogs"，在下拉菜单中选中"Two-Independent Samples Tests"命令。

设置分析变量：把年龄、甘油三酯选入"Test Variable List:"，把分组变量 group 选入"Grouping Variable:"。"Define Groups"按钮定义分组变量的分组值，如图 9-9 所示。

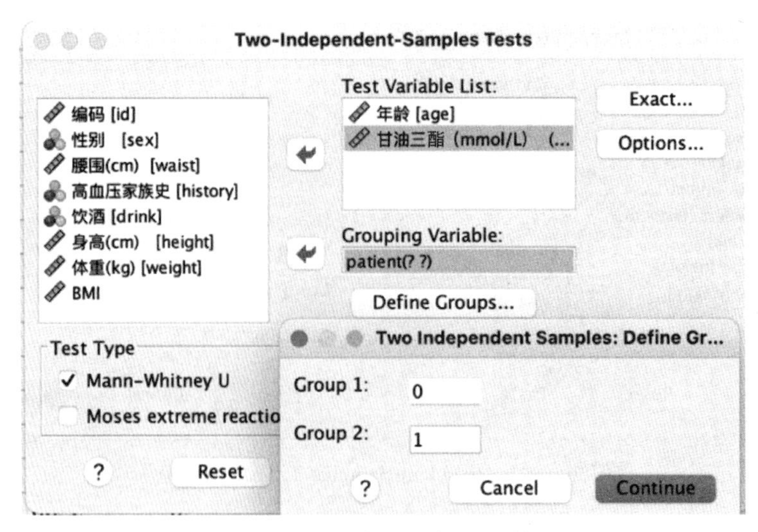

图 9-9　两样本秩和检验对话框

输入完成后,在过程主窗口中单击“OK”按钮,SPSS 输出分析结果。

结果与分析:如图 9-10 所示,该例年龄 $Z=4.91$,$P<0.001$,甘油三酯 $Z=1.72$,$P=0.086$。

结论:可以认为两组研究对象的年龄存在差别。

Test Statistics[a]

	年龄	甘油三酯 (mmol/L)
Mann-Whitney U	496.000	938.000
Wilcoxon W	1721.000	2163.000
Z	-4.911	-1.717
Asymp. Sig. (2-tailed)	.000	.086

a. Grouping Variable: 高血压

图 9-10　两样本秩和检验

第二节　分类变量的统计分析

1. 数据分析　①在主菜单栏“Analyze”中选择“Descriptive”,单击“Crosstabs”命令,弹出列联表分析对话框,如图 9-11 所示。

②设置分析变量　选择行变量:将性别、高血压家族史和饮酒选入“Row(s)”中;选择列变量:将 patient 选入“Column(s)”中。单击“Statistics”按钮,弹出统计分析对话框(图 9-11),选择“Chi-square”。

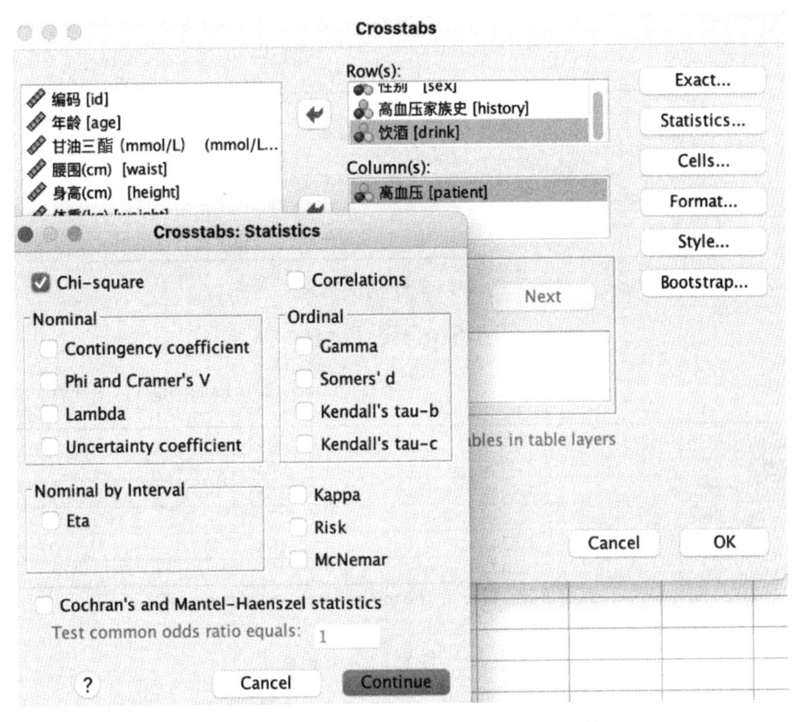

图 9-11　"Crosstabs"及"Statistics"对话框

③单击"Cell Dispay"按钮，弹出统计分析对话框(图 9-12)，选择"Row"。设置完成后，在列联表分析对话框中单击"OK"按钮，计算结果输出在结果窗口中。

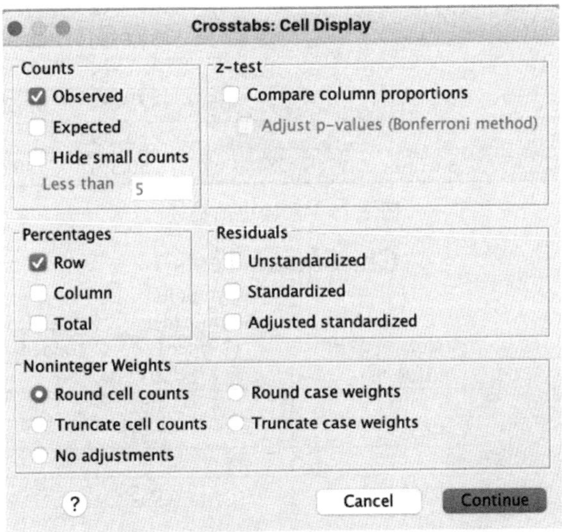

图 9-12　"Crosstabs:Cell Display"对话框

2. 数据阅读　①性别分析：图 9-13 是病人和健康人不同性别的比例描述；图 9-14 是假设检验结果，$\chi^2=1.75$，$P=0.186$，差异无统计学意义，即还不能认为性别与高血压的发生有相关性。

Crosstab

			高血压		
			健康人	病人	Total
性别	男	Count	22	28	50
		% within 性别	44.00%	56.00%	100.0%
	女	Count	27	20	47
		% within 性别	57.45%	42.55%	100.0%
Total		Count	49	48	97
		% within 性别	50.5%	49.5%	100.0%

图 9-13　性别的描述

Chi-Square Tests

	Value	df	Asymptotic Significance (2-sided)	Exact Sig. (2-sided)	Exact Sig. (1-sided)
Pearson Chi-Square	1.752[a]	1	.186		
Continuity Correction[b]	1.256	1	.262		
Likelihood Ratio	1.758	1	.185		
Fisher's Exact Test				.225	.131
Linear-by-Linear Association	1.734	1	.188		
N of Valid Cases	97				

a. 0 cells (0.0%) have expected count less than 5. The minimum expected count is 23.26.
b. Computed only for a 2x2 table

图 9-14　性别的卡方检验

②高血压家族史分析：图 9-15 是病人和健康人家族史的比例描述，$\chi^2=4.61$，$P=0.032$，差异有统计学意义，即可以认为高血压家族史与高血压的发生有相关性，如图 9-16 所示。

Crosstab

			高血压		
			健康人	病人	Total
高血压家族史	无	Count	34	23	57
		% within 高血压家族史	59.65%	40.35%	100.0%
	有	Count	15	25	40
		% within 高血压家族史	37.50%	62.50%	100.0%
Total		Count	49	48	97
		% within 高血压家族史	50.5%	49.5%	100.0%

图 9-15　家族史的描述

Chi-Square Tests

	Value	df	Asymptotic Significance (2-sided)	Exact Sig. (2-sided)	Exact Sig. (1-sided)
Pearson Chi-Square	4.613[a]	1	.032		
Continuity Correction[b]	3.769	1	.052		
Likelihood Ratio	4.653	1	.031		
Fisher's Exact Test				.040	.026
Linear-by-Linear Association	4.565	1	.033		
N of Valid Cases	97				

a. 0 cells (0.0%) have expected count less than 5. The minimum expected count is 19.79.
b. Computed only for a 2x2 table

图 9-16　家族史的卡方检验

③饮酒：图 9-17 是病人和健康人饮酒情况的比例描述；$\chi^2=0.02$，$P=0.892$，差异无统计学意义，即还不能认为饮酒与高血压的发生有相关性，如图 9-18 所示。

Crosstab

			高血压		Total
			健康人	病人	
饮酒	饮酒	Count	18	17	35
		% within 饮酒	51.43%	48.57%	100.0%
	不饮	Count	31	31	62
		% within 饮酒	50.00%	50.00%	100.0%
Total		Count	49	48	97
		% within 饮酒	50.5%	49.5%	100.0%

图 9-17　饮酒情况的描述

Chi-Square Tests

	Value	df	Asymptotic Significance (2-sided)	Exact Sig. (2-sided)	Exact Sig. (1-sided)
Pearson Chi-Square	.018[a]	1	.892		
Continuity Correction[b]	.000	1	1.000		
Likelihood Ratio	.018	1	.892		
Fisher's Exact Test				1.000	.530
Linear-by-Linear Association	.018	1	.893		
N of Valid Cases	97				

a. 0 cells (0.0%) have expected count less than 5. The minimum expected count is 17.32.

b. Computed only for a 2x2 table

图 9-18　饮酒的卡方检验结果

综上，在本例高血压危险因素的病例调查研究中，可以认为年龄、腰围、BMI、高血压家族史与高血压的发生可能有一定的相关性（$P<0.05$）；而甘油三酯、性别和饮酒尚不能认为与高血压的发生有一定的关联性。

第三节　结果的书写和解释

本次研究病例 48 人，健康 49 人。由表 9-1 可认为年龄、腰围、BMI、高血压家族史与高血压的发生可能有一定的相关性（$P<0.05$）；而甘油三酯、性别和饮酒尚不能认为与高血压的发生有一定的关联性（$P>0.05$）。

表 9-1　研究对象一般特征的分布情况

	对照($n=49$)	病例($n=48$)	$t(Z,\chi^2)$	P
年龄	44.00(41.00,52.00)	57.00(49.00,65.00)	4.91	<0.001
甘油三酯	1.03(0.87,1.25)	1.16(0.87,1.73)	1.72	0.086
腰围	73.64±9.24	81.18±10.20	3.81	<0.001
BMI	21.53±2.75	23.39±3.21	3.08	0.003
性别 n(%)				
男	22(44.00)	28(56.00)	1.75	0.186
女	27(57.45)	20(42.55)		
家族史 n(%)				
无	34(59.65)	23(40.35)	4.61	0.032
有	15(37.50)	25(62.50)		
饮酒 n(%)				
不饮	18(51.43)	17(48.57)	0.02	0.892
饮	31(50.00)	31(50.00)		

第十章　简单线性相关与回归

相关分析表明两现象(变量)之间的相关关系。如果两变量都呈正态分布,则用 Pearson 相关系数来表示两者之间的相关关系的密切程度和方向;但如果变量的分布为非正态,则用 Spearman 相关系数表示。回归分析是研究两个变量之间依存关系的统计学方法,即在相关分析的基础上,对具有相关关系的两个变量之间的数量变化用一个合适的数据模型来表示,以便从一个已知变量推断另一个未知变量。

第一节　线性相关

10-1　线性相关

例 10-1　表 10-1 是某地 15 位成年男性的体重和身高,请分析两者之间是否存在相关关系。

表 10-1　某地 15 位成年男性的体重(kg)和身高(cm)

体重	64	56	69	61	65	62	60	62	75	66	76	89	58	61	81
身高	170	161	177	170	173	174	169	164	176	167	176	179	169	167	173

1. 建立数据文件　体重(weight),身高(height)。图 10-1 为数据输入形式。

	weight	height
1	64	170
2	56	161
3	69	177
4	61	170
5	65	173
6	62	174
7	60	169
8	62	164
9	75	176
10	66	167

图 10-1　数据文件

2. 正态分布检验　操作如下:在"Analyze"中选择"Descriptive Statistics",单击"Explore",得到如图 10-2 所示对话框,选变量"weight、height"进入"Dependent List"。选择"Plots"中的"Normality plots with tests"复选框。从图 10-3 的结果可见,体重 $P=0.054$,身高 $P=0.899$,可以认为资料呈正态分布。

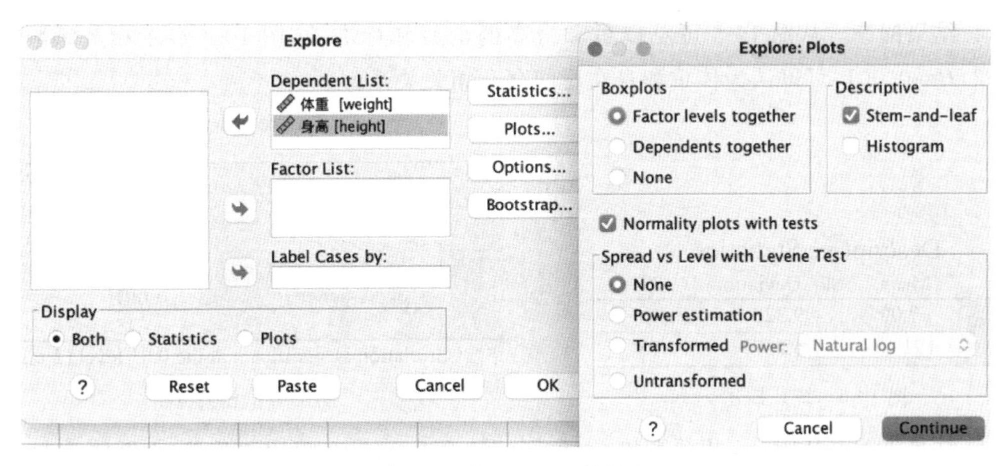

图 10-2　“Explore”对话框

Tests of Normality

	Kolmogorov-Smirnov[a]			Shapiro-Wilk		
	Statistic	df	Sig.	Statistic	df	Sig.
体重	.209	15	.076	.884	15	.054
身高	.120	15	.200*	.973	15	.899

*. This is a lower bound of the true significance.

a. Lilliefors Significance Correction

图 10-3　正态分布检验结果

3. 相关分析　在主菜单“Analyze”中选择“Correlate”，在下拉菜单中选择“Bivariate”命令，弹出“Bivariate Correlations”对话框，如图 10-4 所示。设置分析变量：把体重(weight)和身高(height)选入“Variables”；“Correlation Coefficients”复选框的选择：如果资料呈正态分布，选择“Pearson”，如果有变量为非正态分布，选择“Spearman”，该例题选择“Pearson”；“Options”中选择“Means and standard deviations”，其余选项为默认。单击“OK”，结果如图 10-6、图 10-7 所示。

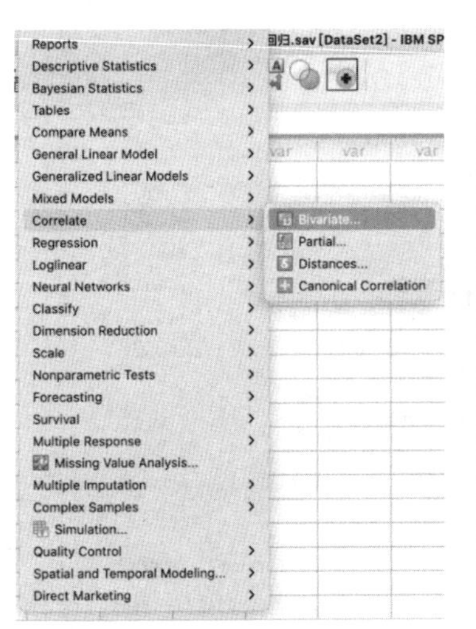

图 10-4　相关方法的选择

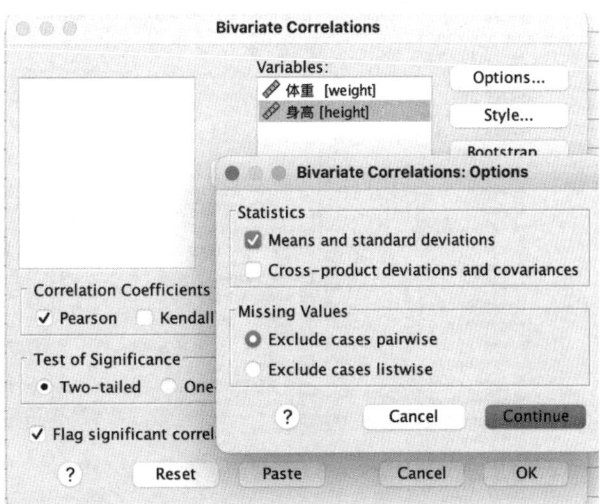

图 10-5　相关分析对话框

4.结果阅读　从图 10-6 可见体重和身高的均数和标准差,图 10-7 显示相关系数 $r=0.752$,$P=0.001$,可以认为体重和身高之间存在相关关系。

Descriptive Statistics

	Mean	Std. Deviation	N
体重	67.00	9.320	15
身高	171.00	5.057	15

图 10-6　统计描述

Correlations

		体重	身高
体重	Pearson Correlation	1	.752**
	Sig. (2-tailed)		.001
	N	15	15
身高	Pearson Correlation	.752**	1
	Sig. (2-tailed)	.001	
	N	15	15

**. Correlation is significant at the 0.01 level (2-tailed).

图 10-7　相关分析

5.结果书写　Pearson 相关系数 $r=0.75$,$P=0.001$,具有统计学意义,表明体重和身高有密切的相关关系。

第二节　线性回归

10-2　线性回归

以例 10-1 为例,在直线相关分析中,可以认为体重和身高之间存在相关关系,但两者之间是否存在依存关系,需要进一步进行回归分析。回归分析的应用条件是因变量 Y 呈正态分布,本例已经进行正态分布检验,因此在此可以省略,但如果资料未经正态分布检验,在此要对因变量进行正态分布检验。

1.回归分析　在主菜单“Analyze”中选择“Regression”,在下拉菜单中选中“Linear”命令,弹出“Linear Regression”对话框,如图 10-8 所示。设置分析变量:把身高(height)选入“Dependent”,把体重(weight)选入“Independent(s)”;在“Statistics”复选框中选择“Descriptives”(显示变量 height 和 weight 的均数和标准差),其余选项为默认,对话框如图 10-9 所示,单击“OK”,结果如图 10-10 所示。

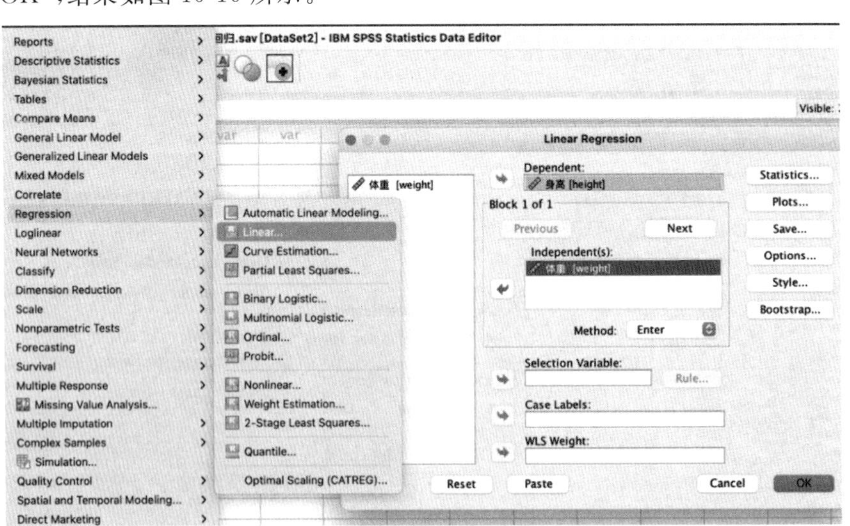

图 10-8　相关分析对话框

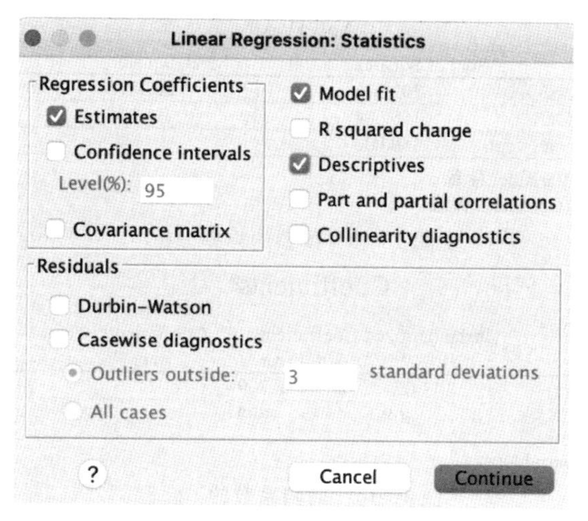

图 10-9 “Statistics”对话框

Descriptive Statistics

	Mean	Std. Deviation	N
身高	171.00	5.057	15
体重	67.00	9.320	15

图 10-10 统计描述

2. 结果阅读 图 10-10 是变量的统计描述指标，身高的均数和标准差分别是 171.00cm 和 5.057cm，体重的均数和标准差分别是 67.00kg 和 9.320kg。图 10-11 是 weight 和 height 的相关系数 $r=0.752$，$P=0.001$，上述相关分析的结果一致。图 10-12 表示相关系数 $R=0.75$，决定系数 $R^2=0.57$，调整决定系数 $R_j^2=0.53$，标准误为 3.46。图 8-13 和图 8-14 是对总体回归系数(β)进行假设检验。图 10-13 是方差分析，$F=16.89$，$P=0.001$，可以认为总体回归系数(β)不为零。图 10-14 是回归系数的 t 检验，$t=4.11$，$P=0.001$，$F=t^2$，两者结果相同。因为总体回归系数不为零，所以回归方程为$\hat{Y}=143.67+0.41X$。

Correlations

		身高	体重
Pearson Correlation	身高	1.000	.752
	体重	.752	1.000
Sig. (1-tailed)	身高	.	.001
	体重	.001	.
N	身高	15	15
	体重	15	15

图 10-11 相关分析

Model Summary

Model	R	R Square	Adjusted R Square	Std. Error of the Estimate
1	.752[a]	.565	.532	3.461

a. Predictors: (Constant), 体重

图 10-12 模型的总结

ANOVA[a]

Model		Sum of Squares	df	Mean Square	F	Sig.
1	Regression	202.316	1	202.316	16.894	.001[b]
	Residual	155.684	13	11.976		
	Total	358.000	14			

a. Dependent Variable: 身高
b. Predictors: (Constant), 体重

图 10-13 模型的方差分析

Coefficients[a]

Model		Unstandardized Coefficients B	Std. Error	Standardized Coefficients Beta	t	Sig.
1	(Constant)	143.671	6.709		21.415	.000
	体重	.408	.099	.752	4.110	.001

a. Dependent Variable: 身高

图 10-14 回归系数的 t 检验

3. 结果书写 模型的假设检验 $F=16.89$，$P=0.001$，表明模型有统计学意义；回归方程为 $\hat{Y}=143.67+0.41X$。

【思维导图】

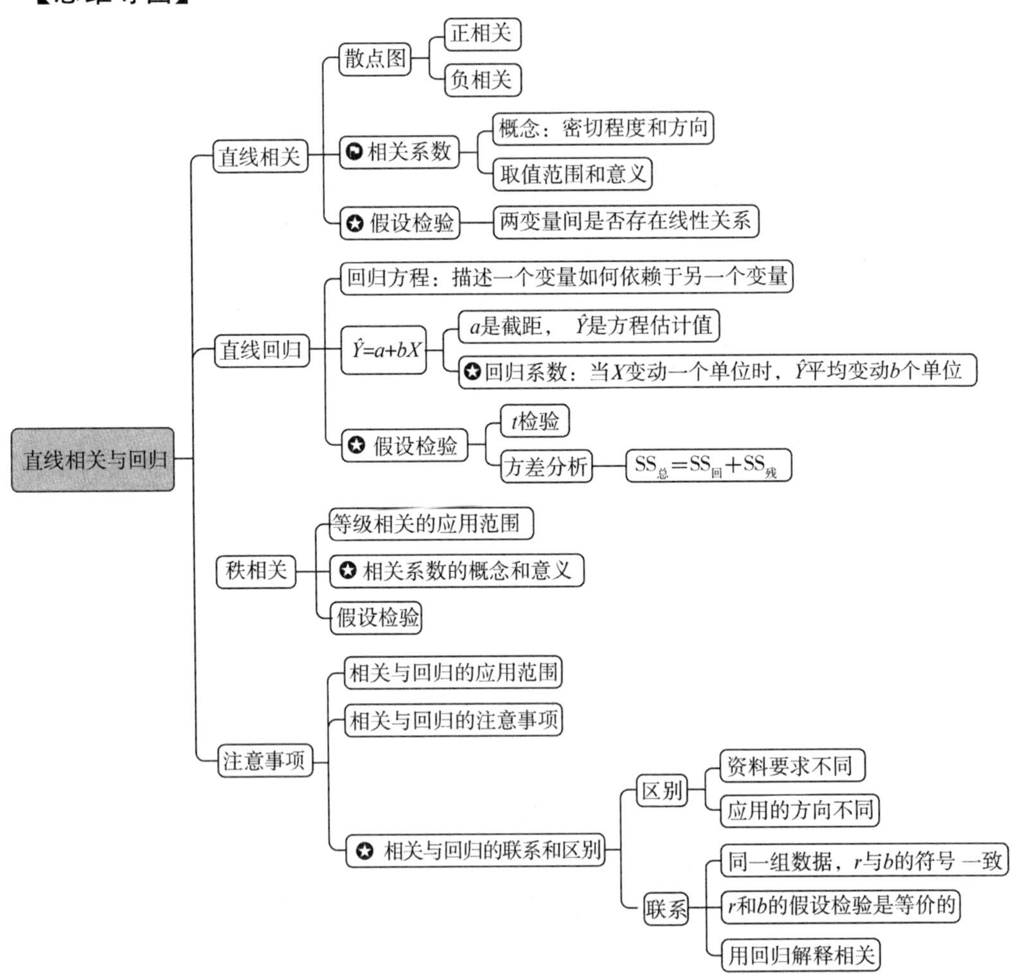

练习题

1. 某医师研究某种代乳粉价值时，用大鼠做实验，得大鼠进食量和体重增加量的资料见表 10-2。试问：大鼠的进食量与体重的增加量之间有无关系？能否用大鼠的进食量来估计其体重的增加量？

表 10-2　大鼠进食量与体重增加量

动物编号	1	2	3	4	5	6	7	8	9	10	11
进食量(g)	820	780	720	867	690	787	934	679	639	820	780
增重量(g)	165	158	130	180	134	167	186	145	120	150	135

2. 某省疾控中心对 8 个城市进行肺癌死亡回顾调查，并对大气中苯并(α)芘进行监测，结果见表 10-3。试分析两者有无相关关系。

表 10-3　肺癌标化死亡率与苯并(α)芘等级对应关系

苯并(α)芘浓度(ng/100m^3)	等级	肺癌标化死亡率(1/10 万)	等级
0.25	1	5.60	1
2.17	7	18.50	8
1.05	6	16.23	6
0.75	2	11.40	3
0.75	5	13.80	5
0.50	3	8.13	2
0.65	4	18.00	7
0.80	8	12.10	4

第十一章　多重线性回归分析

简单线性回归分析是研究两个变量之间依存关系的统计方法，而多重线性回归分析也称复线性回归分析（multiple linear regression analysis），它研究一组自变量如何直接影响一个因变量。多重线性回归模型应满足以下条件：

11-1　多重线性回归分析

（1）因变量与自变量存在线性关系，一般通过散点图（简单线性相关）或散点图矩阵（多重线性回归）来做出简单的判断。

（2）各观测值之间相互独立，即任意两个观测的残差的协方差为 0，可用 Durbin-Watson 检验是否存在自相关。

（3）残差服从均数为 0、方差为 σ^2 的正态分布，它等价于对于任意一组自变量，因变量均服从正态分布且方差齐。

多重线性回归的分析步骤如下：

（1）是否符合应用条件：线性趋势、独立、正态、方差齐（LINE）。

（2）建立回归模型，并进行模型（方差分析）和偏回归系数（t 检验）的假设检验。

（3）模型的评价：一是拟合优度，参数是复相关系数 R、决定系数 R^2、校正决定系数 R^2_{adj}、残差均方或剩余标准差；二是是否存在多重共线性。

例 11-1　收集了 27 名糖尿病患者的血清总胆固醇（TC）、甘油三酯（TG）、空腹胰岛素（RI）、糖化血红蛋白（HbA1c）、空腹血糖（Glu）的测量值，试建立血糖与其他几项指标关系的多重线性回归方程。

1. 建立数据文件　分别定义变量名血清总胆固醇（TC）、甘油三酯（TG）、空腹胰岛素（RI）、糖化血红蛋白（HbA1c）、空腹血糖（Glu），输入数据，结果如图 11-1 所示。

TC	TG	RI	Hba1c	Glu
5.68	1.90	4.53	8.20	11.20
3.79	1.64	7.32	6.90	8.80
6.02	3.56	6.95	10.80	12.30
4.85	1.07	5.88	8.30	11.60
4.60	2.32	4.05	7.50	13.40
6.05	.64	1.42	13.60	18.30
4.90	8.50	12.60	8.50	11.10
7.08	3.00	6.75	11.50	12.10
3.85	2.11	16.28	7.90	9.60
4.65	.63	6.59	7.10	8.40
4.59	1.97	3.61	8.70	9.30
4.29	1.97	6.61	7.80	10.60
7.97	1.93	7.57	9.90	8.40
6.19	1.18	1.42	6.90	9.60
6.13	2.06	10.35	10.50	10.90

图 11-1　数据文件

2. 数据分析　①线性趋势观察:在菜单栏“Graphs”中选择“Chart Builder”,显示制图对话框。选择散点图/点图(Scatter/Dot),双击散点图矩阵(Scatterplot Matrix),将要分析的所有变量拖入横坐标的“Scatter Matrix”框,单击“OK”(图 11-2)。图 11-3 是散点图矩阵,从图中可以看出空腹血糖与血清总胆固醇、甘油三酯和糖化血红蛋白之间可能存在正线性相关,而空腹胰岛素与空腹血糖可能存在负线性相关。②选项的设置:在“Analyze”中选择“Regression”,单击“Linear”,回到线性回归的主界面。在主界面中选择“Glu”进入“Dependent”(因变量);Independent(s)(自变量):选入 TC、TG、RI 和 HbA1c;变量筛选方法(Method):Stepwise(图 11-4)。

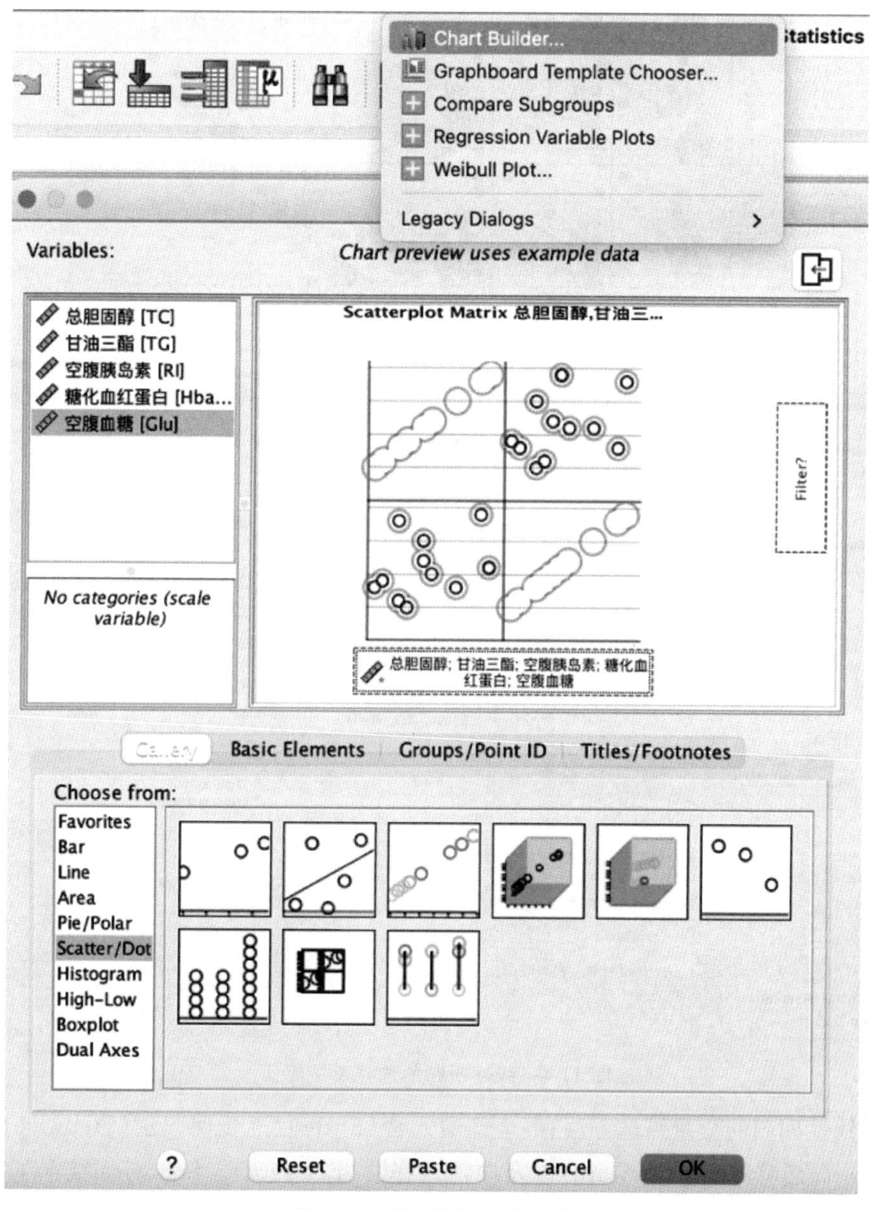

图 11-2　散点图矩阵的制作

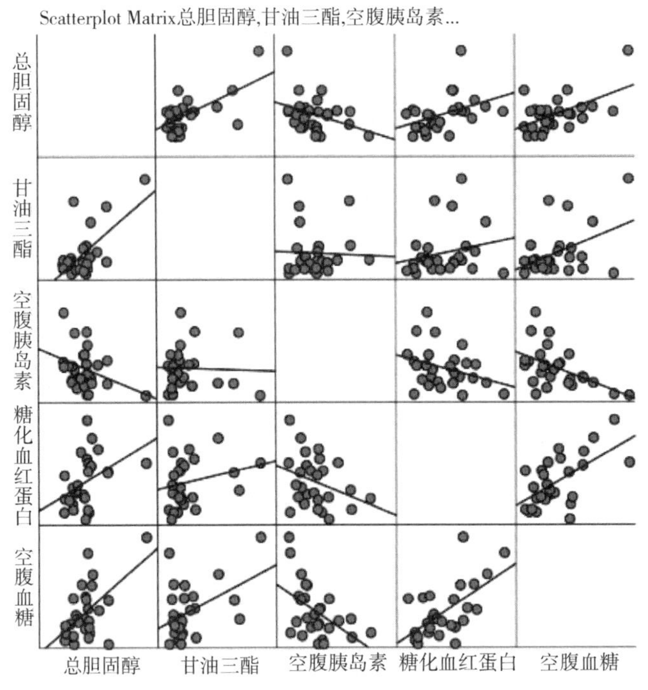

图 11-3　散点图矩阵

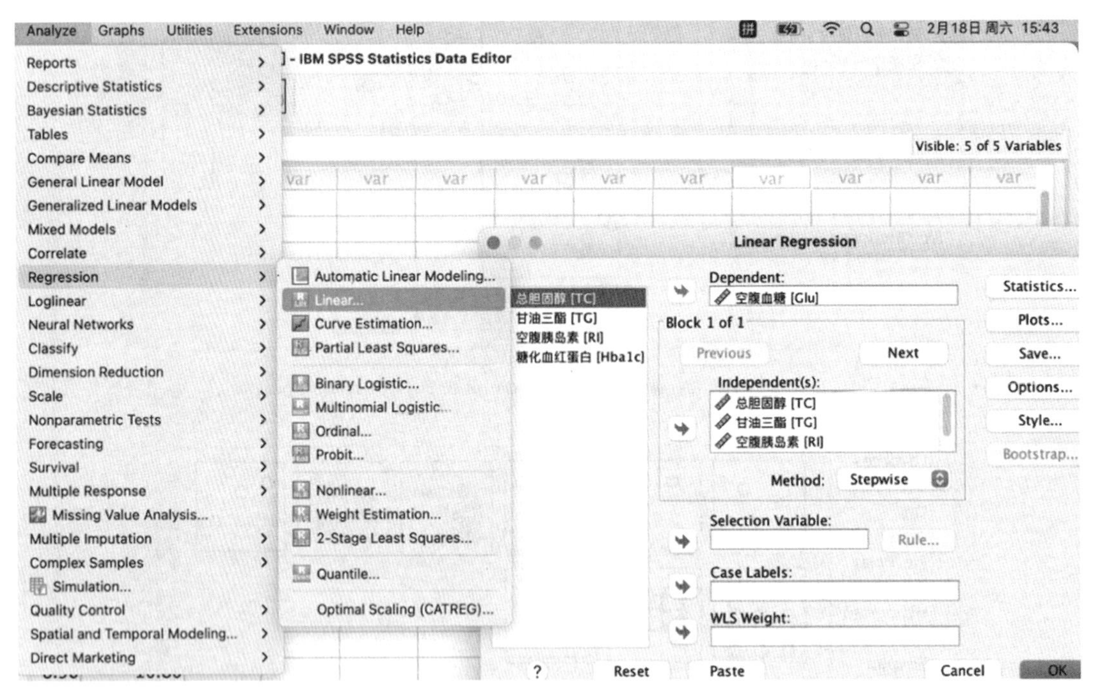

图 11-4　线性回归的选择及主界面

多重线性回归的变量筛选方法有:全部纳入法(Enter)、逐步回归法(Stepwise)、剔除法(Remove)、向后移除法(Backward)以及向前选择法(Forward)。Stepwise 结合了 Forward 和 Backward 法。在逐步引入自变量的同时,考察已引入模型的自变量是否还有统计学意义，如果没有则进行剔除。

主界面其他选项的介绍："Selection Variable"（筛选变量）：可通过 Rule 建立筛选条件，满足条件的记录进行回归分析。这跟 Date > > Select Cases 的功能类似。"Case Labels"：可选中某一变量作为每条记录的标签。"WLS Weight"：选入权重变量，实现加权最小二乘法的回归分析。

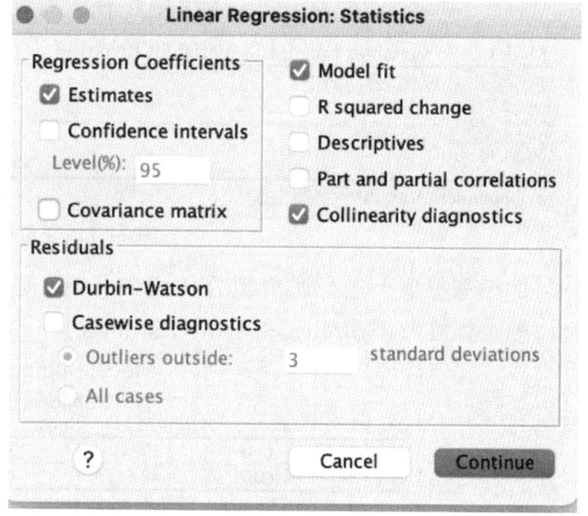

图 11-5　"Statistics"对话框

3. 模块的选择　主界面的右侧是线性回归的各模块。对常用的模块介绍如下：

"Statistics"对话框：该选项共有三类复选框（图 11-5）。

回归系数（Regression Coefficient）：估计值、置信区间、协方差矩阵。

模型评价：模型拟合（Model fit）、R^2 改变量、统计描述（Descriptives）、部分相关和偏相关（Part and partial correlations）、共线性诊断（Collinearity diagnostics）。

残差部分：提供"Durbin-Watson"检验和个案诊断。"Durbin-Watson"统计量用于检验残差是否存在自相关（独立），个案诊断可用来寻找离群点。

"Plots"对话框：主要提供作图选项（图 11-6）。图形包括直方图、正态概率图等。除此以外，还可以利用生成新变量，利用图形构建器来作图。

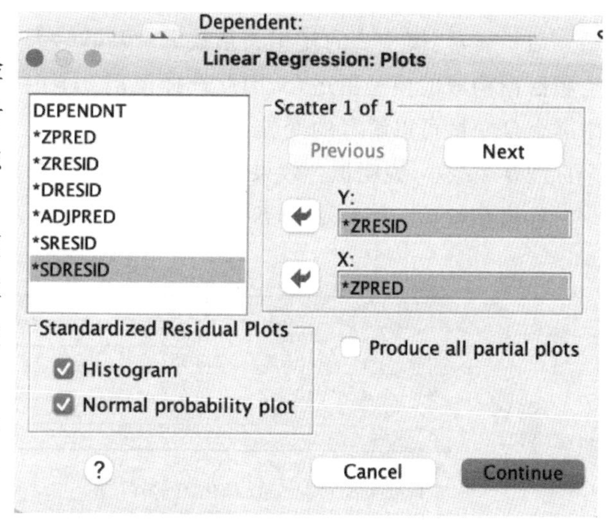

图 11-6　"Plots"对话框

"Save"对话框：生成新的变量。本例生成标准化预测值（Predicted values）、非标准化残差（Unstandardized）、标准化残差（Residuals），用于线性和方差齐性的诊断，生成 Cook 距离、杠杆值用于检测异常点。

"Options"对话框：可选择纳入和剔除标准，模型是否包含常数项，以及对缺失值的处理方法。

本题"Statistics"模块中选择模型拟合、共线性诊断和 Durbin-Watson 检验；"Plots"将"ZRESID"选入 Y，"ZPRED"选入 X，构建散点图进行方差齐性的检验；同时选中"Histogram"和"Normal probability plot"进行正态性检验；选中"Produce all partial plots"进行线性趋势检验。其余项为默认值。

4. 结果阅读 ①模型纳入和剔除的变量。本例采用的是 Stepwise，共纳入 2 个变量(HbA1c 和 TC)，默认纳入标准 $P \leqslant 0.050$，剔除标准 $P \geqslant 0.100$(图 11-7)。

Variables Entered/Removed[a]

Model	Variables Entered	Variables Removed	Method
1	糖化血红蛋白	.	Stepwise (Criteria: Probability-of-F-to-enter <= .050, Probability-of-F-to-remove >= .100).
2	总胆固醇	.	Stepwise (Criteria: Probability-of-F-to-enter <= .050, Probability-of-F-to-remove >= .100).

a. Dependent Variable: 空腹血糖

图 11-7 变量的筛选

②模型概要。进行评价拟合优度的指标：复相关系数 R、决定系数 R^2、校正决定系数 R_{adj}^2、剩余标准差(Std. Error of the Estimate)和 Durbin-Watson 检验(图 11-8)。

Model Summary[c]

Model	R	R Square	Adjusted R Square	Std. Error of the Estimate	Durbin-Watson
1	.610[a]	.372	.347	2.36506	
2	.696[b]	.484	.441	2.18672	1.589

a. Predictors: (Constant), 糖化血红蛋白

b. Predictors: (Constant), 糖化血红蛋白, 总胆固醇

c. Dependent Variable: 空腹血糖

图 11-8 模型的总结

结果显示：模型 2 的复相关系数 $R=0.696$，大于模型 1，表明糖化血红蛋白、总胆固醇和空腹血糖构成的模型更适合，因此选择模型 2；$R^2=0.484$，空腹血糖(Glu)的总变异中，模型中 2 个自变量可以解释的变异占 48.4%；与只纳入 HbA1c 相比，校正决定系数 R_{adj}^2 在增大，剩余标准差在减小，说明拟合效果越来越好。DW=1.589，接近 2，表示自变量间不存在自相关。

③模型检验。模型 2 的 $F=11.27$，$P<0.001$，可认为回归模型有统计学意义(图 11-9)。

ANOVA[a]

Model		Sum of Squares	df	Mean Square	F	Sig.
1	Regression	82.714	1	82.714	14.788	.001[b]
	Residual	139.837	25	5.593		
	Total	222.552	26			
2	Regression	107.790	2	53.895	11.271	.000[c]
	Residual	114.762	24	4.782		
	Total	222.552	26			

a. Dependent Variable: 空腹血糖

b. Predictors: (Constant), 糖化血红蛋白

c. Predictors: (Constant), 糖化血红蛋白, 总胆固醇

图 11-9 模型的假设检验

④图 11-10 输出的是模型的偏回归系数的估计值，包括非标准系数、标准化系数，以及各个偏回归系数是否为 0(是否与因变量存在线性相关)的 t 检验。由于本例还同时选择共线性诊断，结果一并输出。

纳入模型的各自变量偏回归系数均不为 0($P_{HbA1c}=0.009$，$P_{TC}=0.031$)，最终回归模型为：Glu=1.310+0.732HbA1c+0.678TC。糖化血红蛋白(HbA1c)每增加 1 个单位，血糖(Glu)平均增加 0.732mmol/L；总胆固醇(TC)每增加 1 个单位，血糖(Glu)平均增加0.678 mmol/L(图 11-10)。

Coefficients[a]

Model		Unstandardized Coefficients B	Std. Error	Standardized Coefficients Beta	t	Sig.	Collinearity Statistics Tolerance	VIF
1	(Constant)	3.006	2.364		1.272	.215		
	糖化血红蛋白	.978	.254	.610	3.845	.001	1.000	1.000
2	(Constant)	1.310	2.308		.568	.576		
	糖化血红蛋白	.732	.259	.456	2.833	.009	.828	1.208
	总胆固醇	.678	.296	.369	2.290	.031	.828	1.208

a. Dependent Variable: 空腹血糖

图 11-10　偏回归系数的检验

⑤共线性统计量。图 11-10 提供了容差(Tolerance)和方差膨胀因子(VIF),一般容差不小于 0.1,VIF(容差的倒数)不大于 20 可说明自变量不存在共线性的情况,本例两个自变量 Tolerance=0.828,VIF=1.208,可以认为不存在共线性的情况。

⑥残差正态分布考察。直方图和 P-P 显示残差基本满足正态分布。

该结果中胰岛素没有纳入模型,根据专业知识和经验与实际情况有一定的差距。考虑改变变量纳入和剔除标准分别为 $P \leqslant 0.10$ 和 $P \geqslant 0.15$(图 11-11),运行后模型纳入变量为 TG、RI 和 HbA1c,最终回归方程变为(图 11-12):Glu=6.50+0.40TG−0.29RI+0.66HbA1c。

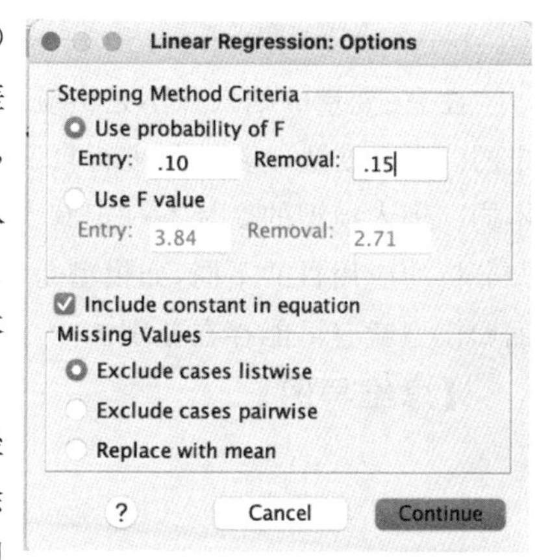

图 11-11　"Options"对话框

Coefficients[a]

Model		Unstandardized Coefficients B	Std. Error	Standardized Coefficients Beta	t	Sig.	Collinearity Statistics Tolerance	VIF
1	(Constant)	3.006	2.364		1.272	.215		
	糖化血红蛋白	.978	.254	.610	3.845	.001	1.000	1.000
2	(Constant)	1.310	2.308		.568	.576		
	糖化血红蛋白	.732	.259	.456	2.833	.009	.828	1.208
	总胆固醇	.678	.296	.369	2.290	.031	.828	1.208
3	(Constant)	4.309	2.776		1.552	.134		
	糖化血红蛋白	.635	.253	.396	2.507	.020	.789	1.267
	总胆固醇	.545	.293	.297	1.861	.076	.774	1.291
	空腹胰岛素	-.219	.122	-.274	-1.785	.088	.834	1.199
4	(Constant)	5.943	2.829		2.101	.047		
	糖化血红蛋白	.638	.243	.398	2.623	.016	.789	1.267
	总胆固醇	.142	.366	.078	.390	.701	.458	2.186
	空腹胰岛素	-.271	.121	-.339	-2.229	.036	.782	1.278
	甘油三酯	.351	.204	.309	1.721	.099	.562	1.780
5	(Constant)	6.500	2.396		2.713	.012		
	糖化血红蛋白	.663	.230	.413	2.880	.008	.849	1.178
	空腹胰岛素	-.287	.112	-.360	-2.570	.017	.890	1.124
	甘油三酯	.402	.154	.354	2.612	.016	.951	1.052

a. Dependent Variable: 空腹血糖

图 11-12　偏回归系数的检验

5. 结果书写 空腹血糖多因素线性分析，将糖化血红蛋白、胰岛素、总胆固醇和甘油三酯纳入多重线性回归模型，进行逐步回归分析($P_{纳入} \leqslant 0.10$ 和 $P_{排除} \geqslant 0.15$)。最终进入回归模型的因素共 3 项，其中糖化血红蛋白($P=0.008$)和甘油三酯($P=0.017$)与空腹血糖呈正相关，胰岛素则呈负相关($P=0.016$)；总胆固醇未进入模型，详见表 11-1。

表 11-1 空腹血糖的多重线性回归

变量	β	标准误	标准系数	t 值	P
糖化血红蛋白	0.66	0.23	0.41	2.88	0.008
胰岛素	−0.28	0.11	−0.36	−0.28	0.017
甘油三酯	0.40	0.15	0.35	2.61	0.016

注意：变量的纳入并不是由统计结果决定的，而是研究者考虑专业、经验及统计结果决定的。当自变量较多需要进行自变量筛选时，如果筛选方法和纳入剔除标准不同，模型也会不同。进入模型的变量不一定有实际意义，没有纳入模型的变量也未必没有实际意义。回归分析的应用目的不同，如模型是为了控制混杂因素、筛选影响因素，或者为了估计与预测，回归模型就有可能存在差别。

【思维导图】

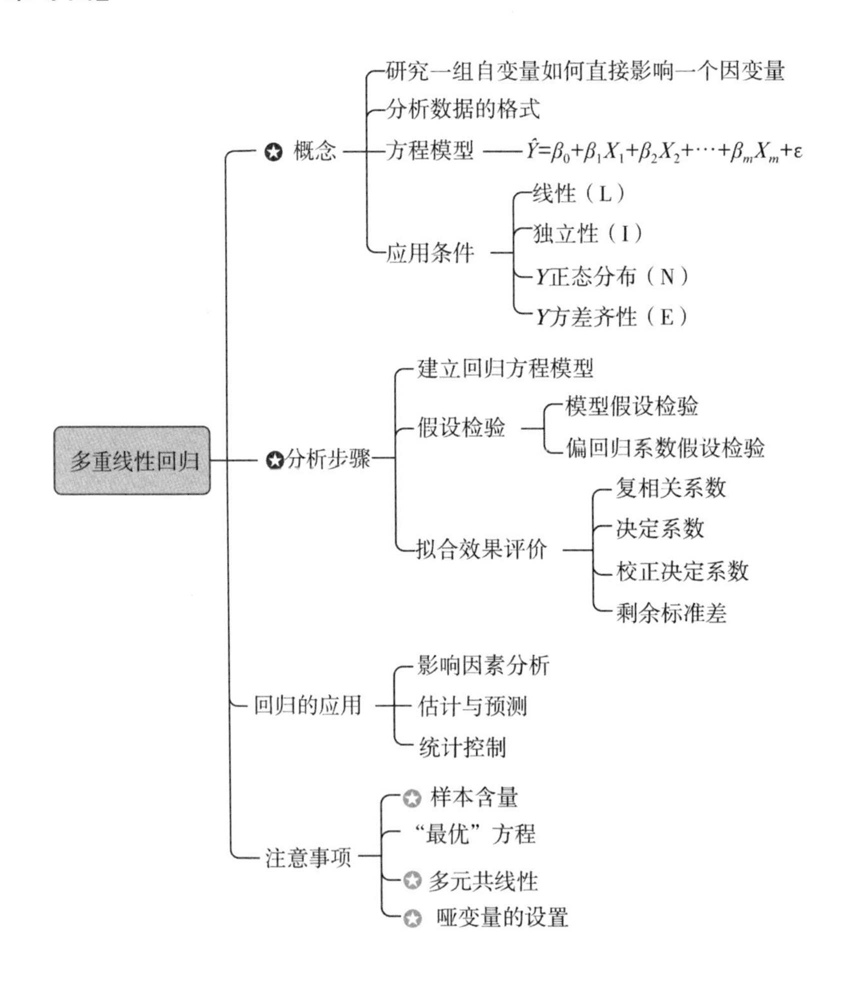

练习题

1. 研究有关糖尿病患者体内影响脂联素水平的因素，某医师测定了 30 名患者的体重指数(BMI)、病程、瘦素、空腹血糖及脂联素水平，数据如表 11-2 所示。试建立脂联素与其他几项指标关系的多重线性回归方程。

表 11-2　脂联素水平与相关因素的测量数据

体重指数 (X1)	病程 (X2)	瘦素 (X3)	空腹血糖 (X4)	脂联素 (Y)	体重指数 (X1)	病程 (X2)	瘦素 (X3)	空腹血糖 (X4)	脂联素 (Y)
24.22	10.00	5.75	13.60	29.36	24.14	5.00	10.21	7.40	16.01
24.22	3.00	9.32	6.20	14.31	26.45	4.00	19.31	5.10	19.03
19.03	15.00	2.50	11.10	26.08	25.22	2.30	8.65	7.60	17.46
23.39	3.00	5.66	9.70	19.62	27.22	3.00	8.54	8.60	20.36
19.49	4.00	2.83	7.30	42.82	25.93	6.00	7.21	8.90	15.92
24.38	6.00	6.86	7.30	22.76	26.99	12.00	8.75	7.00	15.34
19.03	2.90	3.22	7.70	31.00	25.71	7.00	13.07	13.50	8.05
21.11	9.00	4.90	6.00	17.28	28.41	4.00	8.90	13.50	12.31
23.32	5.00	3.54	6.70	30.25	26.39	4.00	23.26	8.20	5.59
24.34	2.00	4.51	7.20	24.28	28.73	10.00	19.05	6.90	8.59
23.82	8.00	8.47	9.10	18.94	27.46	16.00	19.44	6.50	8.89
22.86	20.00	9.92	8.10	16.08	27.99	10.00	17.33	6.10	14.10
24.29	12.00	6.01	7.00	29.50	28.41	2.00	14.59	6.80	11.74
23.37	6.00	4.31	6.30	25.64	30.69	1.50	22.06	8.10	5.18
20.81	7.00	3.46	7.10	32.26	29.39	3.00	20.56	7.50	6.12

第十二章　Logistic 回归分析

如果因变量为分类变量(如病例对照研究),那么可以用 Logistic 回归进行分析。Logistic 回归是分类资料回归分析的一种,而且是最基础的一种。自变量可以是二分类变量、连续变量(年龄)和有序多分类变量。Logistic 回归分析的主要应用领域如下:①影响因素、危险因素筛选:在流行病学的病例对照研究中应用较多,目的是探索疾病和健康的危险因素,即影响因素分析。②校正混杂因素。③判别与预测:完成 Logistic 回归模型的建立,就可以根据模型预测在不同的自变量情况下发生某病或某种情况的概率有多大,或判断某人属于某病或某种情况的概率有多大。

12-1　Logistic 回归分析

多重回归(包括多重线性回归、Logistic 回归和 Cox 回归)中如果样本量不大而变量较多,建议先通过单变量分析(t 检验、卡方检验等)考察所有自变量与因变量之间的关系,筛掉一些可能无意义的变量,再进行多因素分析。如果样本量足够大,分析的变量不多,确保清楚各个变量之间的相互关系,然后纳入相关的自变量进行分析。

本教材只讲解二分类 Logistic 回归。分析资料应用第三章例 3-1 的原始数据。某地进行高血压危险因素的病例调查研究,共调查了 97 个研究对象,其中病例 49 人,对照 48 人。调查内容包括性别、年龄、甘油三酯、腰围、家族史、是否饮酒、身高、体重、是否病人等。变量的定义和赋值见表 12-1。图 12-1 是数据文件。

表 12-1　高血压危险因素调查的变量定义及赋值

因素	变量名	赋值说明
年龄	age	<45=0,≥45=1
甘油三酯	TG	<1.71=0,≥1.71=1
腰围	waist	<80 女,<85 男=0;≥80=女,≥85 男=1
家族史	history	无=0,有=1
饮酒	drink	饮酒=1,不饮=2
体重指数	BMI	<23.9=0,24～=1,≥28=2
是否病人	patient	健康=0,患者=1

1. Logistic 回归分析　菜单栏“Analyze”中选择“Regression”,单击“Binary Logistic”,打开二分类“Logistic”回归对话框(图 12-2 和图 12-3)。

	id	sex	history	drink	patient	TG	BMI	waist	age
1	28	1	0	2	0	0	0	0	1
2	77	1	0	1	1	0	0	0	2
3	24	2	1	2	0	0	0	0	1
4	38	1	0	2	0	0	0	0	0
5	23	1	0	1	0	0	0	0	1
6	58	2	1	1	0	0	0	0	0
7	40	2	0	2	0	0	0	0	0
8	73	2	0	2	1	1	0	0	2
9	14	2	1	2	0	0	0	0	1
10	62	2	0	1	0	0	0	0	0
11	72	2	0	2	1	0	0	0	2
12	19	1	0	2	0	0	0	0	1
13	43	1	1	2	0	0	0	0	0
14	114	2	0	2	1	0	0	0	0
15	99	1	0	1	1	0	0	0	1
16	61	2	0	2	0	0	0	0	0

图 12-1　数据文件

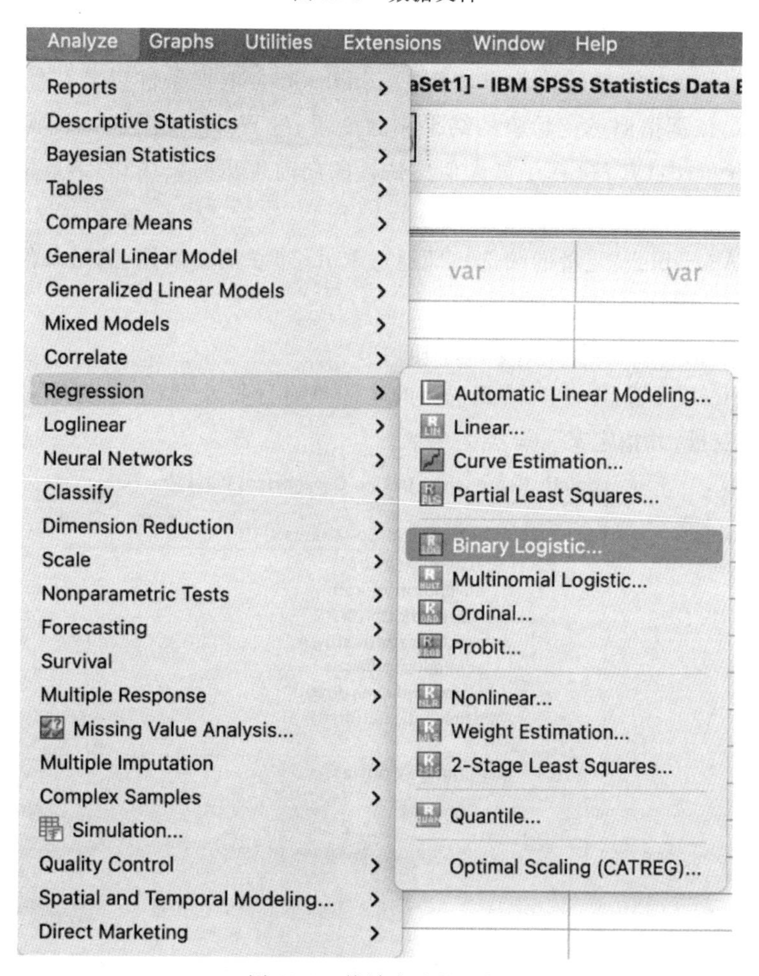

图 12-2　统计方法的选择

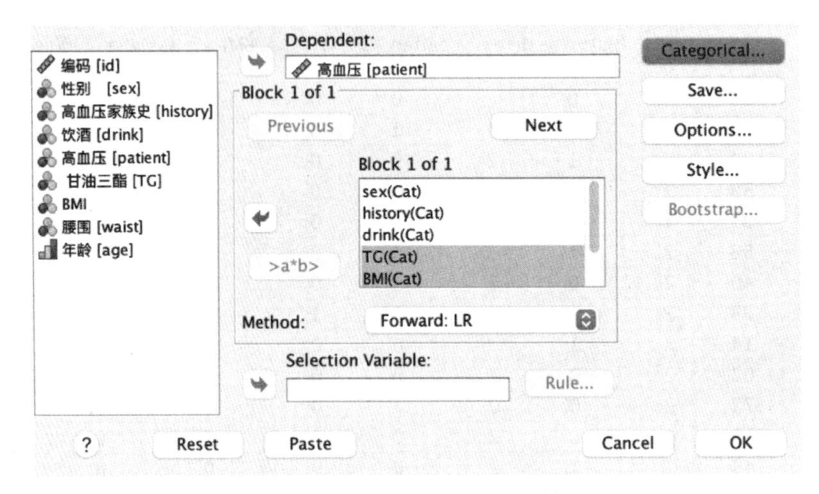

图 12-3 "Logistic"回归对话框

2. 选项的设置 Dependent(因变量)选入 patient;Independent(自变量)选入 sex、age、waist、TG、history、drink 和 BMI;变量筛选方法(Method):Forward:LR。

SPSS 26 中筛选自变量的方法有强行进入法(Enter)、向后移除法(Backward)以及向前选择法(Forward);变量筛选的检验方法有①Conditional:依据条件参数似然比检验的结果提出变量;②LR:依据偏似然比检验的结果剔除变量;③Wald:依据 Walds 检验的结果剔除变量。其中,Forward:LR 法(基于最大似然估计的向前逐步回归法)的结果相对可靠。各种方法的结果略有不同,可相互印证。

"Selection Variable"(变量的筛选):即通过 Rule 建立筛选条件,满足条件的记录才纳入回归分析。

Logistic 回归的设置模块有 5 项,常用的有:

①"Categorical"设置(图 12-4):此选项的功能是将分类变量(包括有序多分类和无序多分类)转换成哑变量,并指定某一分类为参照。

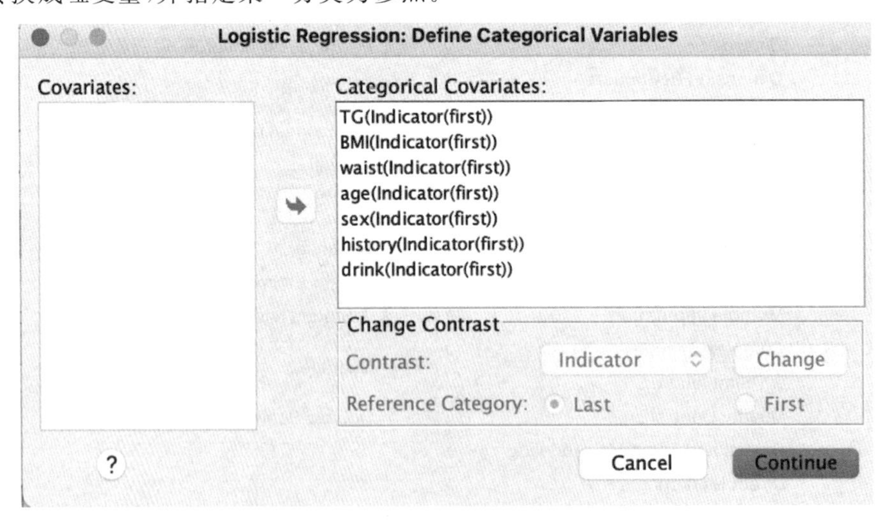

图 12-4 哑变量的设置

操作：单击“Categorical”，将左侧“Covariates”中的分类变量送入右侧“Categorical Covariates”中。单击“Change Contrast”，在右侧下拉菜单中选择“Indicator”，在“Reference Category”的右侧选择“First”(本题选择变量赋值最小作为参照)，单击“Change”和“Continue”。

②“Options”(图 12-5)：选择“Hosmer-Lemeshow goodness-of-fit”(检验模型的拟合优度)，选择“CI for exp(B)”并填入“95”(*OR* 值的 95%可信区间)，单击“Continue”，回到主界面，单击“OK”后出现结果界面。

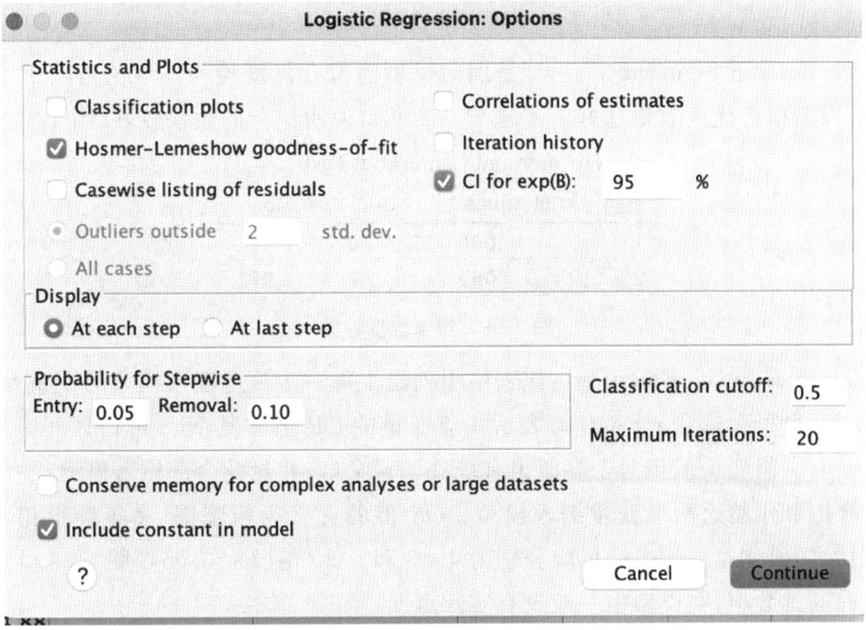

图 12-5　“Options”选项

3. 结果阅读　Logistic 回归分析会输出很多表格，但需要重点关注的有三个表格。

①“Omnibus Tests of Model Coefficients”模型的综合检验。模型的假设检验主要看 step 2，该题三项检验的 $P<0.05$，表示本次拟合的模型总体有统计学意义(图 12-6)。

Omnibus Tests of Model Coefficients

		Chi-square	df	Sig.
Step 1	Step	12.783	1	.000
	Block	12.783	1	.000
	Model	12.783	1	.000
Step 2	Step	9.559	1	.002
	Block	22.341	2	.000
	Model	22.341	2	.000

图 12-6　模型的检验结果

②“Model Summary”主要看-2 Log likelihood(最大似然比估计值)，该值越小表明拟合效果越好。Step 2 的值比 Step 1 的值小，说明 Step 2 的模型为优(图 12-7)。

Model Summary

Step	-2 Log likelihood	Cox & Snell R Square	Nagelkerke R Square
1	121.677[a]	.123	.165
2	112.119[a]	.206	.274

a. Estimation terminated at iteration number 4 because parameter estimates changed by less than .001.

图 12-7 模型似然比和决定系数的结果

③"Hosmer and Lemeshow Test"是回归模型的拟合优度检验。该值是当 P 值大于检验水准时,模型拟合优度效果才好。本题 $P=0.971$,说明拟合的效果较好(图 12-8)。

Hosmer and Lemeshow Test

Step	Chi-square	df	Sig.
1	.000	0	.
2	.059	2	.971

图 12-8 拟合优度检验

④"Variables in the Equation":该表格中列出了每一步筛选进入模型的变量及其参数。其中,Exp(B)和 95%CI for EXP(B)表示相应变量的 *OR* 值和其 95%可信区间。对于多分类变量只要有一组变量值相对于参照组有统计学意义,该变量就全部纳入模型。

本题腰围和年龄这两个变量纳入模型。*OR* 值的含义为粗腰围、高年龄组相对于小腰围、低年龄组的研究对象的患病风险分别为 4.48 和 5.30 倍($P<0.05$)(图 12-9)。Constant 为回归方程的常数项,在模型中一般没有实际意义。

Variables in the Equation

		B	S.E.	Wald	df	Sig.	Exp(B)	95% C.I.for EXP(B)	
								Lower	Upper
Step 1[a]	年龄(1)	1.589	.468	11.545	1	.001	4.899	1.959	12.250
	Constant	-1.061	.387	7.524	1	.006	.346		
Step 2[b]	腰围(1)	1.499	.510	8.626	1	.003	4.477	1.647	12.176
	年龄(1)	1.668	.501	11.095	1	.001	5.303	1.987	14.152
	Constant	-1.591	.460	11.982	1	.001	.204		

图 12-9 偏回归系数的检验

4. 结果的书写 将性别、年龄、甘油三酯、腰围、BMI、家族史和是否饮酒纳入 Logistic 回归模型,进行逐步回归分析($P_{纳入}\leqslant 0.05$ 和 $P_{排除}\geqslant 0.1$)。结果最终进入回归模型的因素共 2 项,粗腰围和高年龄组与高血压的风险有相关性($P<0.05$);其余变量未进入模型,详见表 12-2。

表 12-2 Logistic 回归分析

变量	B	χ^2	*P*	*OR*	95%CI
粗腰围	1.50	8.63	0.003	4.48	1.65～12.18
高年龄	1.67	11.10	0.001	5.30	1.99～14.15

注意：在考虑自变量纳入的过程中，建议：①单因素分析差异有统计学意义的变量（在实际应用中可将纳入标准放宽一些，比如 0.1 或 0.15 等，避免漏掉一些重要因素）；②单因素分析时，虽然没有发现差异有统计学意义，但是可纳入在实际中认为和因变量有关系的自变量。

在 Logistic 回归中，对于连续变量，如果只是为了控制变量带来的混杂，则可以直接将该变量纳入模型；如果变量对因变量的影响程度（即 OR 值），一般将连续变量转化为分类或有序多分类变量后纳入模型。

【思维导图】

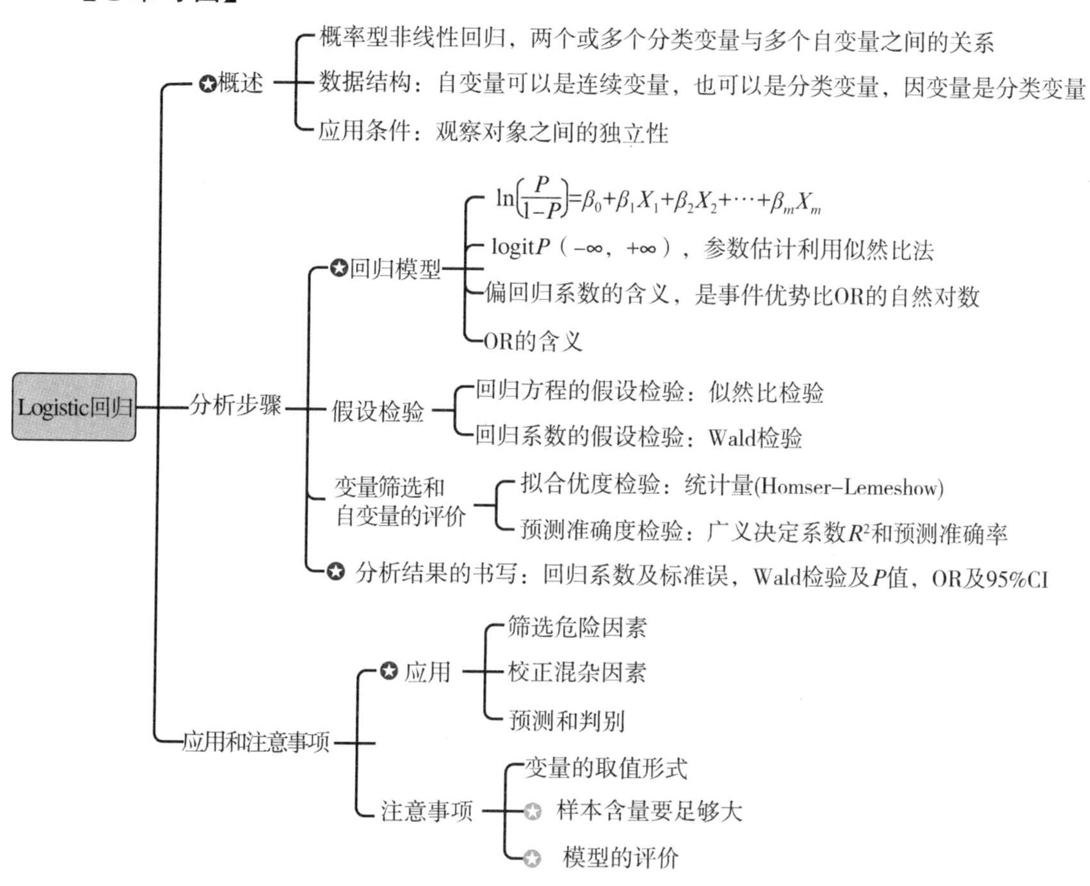

练习题

1. 为了探讨发生冠心病的有关危险因素，对 26 例冠心病病人和 28 例对照者进行病例-对照研究，各因素的说明及资料见表 12-3 和表 12-4，试用 Logistic 逐步回归分析方法筛选危险因素（$P_{入}=0.10$，$P_{出}=0.15$）。

表 12-3　冠心病 8 个可能的危险因素与赋值

因素	变量名	赋值说明
年龄（岁）	X1	<45＝1，45～＝2，55～＝3，65～＝4

(续表)

因素	变量名	赋值说明
高血压史	X2	无=0,有=1
高血压家族史	X3	无=0,有=1
吸烟	X4	不吸=0,吸=1
高血脂史	X5	无=0,有=1
动物脂肪摄入	X6	低=0,高=1
体重指数(BMI)	X7	＜24=1,24～=2,26～=3
A 型性格	X8	否=0,是=1
冠心病	Y	对照=0,病例=1

表 12-4　冠心病的危险因素病例-对照调查资料

序号	X1	X2	X3	X4	X5	X6	X7	X8	Y
1	3	1	0	1	0	0	1	1	0
2	2	0	1	1	0	0	1	0	0
3	2	1	0	1	0	0	1	0	0
4	2	0	0	1	0	0	1	0	0
5	3	0	0	1	0	1	1	1	0
6	3	0	1	1	0	0	2	1	0
7	2	0	1	0	0	0	1	0	0
8	3	0	1	1	1	0	1	0	0
9	2	0	0	0	0	0	1	1	0
10	1	0	0	1	0	0	1	0	0
11	1	0	1	0	0	0	1	1	0
12	1	0	0	0	0	0	2	1	0
13	2	0	0	0	0	0	1	0	0
14	4	1	0	1	0	0	1	0	0
15	3	0	1	1	0	0	1	1	0
16	1	0	0	1	0	0	3	1	0
17	2	0	0	1	0	0	1	0	0
18	1	0	0	1	0	0	1	1	0
19	3	1	1	1	1	0	1	0	0
20	2	1	1	1	1	0	2	0	0
21	3	1	0	1	0	0	1	0	0
22	2	1	1	0	1	0	3	1	0
23	2	0	0	1	1	0	1	1	0

（续表）

序号	X1	X2	X3	X4	X5	X6	X7	X8
24	2	0	0	0	0	0	1	0
25	2	0	1	0	0	0	1	0
26	2	0	0	1	1	0	1	1
27	2	0	0	0	0	0	1	0
28	2	0	0	0	0	0	2	1
29	2	1	1	1	0	1	2	1
30	3	0	0	1	1	1	2	1
31	2	0	0	1	1	1	1	0
32	3	1	1	1	1	1	3	1
33	2	0	0	1	0	0	1	1
34	2	0	1	0	1	1	1	1
35	2	0	0	1	0	1	1	0
36	2	1	1	1	1	0	1	1
37	3	1	1	1	1	0	1	1
38	3	1	1	1	0	1	1	1
39	3	1	1	1	1	0	1	1
40	3	0	1	0	0	0	1	0
41	2	1	1	1	1	0	2	1
42	3	1	0	1	0	1	2	1
43	3	1	0	1	0	0	1	1
44	3	1	1	1	1	1	2	0
45	4	0	0	1	1	0	3	1
46	3	1	1	1	1	0	3	1
47	4	1	1	1	1	0	3	0
48	3	0	1	1	1	0	1	1
49	4	0	0	1	0	0	2	1
50	1	0	1	1	1	0	2	1
51	2	0	1	1	0	1	2	1
52	2	1	1	1	0	0	2	1
53	2	1	0	1	0	0	1	1
54	3	1	1	0	1	0	3	1

第十三章　生存分析与 Cox 回归

生存分析(survival analysis)是将观察的结局与出现结局所经历的时间结合起来进行分析的统计方法。生存分析的基本内容:①描述生存过程。研究生存时间的分布特点,估计生存率及其标准误、绘制生存曲线等;常用方法有乘积极限法和寿命表法。②比较生存过程。获得生存率及其标准误的估计值后,可进行两组或多组生存曲线(生存过程)的比较;常用方法有对数秩检验。③生存过程的影响因素分析。常用的多因素生存分析方法是 Cox 比例风险回归模型。本章主要介绍 3 种常用方法:寿命表法、Kaplan-Meier 分析、Cox 回归分析。

第一节　Kaplan-Meier 分析

13-1　Kaplan-Meier 分析

Kaplan-Meier 分析适用于小样本。

例 13-1　某医师收集 20 例脑瘤患者采用甲、乙两种疗法治疗的生存时间(周)(表 13-1)。试估计各时点生存率及其标准误,绘制生存曲线,并进行比较。

表 13-1　用甲、乙两种疗法治疗的患者生存时间

(单位:周)

甲法	5	7+	13	13	23	30	30+	38	42	42	45+
乙法	1	3	3	7	10	15	15	23	30		

1. 数据文件的建立　time 表示生存时间(周),status 是数据类型(0 表示删失数据,1 表示完全数据),group 是治疗方法(1 表示甲法,2 表示乙法),具体见图 13-1。

2. 数据分析　在“Analyze”中选择“Survival”,单击“Kaplan-Meier”,并对选项进行设置,把生存时间(time)选入 Time 命令框,把“status”选入 Status 命令框,“Define Event”的发生事件为 1,把“group”选入“Factor”(图 13-2)。

	time	status	group
1	5	1	1
2	7	0	1
3	13	1	1
4	13	1	1
5	23	1	1
6	30	1	1
7	30	0	1
8	38	1	1
9	42	1	1
10	42	1	1
11	45	0	1
12	1	1	2
13	3	1	2
14	3	1	2

图 13-1　数据文件

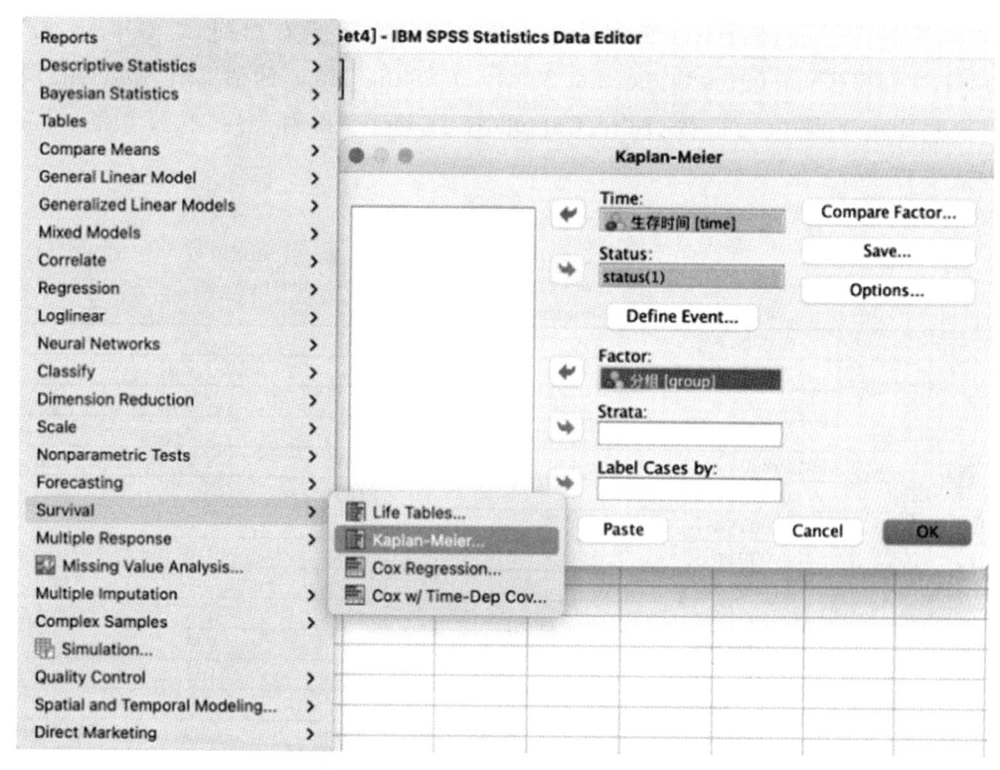

图 13-2　“Kaplan-Meier”对话框的设置

“Options”包括“Statistics”和“Plots”两个模块。“Statistics”主要输出生存分析表(Survival table(s))、生存时间的均值和中位数(Mean and median survival)、四分位数(Quartiles)。“Plots”模块中有累积生存函数曲线(Survival)、生存函数被 1 减后的曲线(One minus survival)、累积风险函数曲线(Hazard)、对数生存曲线(Log Survival)(图 13-3)。

具体操作如下：在“Statistics”中选择“Survival table(s)”和“Mean and median survival”，在“Plots”选项下选择“Survival”，单击“Continue”返回主对话框，单击“OK”按钮。“Compare Factor Levels”包括检验方法的选择(Log rank，Breslow 和 Tarone-Ware)，分组的线性趋势。本例选择“Log rank”，单击“Continue”(图 13-4)。

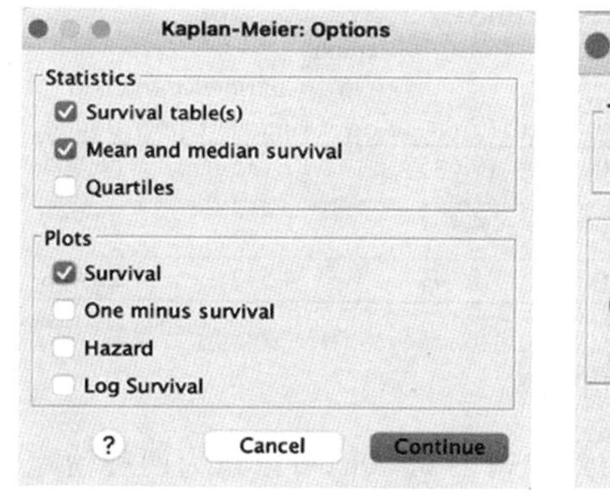

图 13-3　“Options”对话框

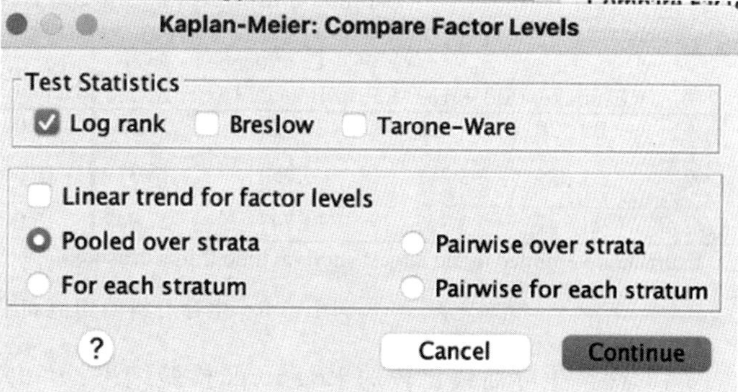

图 13-4　“Compare Factor Levels”对话框

3.结果阅读 (1)Survival Table:包括分组(Group)、生存时间(Time)、生存结局(Status)、生存率(Cumulative Proportion Surviving at the Time)的估算值(Estimate)和标准误(Std. Error)、累积死亡数(N of Cumulative Events)和剩余病例(N of Remaining Cases)(图 13-5)。

Survival Table

分组		Time	Status	Cumulative Proportion Surviving at the Time Estimate	Std. Error	N of Cumulative Events	N of Remaining Cases
甲药	1	5.000	死亡	.909	.087	1	10
	2	7.000	截尾	.	.	1	9
	3	13.000	死亡	.	.	2	8
	4	13.000	死亡	.707	.143	3	7
	5	23.000	死亡	.606	.154	4	6
	6	30.000	死亡	.505	.158	5	5
	7	30.000	截尾	.	.	5	4
	8	38.000	死亡	.379	.161	6	3
	9	42.000	死亡	.	.	7	2
	10	42.000	死亡	.126	.116	8	1
	11	45.000	截尾	.	.	8	0
乙药	1	1.000	死亡	.889	.105	1	8
	2	3.000	死亡	.	.	2	7
	3	3.000	死亡	.667	.157	3	6
	4	7.000	死亡	.556	.166	4	5
	5	10.000	死亡	.444	.166	5	4
	6	15.000	死亡	.	.	6	3
	7	15.000	死亡	.222	.139	7	2
	8	23.000	死亡	.111	.105	8	1
	9	30.000	死亡	.000	.000	9	0

图 13-5 生存分析结果

(2)Mean and Median for Survival Time:包括组别(Group),平均生存时间(Mean)的估计值(Estimate)、标准误(Std. Error)及其 95%置信区间(95% Confidence Interval),中位生存期(Median)的估计值(Estimate)、标准误(Std. Error)及其 95%置信区间(95% Confidence Interval)。本题甲药的生存中位数是 38.00 周,乙药的生存中位数是 10.00 周(图 13-6)。

Means and Medians for Survival Time

分组	Mean[a]				Median			
	Estimate	Std. Error	95% Confidence Interval Lower Bound	Upper Bound	Estimate	Std. Error	95% Confidence Interval Lower Bound	Upper Bound
甲药	29.520	4.352	20.989	38.051	38.000	10.645	17.135	58.865
乙药	11.889	3.281	5.459	18.319	10.000	4.472	1.235	18.765
Overall	21.347	3.367	14.747	27.947	15.000	5.341	4.532	25.468

a. Estimation is limited to the largest survival time if it is censored.

图 13-6 生存分析的均值和中位数

(3)两组生存曲线比较的 Log rank 检验结果:$\chi^2=7.63$,$P=0.006$,可以认为两种治疗方法有差别(图 13-7)。

Overall Comparisons

	Chi-Square	df	Sig.
Log Rank (Mantel-Cox)	7.628	1	.006

Test of equality of survival distributions for the different levels of 分组.

图 13-7　生存曲线比较

(4)绘制两组生存曲线，如图 13-8 所示。

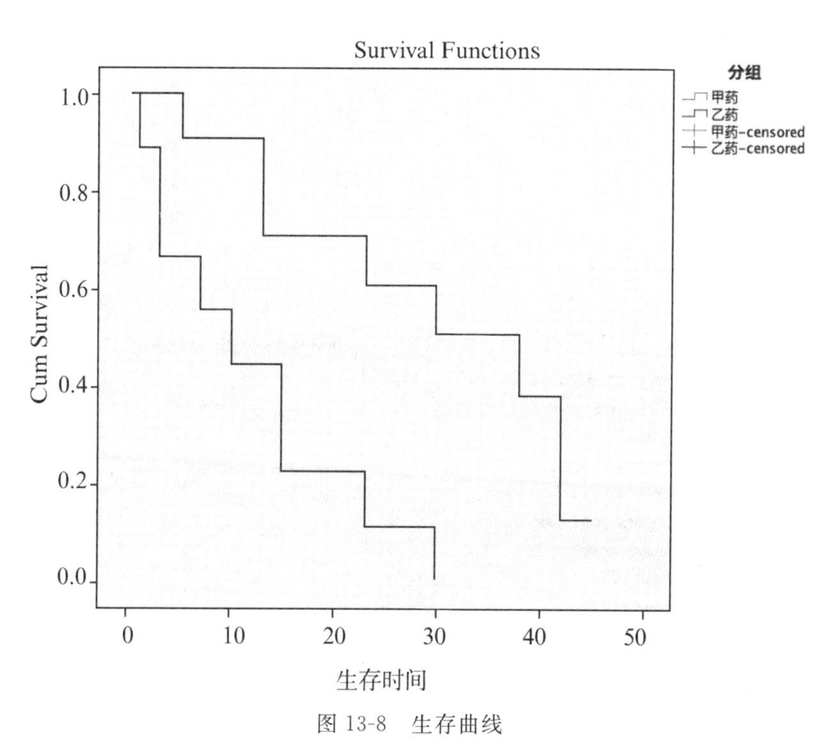

图 13-8　生存曲线

第二节　寿命表法

13-2　寿命表法

寿命表法主要适用于频数分布的大数据。

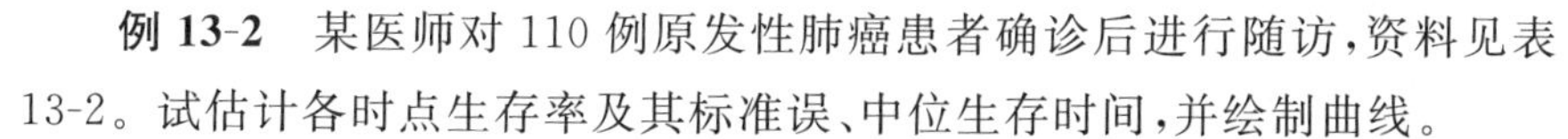

例 13-2　某医师对 110 例原发性肺癌患者确诊后进行随访，资料见表 13-2。试估计各时点生存率及其标准误、中位生存时间，并绘制曲线。

1. 数据文件的建立　定义三个变量：time(生存时间)、status(结局状态)、freq(人数)，录入数据，具体见图 13-9。

2. 频数加权　在菜单栏“Data”中选择“Weight Case”，单击“Weight case by”，把变量 freq 选入。

3. 数据分析　在菜单栏“Analyze”中选择“Survival”，单击“Life Tables”(图 13-10)，并对选项进行设置(图 13-11)，随访时间(time)选入 time 命令框；设置时间间隔：时间为 0～10 年，步长为 1；把 status 选入 Status 命令框，并设置“Define Event”的发生事件为 1(图 13-12)。

表 13-2　110 例原发性肺癌患者的生存情况

时间分组(月)	期内死亡人数	期内删失人数
0～	25	1
1～	21	2
2～	30	1
3～	18	2
4～	2	0
5～	1	1
6～	2	0
7～	0	2
8～	1	0
9～10	0	1

	time	status	freq
1	0	0	1
2	0	1	25
3	1	0	2
4	1	1	21
5	2	0	1
6	2	1	30
7	3	0	2
8	3	1	18
9	4	0	0
10	4	1	2
11	5	0	1
12	5	1	1
13	6	0	0

图 13-9　数据文件

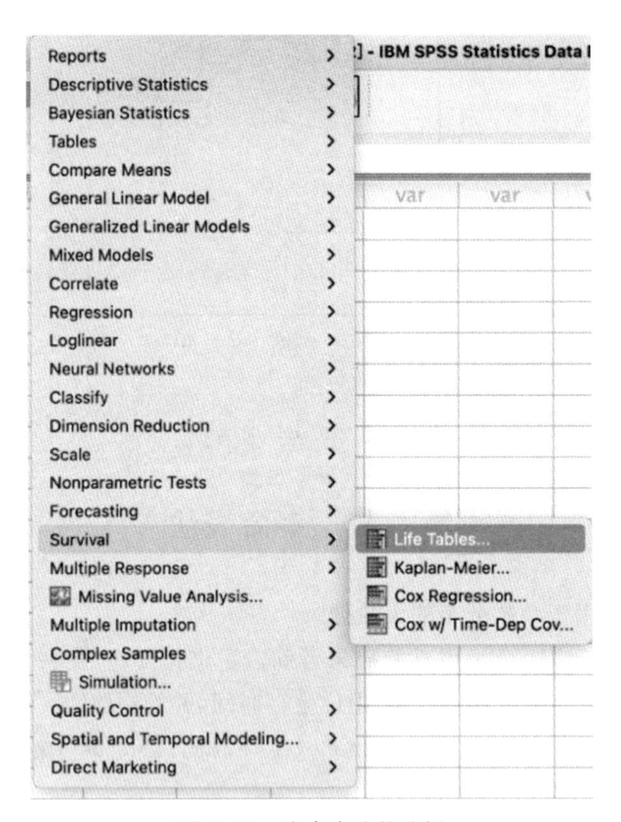

图 13-10　寿命表法的选择

“Options”主要选择“Plots”模块，该模块中有 Survival(累积生存函数曲线)，Log survival(对数生存曲线)，Hazard(累积风险函数曲线)，Density(密度)，One minus survival(生存函数被 1 减后的曲线)(图 13-13)。选择“Life table(s)”，“Plots”选项下选择“Survival”，单击“Continue”返回主对话框，单击“OK”按钮。

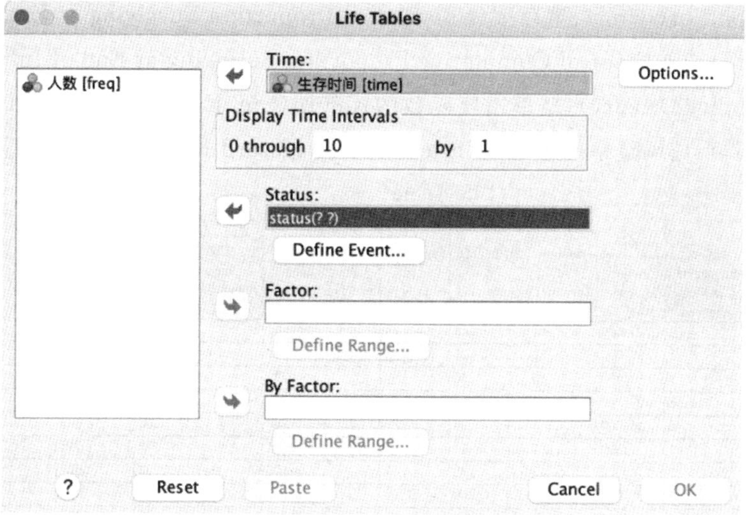

图 13-11　"Life Tables"主界面

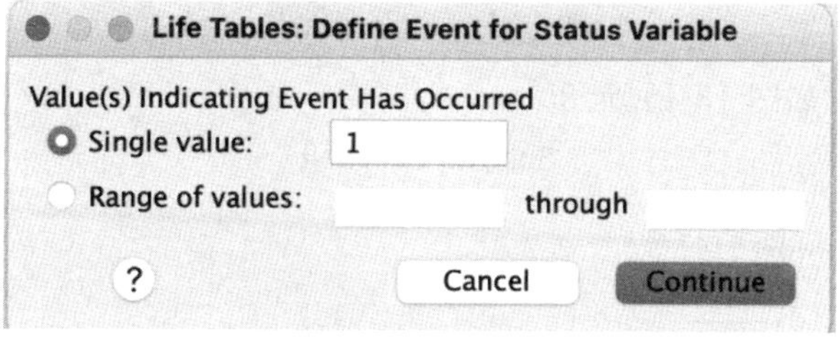

图 13-12　事件定义

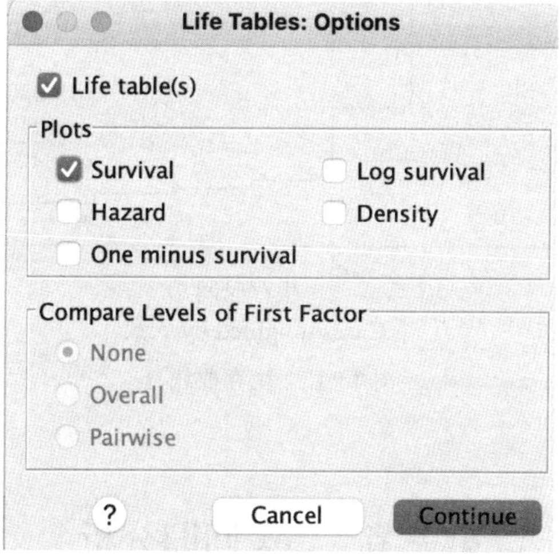

图 13-13　"Options"对话框

4. 结果阅读

①Life Table:包括生存时间区间起点(Interval Start Time)、期初例数(Number Entering Interval)、删失数(Number Withdrawing during Interval)、校正人数(Number Exposed to Risk)、死亡数(Number of Terminal Events)、死亡概率(Proportion Terminating)、生存

概率(Proportion Surviving)、生存率(Cumulative Proportion Surviving at End of Interval)、生存率的标准误(Std. Error of Cumulative Proportion Surviving at End of Interval)、概率密度函数(Probability Density)、概率密度函数的标准误(Std. Error of Probability Density)、风险率(Hazard Rate)、风险率的标准误(Std. Error of Hazard Rate)(图 13-14)。

Life Table[a]

Interval Start Time	Number Entering Interval	Number Withdrawing during Interval	Number Exposed to Risk	Number of Terminal Events	Proportion Terminating	Proportion Surviving	Cumulative Proportion Surviving at End of Interval	Std. Error of Cumulative Proportion Surviving at End of Interval	Probability Density	Std. Error of Probability Density	Hazard Rate	Std. Error of Hazard Rate
0	110	1	109.500	25	.23	.77	.77	.04	.228	.040	.26	.05
1	84	2	83.000	21	.25	.75	.58	.05	.195	.038	.29	.06
2	61	1	60.500	30	.50	.50	.29	.04	.286	.044	.66	.11
3	30	2	29.000	18	.62	.38	.11	.03	.180	.038	.90	.19
4	10	0	10.000	2	.20	.80	.09	.03	.022	.015	.22	.16
5	8	1	7.500	1	.13	.87	.08	.03	.012	.012	.14	.14
6	6	0	6.000	2	.33	.67	.05	.02	.025	.017	.40	.28
7	4	2	3.000	0	.00	1.00	.05	.02	.000	.000	.00	.00
8	2	0	2.000	1	.50	.50	.03	.02	.025	.021	.67	.63
9	1	1	.500	0	.00	1.00	.03	.02	.000	.000	.00	.00

a. The median survival time is 2.27

图 13-14 生存分析表

②绘制生存曲线,如图 13-15 所示。

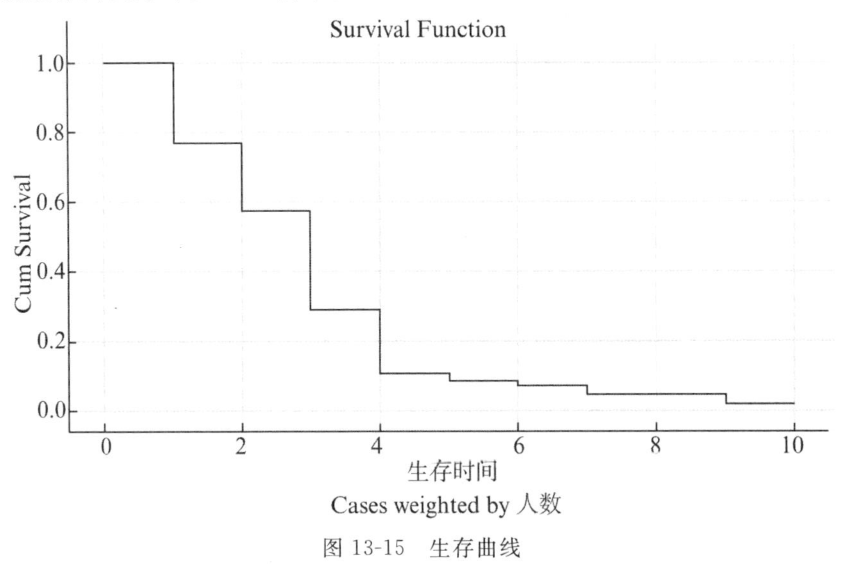

图 13-15 生存曲线

第三节 Cox 回归分析

13-3 Cox 回归分析

例 13-3 某研究者收集了 30 例膀胱肿瘤患者手术后的随访资料,具体变量的赋值见表 13-3。试对膀胱肿瘤患者生存情况的影响因素进行 Cox 回归分析。

表 13-3　膀胱肿瘤患者生存的影响因素与赋值

因素	变量名	赋值说明
年龄	age	年龄(岁)
肿瘤分期	grade	1,2,3 肿瘤三个分期
肿瘤大小	size	<3cm=0,≥3cm=1
生存时间	time	生存时间(月)
结局	status	截尾=0,死亡=1

该研究以死亡为结局,研究因素有年龄、肿瘤分期和大小,每个研究对象都有生存时间(随访开始到死亡、失访或随访结束的时间)。欲了解膀胱肿瘤患者生存情况的影响因素,可以用 Cox 比例风险模型(Cox proportional-hazards model,也称为 Cox 回归)进行分析。实际上,Cox 回归的结局不一定是死亡,也可以是发病、妊娠、再入院等。其共同特点是,不仅考察结局是否发生,还考察结局发生的时间。

在进行 Cox 回归分析前,如果样本不多而变量较多,建议先通过单变量分析(KM 法绘制生存曲线、Logrank 检验等)考察所有自变量与因变量之间的关系,筛掉一些可能无意义的变量,再进行多因素分析,这样可以保证结果更加可靠。即使样本足够大,也不建议把所有的变量代入方程直接分析,一定要先弄清楚各个变量之间的相互关系,确定自变量代入方程的形式,这样才能有效地进行分析。单因素分析后,应当考虑将哪些自变量纳入 Cox 回归模型。一般情况下,建议纳入的变量有:①单因素分析差异有统计学意义的变量(此时,最好将 P 值放宽一些,比如 0.1 或 0.15 等,避免漏掉一些重要因素);②单因素分析时,没有发现差异有统计学意义,但是临床上认为与因变量关系密切的自变量。

1. 数据录入,见图 13-16。

	id	age	grade	size	time	status
1	1	62	1	0	59	0
2	2	64	1	0	53	1
3	3	52	2	0	44	0
4	4	60	1	0	53	0
5	5	59	2	1	23	1
6	6	59	1	1	37	1
7	7	63	1	1	49	1
8	8	62	1	0	36	1
9	9	50	1	1	30	1
10	10	26	1	1	43	1
11	11	43	2	1	34	1
12	12	62	1	0	45	1
13	13	67	1	0	41	1
14	14	70	2	0	40	1
15	15	56	1	0	31	1

图 13-16　数据录入

2. 数据分析　在菜单栏“Analyze”中选择“Survival”,单击“Cox Regression”(图 13-17)。

(1)主界面设置:将生存时间变量送入“Time”框中,将结局变量送入“Status”框中,单击“Define Event”,定义表示终点事件发生的数值(此例中为死亡,用 1 表示),将影响因素选入

“Covariates”框中,“Method”选择“Forward:LR”(图 13-18)。

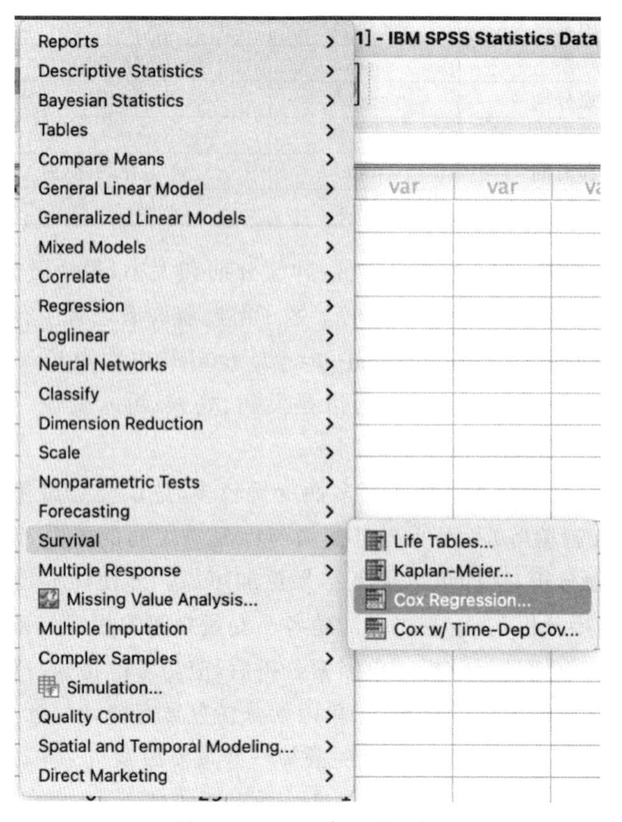

图 13-17　Cox 方法的选择

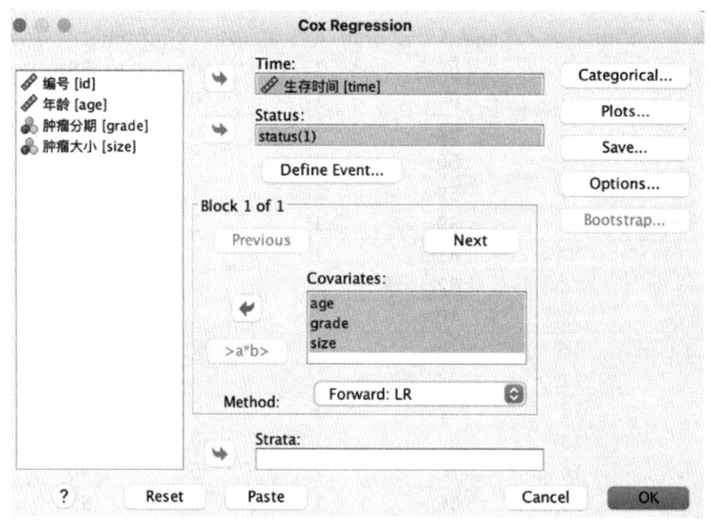

图 13-18　Cox 回归分析主界面

对于自变量筛选的方法(“Method”对话框),SPSS 提供了 7 种选择(具体见 Logistic 回归)。各种方法之间的差别在于变量筛选方法不同,其中“Forward:LR”法(基于最大似然估计的向前逐步回归法)的结果相对可靠,但最终模型的选择还需要获得专业理论的支持。

(2)“Categorical Covariates”选项设置:将分类变量“grade”、“size”选入右侧“Categorical Covariates”里,并选择“Reference Category”,以 First 为参比(即选择最小数值为参照组),单击“Change”和“Continue”(图 13-19)。

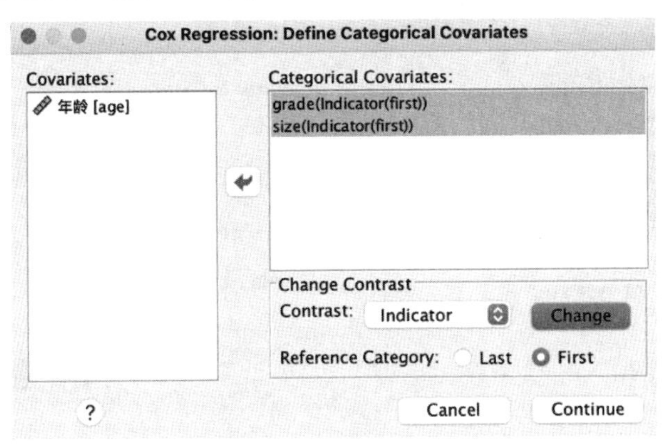

图 13-19 “Categorical Covariates”对话框

注意:①在数据录入时,建议将多分类变量赋值为 0、1、2、3…或者 1、2、3、4… ②当自变量是分类变量,要在“Plots”选项中设置生存曲线时,必须在“Categorical Covariates”中设置成哑变量。比如本例中,size 为二分类变量,但要观察不同用药组间的生存曲线,就需要在“Categorical Covariates”选项中定义 size 变量。

(3)“Plots”选项设置:绘制生存曲线的步骤如下:①可选择“Plot Type”中的“Survival”(生存曲线);②将主要分类变量(grade)选入右侧“Separate lines for”中,可以输出该变量不同组间对应的生存曲线,其他按默认选“Continue”(图 13-20)。

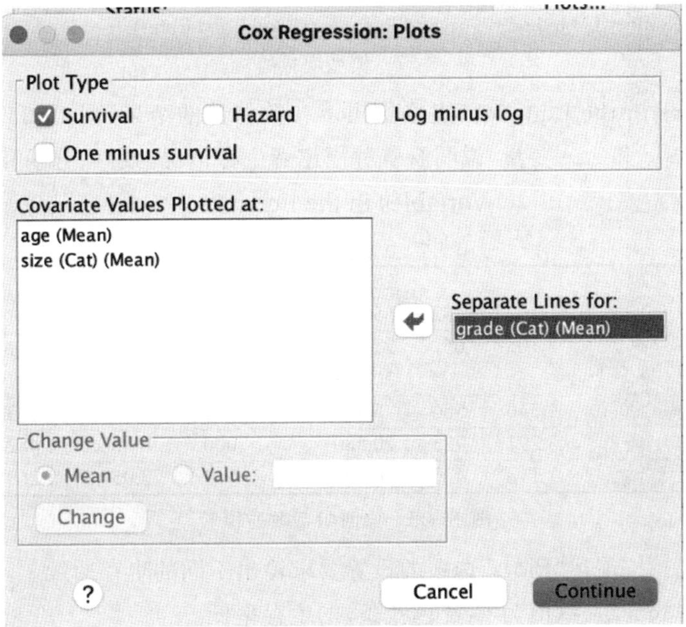

图 13-20 “Plots”对话框

(4)“Options”选项设置:①选择“Model Statistics”中的“CI for exp(B)”,要求输出 *HR* 值的 95%置信区间;②可选择“Display model information”中的“At last step”,即要求仅输出最后一步的模型,其他按默认选项,选择“Continue”,单击“OK”(图 13-21)。

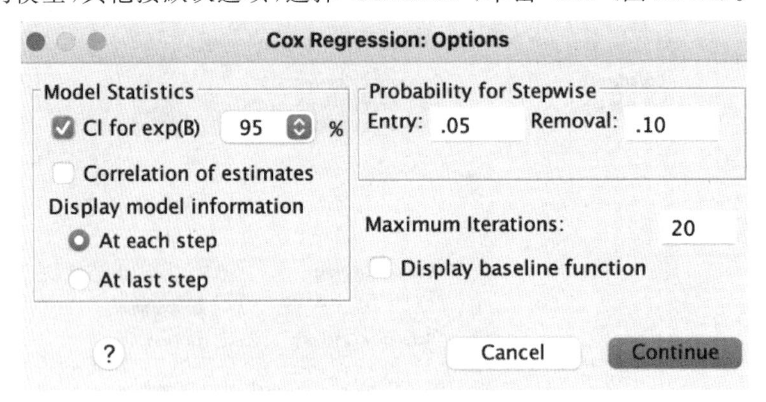

图 13-21 “Options”对话框

3. 结果阅读

(1)“Omnibus Tests of Model Coefficients”表格分别给出了模型中 grade 和 size 的回归系数的检验结果(图 13-22)。对于本例,模型整体检验有统计学意义。

Omnibus Tests of Model Coefficients[c]

Step	-2 Log Likelihood	Overall (score)			Change From Previous Step			Change From Previous Block		
		Chi-square	df	Sig.	Chi-square	df	Sig.	Chi-square	df	Sig.
1[a]	120.526	32.191	2	.000	23.821	2	.000	23.821	2	.000
2[b]	114.119	35.978	3	.000	6.407	1	.011	30.228	3	.000

a. Variable(s) Entered at Step Number 1: 肿瘤分期

b. Variable(s) Entered at Step Number 2: 肿瘤大小

c. Beginning Block Number 1. Method = Forward Stepwise (Likelihood Ratio)

图 13-22 模型变量的检验

(2)“Variables in the Equation”表格给出了参数估计的结果(图 13-23),结果显示筛选后的模型包含 grade 和 size 变量,说明膀胱肿瘤患者生存情况与肿瘤分期和大小有关。

Variables in the Equation

		B	SE	Wald	df	Sig.	Exp(B)	95.0% CI for Exp(B)	
								Lower	Upper
Step 1	肿瘤分期			22.476	2	.000			
	肿瘤分期(1)	1.192	.532	5.023	1	.025	3.295	1.161	9.350
	肿瘤分期(2)	3.105	.657	22.348	1	.000	22.305	6.157	80.808
Step 2	肿瘤分期			20.610	2	.000			
	肿瘤分期(1)	1.346	.556	5.867	1	.015	3.843	1.293	11.425
	肿瘤分期(2)	3.291	.725	20.580	1	.000	26.862	6.482	111.325
	肿瘤大小	1.118	.449	6.195	1	.013	3.057	1.268	7.371

图 13-23 偏回归系数的检验

(3)生存曲线。按前述“Plots”选项的设置要求输出不同的生存曲线。≥3cm 组(赋值为 1,绿色线条)比<3cm 组(赋值为 0,蓝色线条)的生存率低。

第四节　结果的书写

生存分析法的结果书写具体如下：

1. K-M 法　甲组中位生存数为 38 周，乙组中位生存数为 10 周；两种治疗方法的生存时间有差别（$\chi^2=7.63$，$P=0.006$），从生存曲线看，甲组的效果优于乙组（图 13-24）。

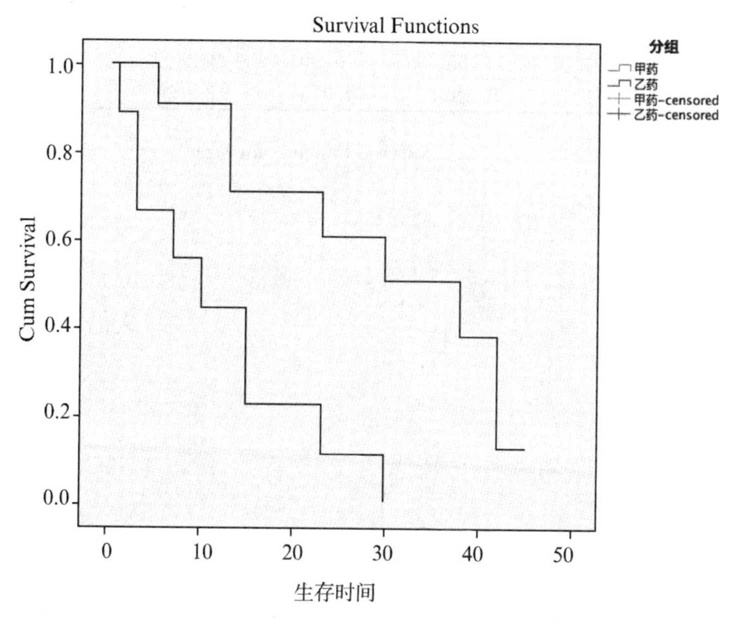

图 13-24　K-M 法的生存曲线

2. 寿命表法　该资料的生存中位数为 2.27 个月（图 13-25）。

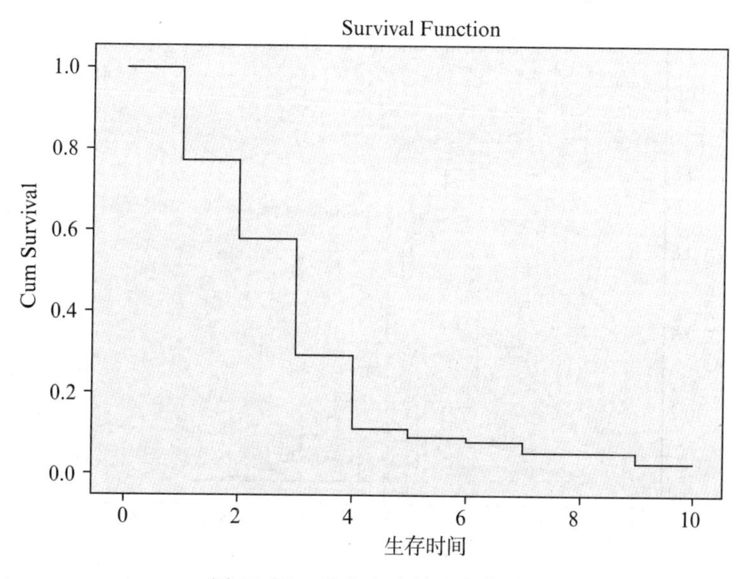

图 13-25　寿命表法的生存曲线

3. 膀胱肿瘤患者手术后的 Cox 回归分析　将年龄(age)、分期(grade)和大小(size)纳入 Cox 回归分析,选择 Forward(LR),$P_{纳入} \leqslant 0.05$ 和 $P_{排除} \geqslant 0.10$。最终进入回归模型的因素共 2 项,其分期(grade2,$P=0.015$;grade3,$P<0.001$)和大小(Size≥3,$P=0.013$)与膀胱肿瘤患者手术的预后有关;其余变量未进入模型,详见表 13-4。由生存曲线可以看出,肿瘤分期越小、大小越小者生存率越高(图 13-26、图 13-27)。

表 13-4　Cox 回归分析

变量	B	χ^2	P	HR	95%CI
grade2	1.346	5.867	0.015	3.843	1.293～11.425
grade3	3.291	20.580	<0.001	26.862	6.482～111.325
size(≥3)	1.118	6.195	0.013	3.057	1.268～7.371

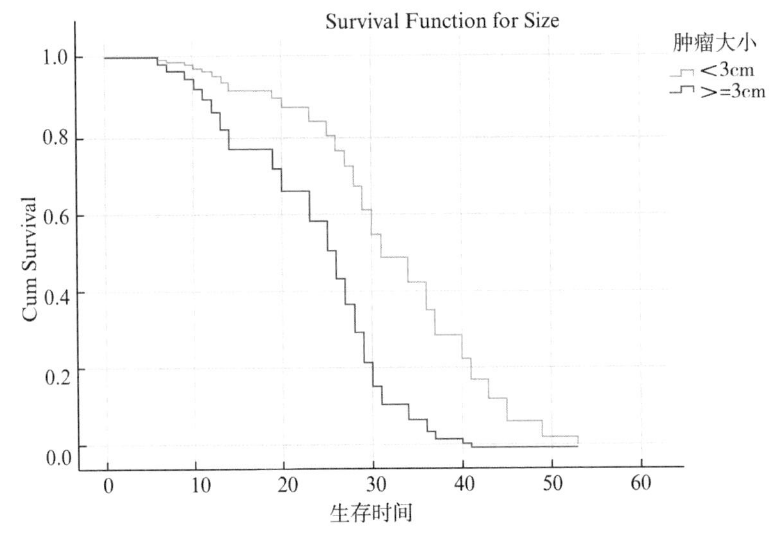

图 13-26　肿瘤大小的生存曲线

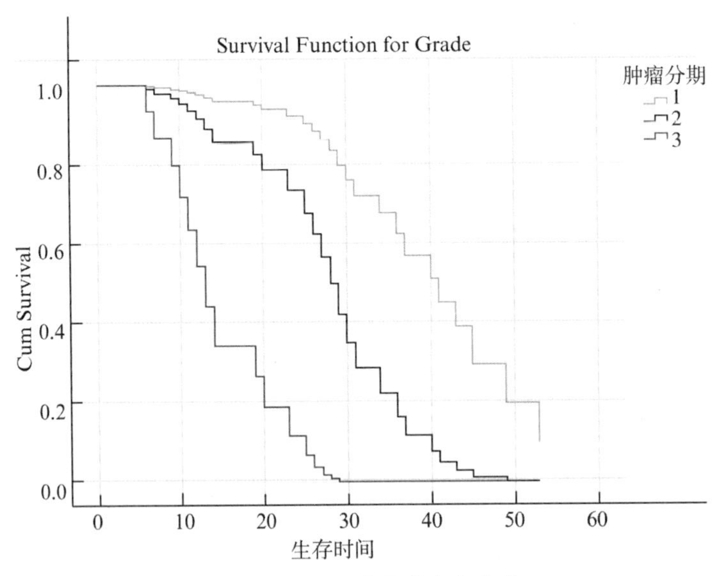

图 13-27　肿瘤分期的生存曲线

【思维导图】

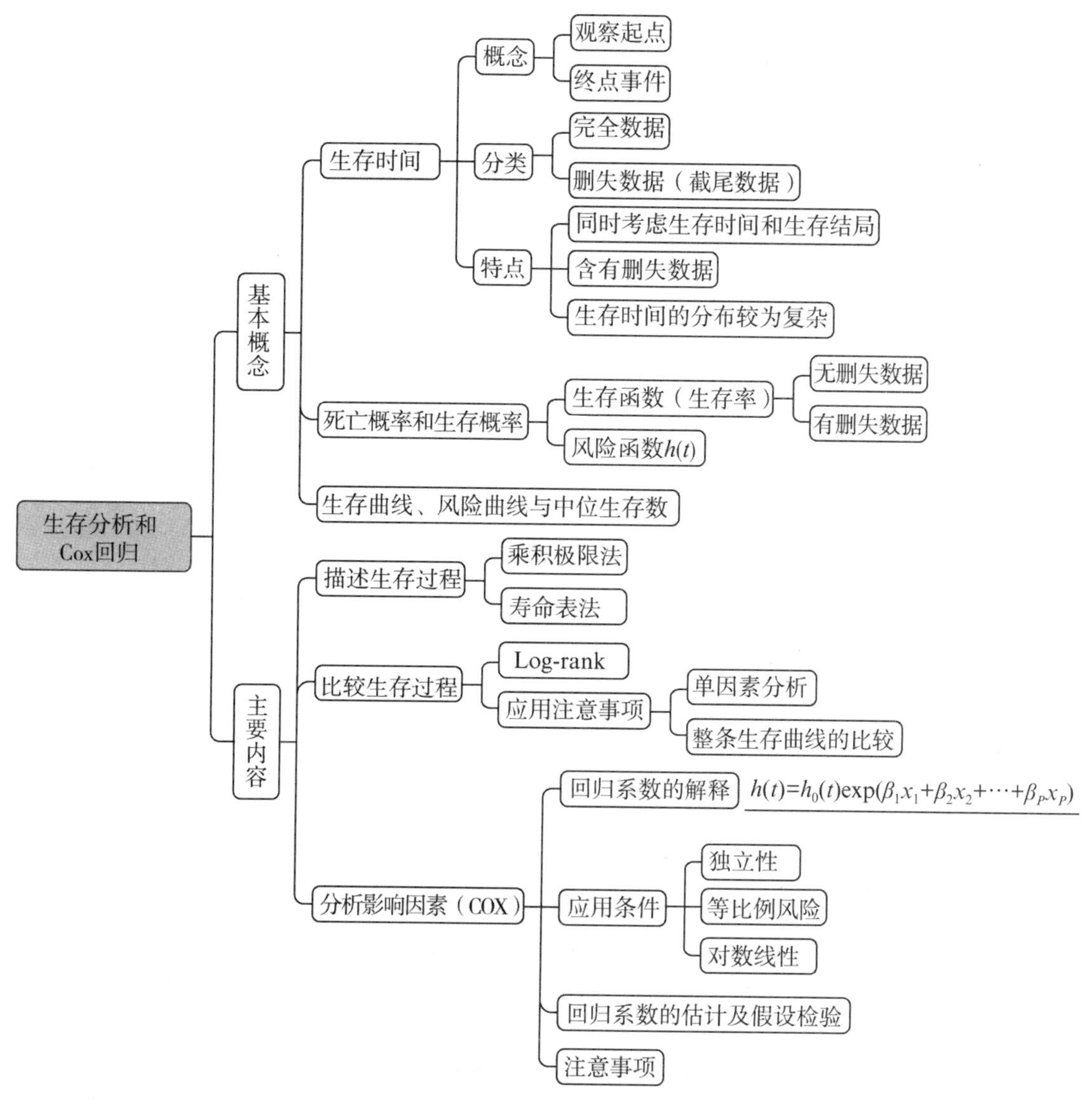

练习题

1. 为了比较不同手术方法治疗肾上腺肿瘤的疗效，某研究者随机将 43 例病人分成两组，甲组 23 例，乙组 20 例，生存时间（月）见表 13-5。

表 13-5　两组的生存时间

甲组：1，3，5(3)，6(3)，7，8，10(2)，14^+，17，19^+，20^+，22^+，26^+，31^+，34，34^+，44，59
乙组：1(2)，2，3(2)，4(3)，6(2)，8，9(2)，10，11，12，13，15，17，18

其中有“+”者是删失数据，表示病人仍生存或失访，括号内为重复死亡数。试计算甲组的生存率与标准误，并进行两组的比较。

2. 某研究者随访收集了某地男性心绞痛患者 2418 例,具体数据资料见表 13-6。试计算该地男性心绞痛患者的生存率、标准误和生存中位数。

表 13-6　2418 例男性心绞痛患者的生存情况

生存时间(年)	期内死亡数	期内删失数
0～	456	0
1～	226	39
2～	152	22
3～	171	23
4～	135	24
5～	125	107
6～	83	133
7～	74	102
8～	51	68
9～	42	64
10～	43	45
11～	34	53
12～	18	33
13～	9	27
14～	6	33
15～	0	20

3. 为探讨某恶性肿瘤的预后,某研究者收集了 63 例患者的生存时间、生存结局及影响因素。影响因素包括病人年龄、性别、组织学类型、治疗方法、淋巴结转移、肿瘤浸润程度,生存时间 t 以月计算。变量的赋值和所收集的资料分别见表 13-7 和表 13-8。试用 Cox 回归模型进行分析。

表 13-7　某恶性肿瘤的影响因素与赋值

因素	变量名	赋值说明
年龄	X_1	(岁)
性别	X_2	女=0,男=1
组织学类型	X_3	低分化=0,高分化=1
治疗方法	X_4	传统疗法=0,新型疗法=1
淋巴结转移	X_5	否=0,是=1
肿瘤浸润程度	X_6	未突破浆膜层=0,突破浆膜层=1
生存时间	t	(月)
生存结局	Y	删失=0,死亡=1

表 13-8　63 名恶性肿瘤患者的生存时间(月)及影响因素

No	X_1	X_2	X_3	X_4	X_5	X_6	t	Y
1	54	0	0	1	1	0	52	0
2	57	0	1	0	0	0	51	0
3	58	0	0	0	1	1	35	1
4	43	1	1	1	1	0	103	0
5	48	0	1	0	0	0	7	1
6	40	0	1	0	0	0	60	0
7	44	0	1	0	0	0	58	0
8	36	0	0	0	1	1	29	1
9	39	1	1	1	0	1	70	0
10	42	0	1	0	0	1	67	0
11	42	0	1	0	0	0	66	0
12	42	1	0	1	1	0	87	0
13	51	1	1	1	0	0	85	0
14	55	0	1	0	0	1	82	0
15	49	1	1	1	0	1	76	0
16	52	1	1	1	0	1	74	0
17	48	1	1	1	0	0	63	0
18	54	1	0	1	1	1	101	0
19	38	0	1	0	0	0	100	0
20	40	1	1	1	0	1	66	1
21	38	0	0	0	1	0	93	0
22	19	0	0	0	1	0	24	1
23	67	1	0	1	1	0	93	0
24	37	0	0	1	1	0	90	0
25	43	1	0	0	1	0	15	1
26	49	0	0	0	1	0	3	1
27	50	1	1	1	1	1	87	0
28	53	1	1	1	0	0	120	0
29	32	1	1	1	0	0	120	0
30	46	0	1	0	0	1	120	0
31	43	1	0	1	1	0	120	0
32	44	1	0	1	1	0	120	0
33	62	0	0	0	1	0	120	0
34	40	1	1	1	0	1	40	1
35	50	1	0	0	1	0	26	1
36	33	1	1	0	0	0	120	0
37	57	1	1	1	0	0	120	0
38	48	1	0	0	1	0	120	0
39	28	0	0	0	1	0	3	1
40	54	1	0	1	1	0	120	1
41	35	0	1	0	1	1	7	1
42	47	0	0	0	1	0	18	1
43	49	1	0	1	1	0	120	0
44	43	0	1	0	0	0	120	0
45	48	1	1	0	0	0	15	1
46	44	0	0	0	1	0	4	1
47	60	1	1	1	0	0	120	0
48	40	0	0	0	1	0	16	1
49	32	0	1	0	0	1	24	1
50	44	0	0	0	1	1	19	1
51	48	1	0	0	1	0	120	0
52	72	0	1	0	1	0	24	1
53	42	0	0	0	1	0	2	1
54	63	1	0	1	1	0	120	0
55	55	0	1	1	0	0	12	1
56	39	0	0	0	1	0	5	1
57	44	0	0	0	1	0	120	0
58	42	1	1	1	0	0	120	0
59	74	0	0	0	1	1	7	1
60	61	0	1	0	1	0	40	1
61	45	1	0	1	1	0	108	0
62	38	0	1	0	0	0	24	1
63	62	0	0	0	1	0	16	1

第二篇　GraphPad Prism在统计分析和制图中的应用

第十四章　GraphPad Prism 介绍

14-1　GraphPad Prism 介绍

GraphPad Prism 由 GraphPad Software 公司推出，是一款数据处理与图形制作软件。该软件集生物统计、曲线拟合和科技绘图于一体，主要功能包括基础的统计分析、回归分析和科研论文作图。本教材基于 GraphPad Prism 9 版本对学术图表的绘制方法及部分数据的统计分析进行介绍。GraphPad Prism 9 版本定义了 8 种数据表，数据的分析按照“数据录入—数据分析—图表生成与美化”的顺序进行。本教材结合科研实例，使用 t 检验、卡方检验、方差分析、生存分析和回归分析等相关统计分析方法，介绍线图、散点图、气泡图、柱状图、饼图、面积图等常用学术图表的绘制。

GraphPad Prism 的网址为 https://www.graphpad.com/scientific-software/prism/，可以选择购买或免费使用 30 天，其中学术版和学生版的价格比较合理。

第一节　GraphPad Prism 使用界面介绍

GraphPad Prism 的使用界面有欢迎界面和操作界面。

一、欢迎界面

双击 Prism 按钮，就进入欢迎界面(图 14-1)。欢迎界面左面包括新建、学习和打开三类分区。

(一)新建分区(CREATE)

新建分区(CREATE)包括 8 个模块，每个模块中的每个数据表都预装了一组供学习用的数据，初学者可以应用这些数据来了解数据输入的结构和如何在这些数据中执行不同的分析。具体模块及项目如下：

1. XY 表(XY)　可用于线性、非线性的回归和相关分析、二分类 Logistic 回归、剂量反应关系等的分析。

2. 纵列表(Column)　可用于 t 检验、单因素方差分析、重复测量的单因素方差分析、

ROC 曲线、Bland-Altman 测量方法、Meta 分析(森林图)等的分析。

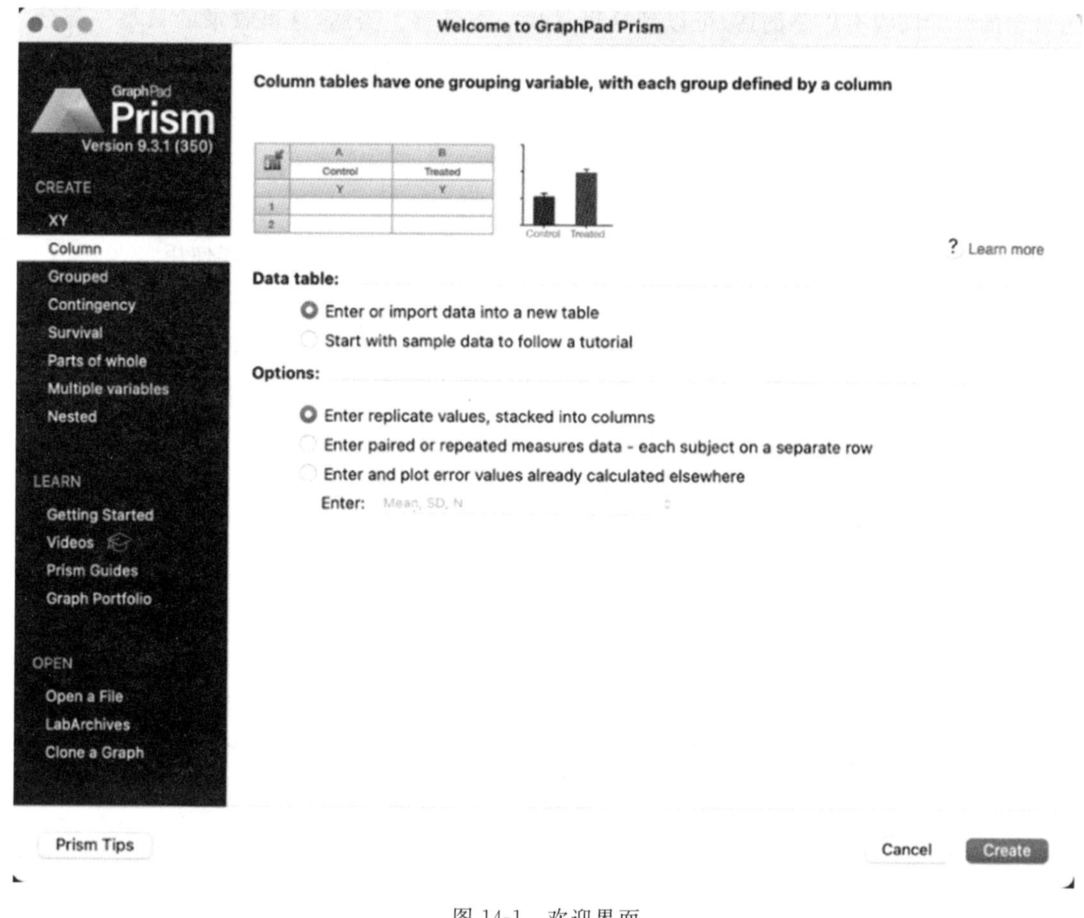

图 14-1　欢迎界面

3. 行列分组表(Grouped)　可用于多因素(两因素、三因素)方差分析、重复测量的方差分析、多重 t 检验、热图等的分析。

4. 列联表(Contingency)　可用于卡方检验、Fishers 确切概率法、灵敏度和特异度、卡方趋势检验等的分析。

5. 生存分析(Survival)　用于两组和三组资料的生存分析。

6. 局部整体表(Parts of whole)　可用于计算行、列和总数的百分比，拟合优度检验等。

7. 多变量数据表(Multiple variables)　可用于多重线性回归、多变量 Logistic 回归、Poison 回归、相关矩阵、主成分分析、Cox 比例风险回归。

8. 嵌套数据表(Nested)　可用于嵌套 t 检验、嵌套方差分析等。

(二)学习分区(LEARN)

1. 快速入门(Getting started)。

2. 视频(Videos)。

3. Prism 指南(Prism Guides)。

4. 图形仓库(Graph Portfolio)　这个选项中提供了大量软件能够绘制的统计图,如果对想绘制的统计图没有思路的话,可以到这里寻找一下灵感。当然,这里收录的只是一部分,软件的自由度十分高,相信大家能够发挥自己的想象力并制作出独一无二美观且实用的统计图。

(三)打开分区(OPEN)

1. 打开已建文件(Open a File)。

2. 实验室功能(LabArchives)　是软件提供云端功能,在国内一般不能使用。

3. 克隆图形(Clone a Graph)　可以从软件 Opened project(打开的项目)、Recent project(最近项目)、Saved example(保存的样图)以及 Shared example(共享的样图)里面克隆统计图。克隆功能能够将打开的项目中的相关图形模板以及数据进行复制,并且在后续的操作中选择是否增加或删除,非常适合制作同系列的统计图。

欢迎界面的右侧针对 Prism 的八个模块有不同的显示界面,包括相应的图片格式和数据的来源以及功能的选项,详见具体操作。

二、操作界面

选择相应的模块和数据的来源等,软件就进入了操作界面(图 14-2)。操作界面有菜单栏、工具栏、数据表、导航栏和状态栏。

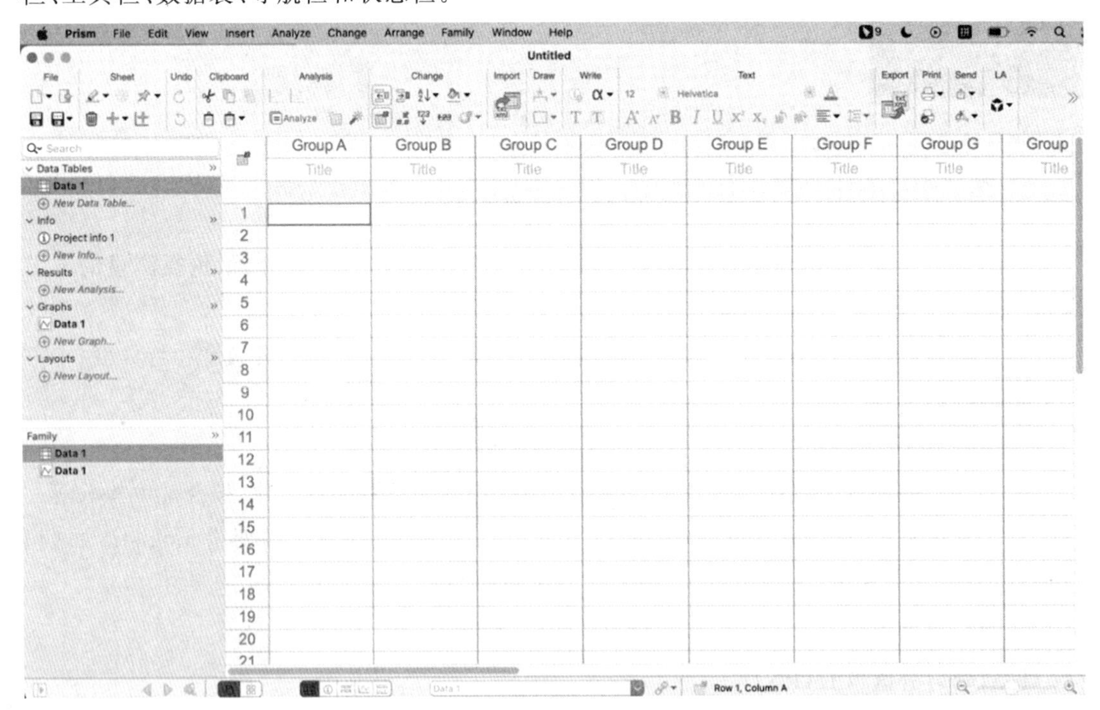

图 14-2　操作界面

1. 菜单栏　共有 10 个菜单,其中最常用的是 Analyze 菜单(表 14-1)。

表 14-1　GraphPad Prism 菜单

菜单名	功能
File	文件基本管理命令、打印控制命令和参数设置命令
Edit	常规的编辑工作
View	管理和控制视图
Insert	插入不同的文件和格式
Analyze	数据进行统计分析
Change	更改数据表的大小、颜色等参数
Arrange	布局
Family	管理相互关联的数据、信息、结果、图片和排版
Window	窗口
Help	帮助

2. 工具栏　工具栏将软件操作的高频使用的命令以按钮的形式罗列，不同模块对应的工具栏会有一些差异。

3. 导航栏　GraphPad Prism 最主要的部分之一，是组织数据分析和图形展示的核心。导航栏包括 5 个部分：Data Tables（数据表，用于录入数据）、Info（信息表，用于记录该数据备注信息）、Results（结果，显示分析结果）、Graphs（图形，用于生成图形）、Layouts（图形排版，可以把多个 Graphs 排版成 Figure）。

第二节　GraphPad Prism 的一般操作过程

一般的操作过程包括数据的录入、数据分析和图形的生成与美化，具体步骤为：

1. 打开 GraphPad Prism，选择合适的选项，单击“Create”，新建一个 Project。

2. 数据文件的建立，即在操作界面的数据表中进行资料的输入，供分析或图表的绘制。

3. 在导航栏的“Results”选择“New Analysis”或工具栏的“Analyze”，选择对应的数据和统计方法进行分析。

4. 在导航栏的“Graphs”选择“New Graph”，并选择合适的选项，生成图片。

5. 修饰和美化图片，并保存文件，导出图片。

注意：该软件所用的分析题目都来自 SPSS 操作中对应的案例。

第十五章　数值变量的统计描述

GraphPad Prism 中数值变量的统计描述同 SPSS 操作一样，也是分成两步：一是正态分布检验，二是统计描述指标的计算。如资料呈正态分布，则选用算术均数和标准差，如资料呈非正态分布，则用中位数和四分位间距进行描述。正态分布检验选择"Column Analyses"中的"Normality and Lognormality Tests"选项，统计指标计算的具体命令是"Descriptive Statistics"。

15-1　数值变量的统计描述

例 4-1　某地某年测量了 100 名正常成年男子血清总胆固醇含量，数据见表 15-1，请进行统计描述。

表 15-1　某地某年 100 名成年男子血清总胆固醇含量

（单位：mmol/L）

3.37	4.79	5.10	4.77	5.32	4.50	5.10	4.70	4.44	5.16
4.37	6.25	5.55	4.56	3.35	4.08	4.63	3.61	4.97	4.17
5.77	5.09	4.38	5.18	4.79	5.15	4.79	5.30	4.77	4.40
4.89	5.86	3.40	3.38	4.55	5.15	4.24	4.32	5.85	3.24
5.85	3.04	3.89	6.16	4.58	5.72	4.87	5.17	4.61	4.12
4.43	4.31	6.14	4.88	**2.70**	4.60	6.55	4.76	4.48	6.51
5.18	3.91	5.39	4.52	4.47	3.64	4.09	5.96	6.14	4.69
6.36	4.60	5.09	4.47	3.56	4.23	4.34	5.18	5.69	4.25
6.30	3.95	4.03	5.38	5.21	**7.22**	4.31	4.71	5.21	3.97
5.12	4.55	4.90	3.05	5.20	4.74	5.54	3.93	3.50	6.38

单击"Prism"，进入欢迎界面，如果不小心关闭了该界面，双击操作界面的空白区域可重新打开此界面。选择"Column"，即可显示纵列表的选择界面（图 14-1）。所有模块的选择界面都有两大选项："Data table"和"Options"。其中"Data table"也都有相同的选项：①"Enter or import data into a new table"输入或导入数据到新表中；②"Start with sample data to follow a tutorial"利用软件自带的数据按教程进行练习（建议初学者可根据自带数据进行练习，每个案例都有相应的操作提示）。

选择"Enter or import data into a new table"，"Options"有三个选项：①"Enter replicate values, stacked into columns"在每一列中输入重复测量的值；②"Enter paired or repeated measures data-each subject on a separate row"每一行中输入成对或重复的测量数据；③"Enter and plot error values already calculated elsewhere"输入已经算好的值，在下面的下拉菜单中可以选择。

选择“Start with sample data to follow a tutorial”,“Options”有四大类选项:①“Error bars in column tables”在列表中输入误差等指标;②“T tests”三类 t 检验;③“One-way ANOVA”方差分析(单因素方差分析和单因素重复测量);④“Special uses of column tables”列表的特殊用途。

例 4-1 的具体操作步骤如下:

1. 数据文件的建立　选择“Column”,单击“Enter or import data into a new table”和“Enter replicate values,stacked into columns”,进入操作页面,定义变量名为“cho”,输入 100 个数值(图 15-1)。

2. 正态分布检验　单击“Analyze”,进入分析界面(图 15-2),分析界面分别是方法选择和数据的选择。方法的选择共有 12 个模块,除了欢迎中的 8 个模块以外,还包括最近使用的命令(Recently used)、数据的转化和标准化(Transform,Normalize)、曲线的生成(Generate curve)、数据模拟(Simulate data)。

	Group A
	cho
1	3.37
2	4.37
3	5.77
4	4.89
5	5.85
6	4.43
7	5.18
8	6.36
9	6.30
10	5.12

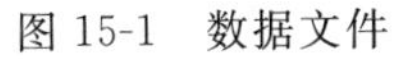

图 15-1　数据文件

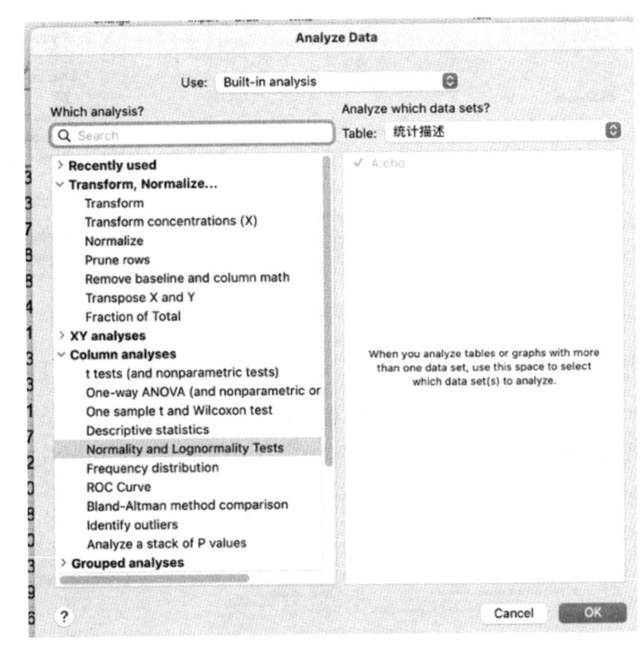

图 15-2　“Analyze Data”对话框

选择“Column analyses”中“Normality and Lognormality Tests”(即正态和对数正态分布检验)(图 15-3)。出现正态分布的界面,该界面的选项有:①“Which distribution(s) to test”,选择检验的分布,包括正态分布、对数正态分布等。②“Methods to test distribution(s)”,检验分布的方法有 4 种:D'Agostino-Pearson、Anderson-Darling、Kolmogorov-Smirnov、Shapiro-Wilk;D'Agostino-Pearson 是 GraphPad 官方推荐的使用方法,Shapiro-Wilk 针对的是样本含量小于 2000 的资料,Kolmogorov-Smirnov(KS)以前发文章用得比较多,目前对 KS 和 Ander son-Darling 不是很推荐。为了与前面 SPSS 的结果有比较性,四种都选择。③“Graphingoptions”图形选择,制作 QQ 图。④“Calculations”定义检验水准。⑤“Output”

输出 P 值的格式。

本例勾选 cho 变量。默认“Parameters:Normality and Lognormality Tests”中的选项，选择“OK”，结果如图 15-4 所示。

正态性检验的结果共有 4 种，如果结果一致，则直接判断；如果结果有差别，为了与 SPSS 比较，样本量大于 2000 的以第四个 KS 检验为主，样本量小于 2000 的，以 SW 检验为准。本次检验中，P 值均大于 0.05，说明两组资料均符合正态分布。

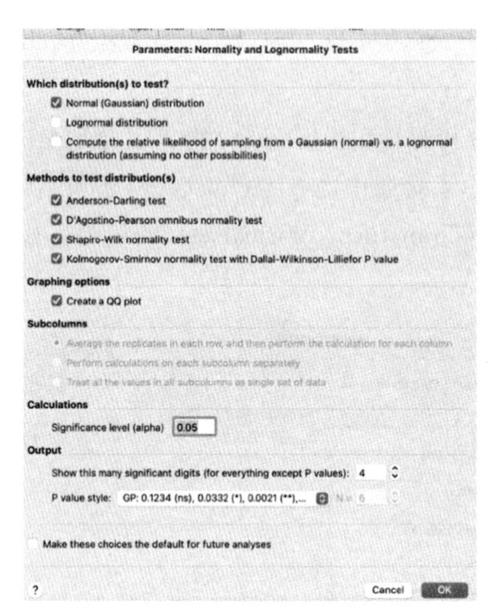

图 15-3　正态分布检验

Normality and Lognormality Tests Tabular results		A cho Y
1	Test for normal distribution	
2	Anderson-Darling test	
3	A2*	0.4433
4	P value	0.2810
5	Passed normality test (alpha=0.05)?	Yes
6	P value summary	ns
7		
8	D'Agostino & Pearson test	
9	K2	0.6962
10	P value	0.7060
11	Passed normality test (alpha=0.05)?	Yes
12	P value summary	ns
13		
14	Shapiro-Wilk test	
15	W	0.9890
16	P value	0.5820
17	Passed normality test (alpha=0.05)?	Yes
18	P value summary	ns
19		
20	Kolmogorov-Smirnov test	
21	KS distance	0.07906
22	P value	>0.1000
23	Passed normality test (alpha=0.05)?	Yes
24	P value summary	ns

图 15-4　正态分布检验结果

3. 指标的计算　单击图 15-2“Column analyses”中的“Descriptive statistics”，在“Parameters:Descriptive Statistics”对话框(图 15-5)中选择“Basics”中的“Mean,SD,SEM”选项和“Quartiles(Median,25th and 75th Percentile)”选项。因为该资料呈正态分布，则结果为 4.78±0.87；如果资料是非正态分布，则结果为 4.73(4.27,5.21)(图 15-6)。

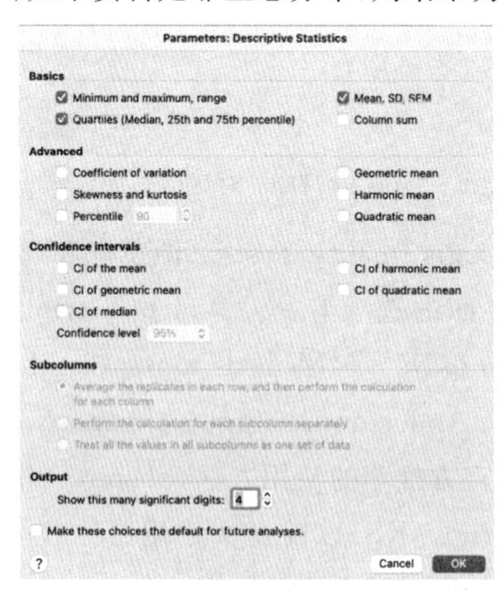

图 15-5　统计描述指标选择对话框

Descriptive statistics		A CHO Y
1	Number of values	100
2		
3	Minimum	2.700
4	25% Percentile	4.265
5	Median	4.725
6	75% Percentile	5.208
7	Maximum	7.220
8	Range	4.520
9		
10	Mean	4.776
11	Std. Deviation	0.8702
12	Std. Error of Mean	0.08702

图 15-6　统计描述指标结果

第十六章　t 检验及图形制作

两样本均数比较包括单样本 t 检验、两样本 t 检验和配对 t 检验，均数比较主要由纵列表(Column)中的模块实现。纵列表的图形制作有 ROC 曲线、Bland-Altman 测量方法和 Meta 分析(森林图)等。

第一节　成组 t 检验

16-1　成组 t 检验及图形制作

对于相互独立的两个来自正态总体的样本，假如两组的方差齐，则用两个样本的均值来推断两样本所对应的总体是否相同，检验由“Column”过程来完成。

例 16-1　研究正常人与高血压患者甘油三酯的含量(mmol/L)，结果见表 16-1。试比较两组血清甘油三酯含量有无差别。

表 16-1　正常人与高血压患者甘油三酯的含量

(单位:mmol/L)

编号	正常人	编号	高血压患者
1	1.60	1	2.05
2	0.61	2	0.90
3	0.97	3	1.03
4	1.12	4	1.46
5	1.10	5	1.37
6	0.79	6	2.01
7	1.64	7	0.90
8	0.95	8	1.10
9	0.78	9	1.55
10	0.97	10	1.85
		11	0.95
		12	1.77

在欢迎界面左侧选择“Column”选项，在“Data table”和“Options”选项中均选择第一行

(图 16-1),然后单击“Create”,就进入操作界面。

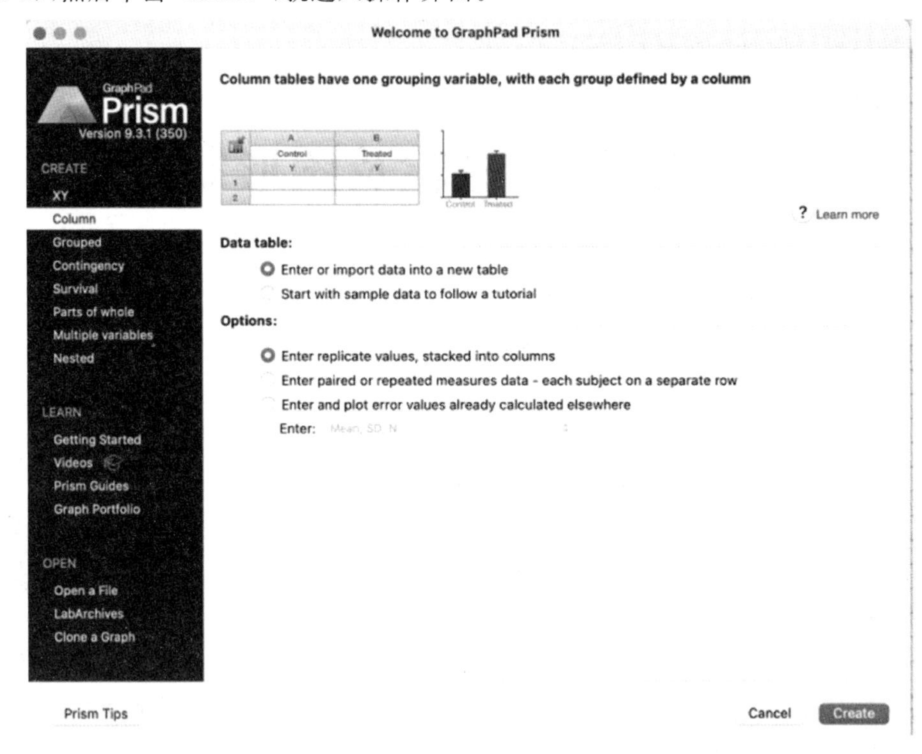

图 16-1　欢迎界面

1. 建立数据文件　在“Group A”和“Group B”中输入变量名,然后进行数据的录入或复制、粘贴原始数据(图 16-2)。“Data table”中将该数据命名为“成组 t 检验”。

Search
Data Tables
成组 t 检验
New Data Table...
Info
Project info 1
New Info...
Results
New Analysis...
Graphs
成组 t 检验
New Graph...
Layouts
New Layout...
Family
成组 t 检验
成组 t 检验

	Group A	Group B
	正常人	高血压患者
1	1.60	2.05
2	0.61	0.90
3	0.97	1.03
4	1.12	1.46
5	1.10	1.37
6	0.79	2.01
7	1.64	0.90
8	0.95	1.10
9	0.78	1.55
10	0.97	1.85
11		0.95
12		1.77
13		
14		
15		
16		

图 16-2　数据录入界面

2. 正态分布检验(具体参照第十五章正态分布检验)　选择“Analyze”,显示“Analyze Data”对话框,选择“Column analyses”中的“Normality and Lognormality Tests”,勾选 A、B 变量,单击“OK”。默认“Parameters: Normality and Lognormality Tests”中的选项,选择“OK”,结果如图 16-3 所示。由于样本量小于 2000,以 SW 检验为准。在本次检验中,P 值均大于 0.05,说明两组资料均符合正态分布。

Tabular results

	Normality and Lognormality Tests Tabular results	A 正常人	B 高血压患者
		Y	Y
5	Passed normality test (alpha=0.05)?	Yes	Yes
6	P value summary	ns	ns
7			
8	**D'Agostino & Pearson test**		
9	K2	1.745	3.284
10	P value	0.4178	0.1936
11	Passed normality test (alpha=0.05)?	Yes	Yes
12	P value summary	ns	ns
13			
14	**Shapiro-Wilk test**		
15	W	0.8890	0.9008
16	P value	0.1653	0.1623
17	Passed normality test (alpha=0.05)?	Yes	Yes
18	P value summary	ns	ns
19			
20	**Kolmogorov-Smirnov test**		
21	KS distance	0.2209	0.1794
22	P value	>0.1000	>0.1000
23	Passed normality test (alpha=0.05)?	Yes	Yes
24	P value summary	ns	ns

图 16-3　正态分布结果

3. 成组 t 检验　单击“成组 t 检验”,回到数据界面,选择“Analyze”,显示“Analyze Data”对话框,选择“Column analyses”中的“t tests(and nonparametric tests)”,在右侧界面勾选 A 和 B,单击“OK”(图 16-4),出现“Parameters: t Tests(and Nonparametric Tests)”(图 16-5),该模块中的选项有“Experimental Design”、“Residuals”和“Options”。“Experimental Design”界面介绍如下:①实验设计方法(Unpaired 非配对和 Paired 配对);② 是否假设正态分布:Yes. Use parametric test(是,用参数检验),No. Use nonparametric test(不是,用非参数检验);③选择检验方法,第一行是假设方差齐性,用成组 t 检验,第二行是方差不齐的话,用 Welch's 检验。本题分别选择“Unpaired”,“Yes. Use parametric test”和“Unpaired t test”。

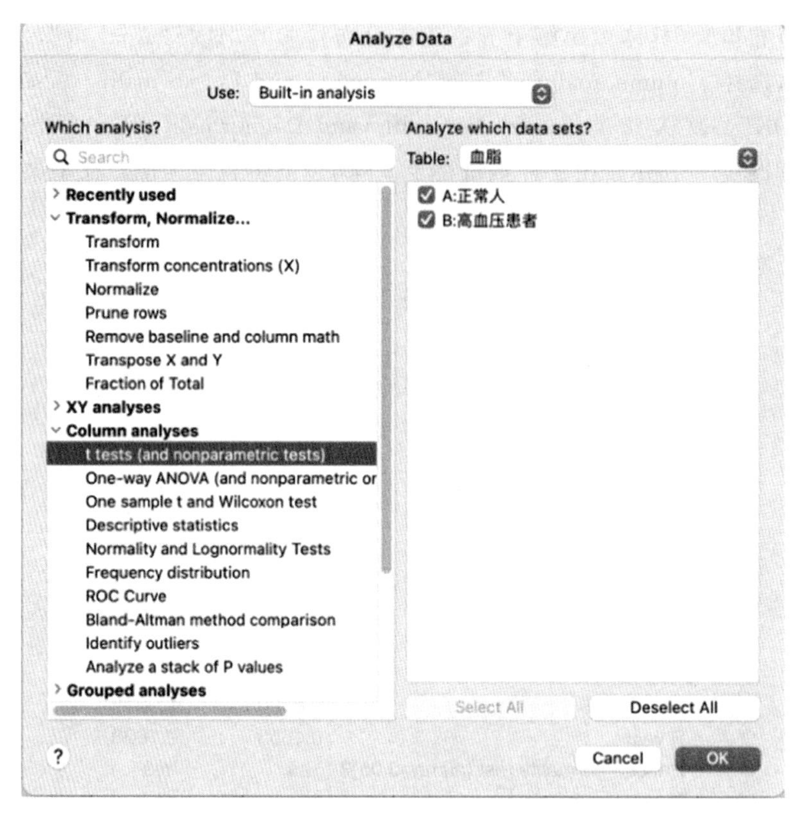

图 16-4　分析方法选择对话框

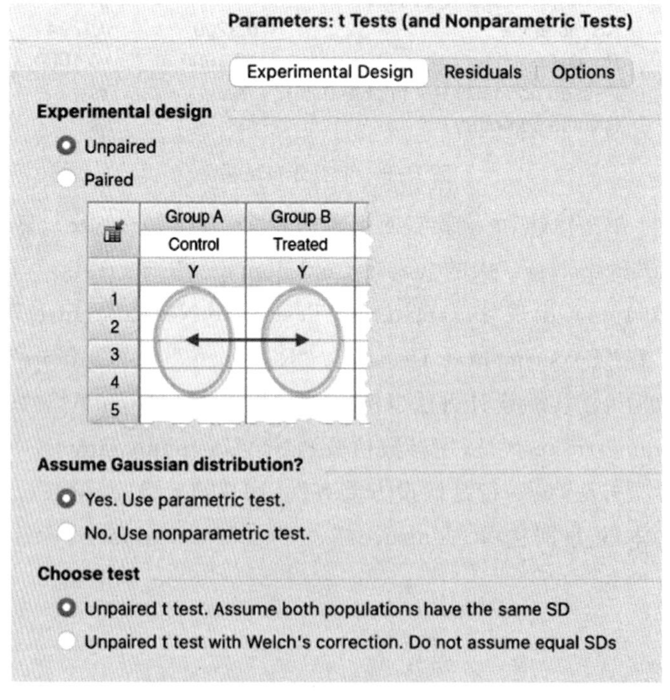

图 16-5　t 检验和非参数检验对话框

“Residuals”残差界面为相应的图形选择，如 QQ 图、热图等；选项是否考虑进行正态分布检验，因为本题前面已经做了正态分布检验，所以此处可以不选(图 16-6)。

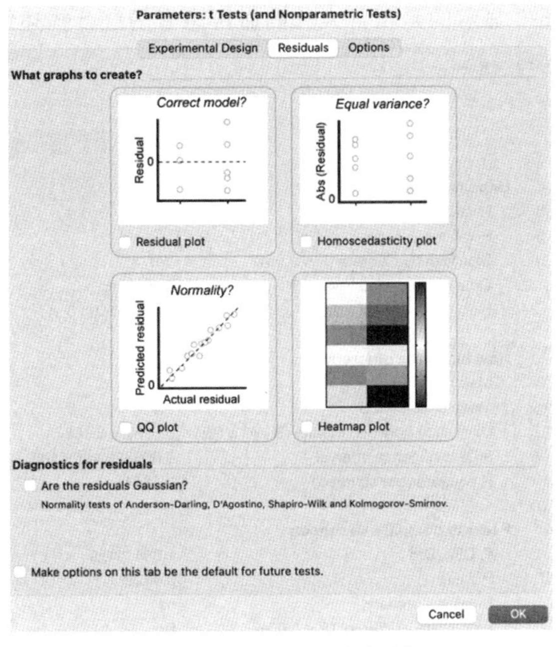

图 16-6　“Residuals”对话框

“Options”的界面：①P 值单双侧检验、总体之间的差值和 95%CI；②图形的选择；③ 其他结果的显示(统计描述指标等)；④P 值输出的格式。本题选择双侧检验(Two-tailed)，差值为高血压患者－正常人，计算 95%可信区间，图形选择均数差别及显示统计描述指标(图 16-7)。

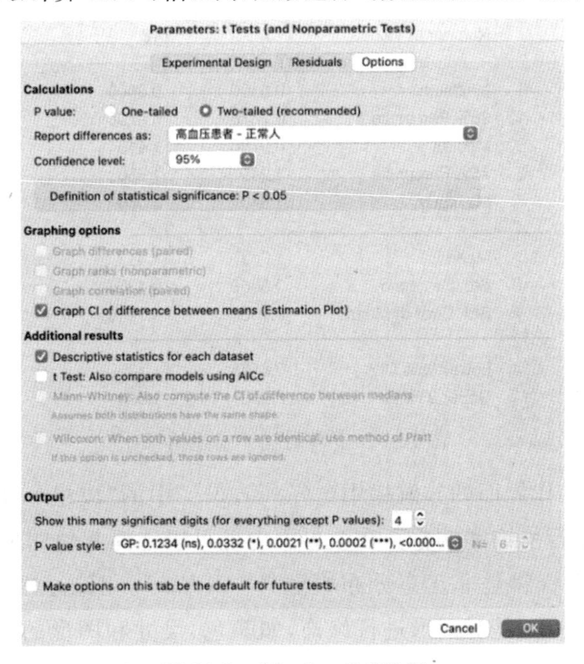

图 16-7　“Options”对话框

结果见图 16-8 显示;方差齐性检验 $F=1.684$,$P=0.4429$,可以认为方差齐性;$t=2.126$,$P=0.0461$,双侧检验两总体之间存在差异,总体均数的差别是 0.3587,95%CI:0.0068~0.7105。图 16-9 显示的是正常人和高血压患者的统计描述结果。

Tabular results

	Unpaired t test Tabular results	
6		
7	**Unpaired t test**	
8	P value	0.0461
9	P value summary	*
10	Significantly different (P < 0.05)?	Yes
11	One- or two-tailed P value?	Two-tailed
12	t, df	t=2.126, df=20
13		
14	**How big is the difference?**	
15	Mean of column A	1.053
16	Mean of column B	1.412
17	Difference between means (B - A) ± SEM	0.3587 ± 0.1687
18	95% confidence interval	0.006828 to 0.7105
19	R squared (eta squared)	0.1844
20		
21	**F test to compare variances**	
22	F, DFn, Dfd	1.684, 11, 9
23	P value	0.4429
24	P value summary	ns
25	Significantly different (P < 0.05)?	No

图 16-8 成组 t 检验结果

Tabular results × Descriptive statistics ×

	Unpaired t test Descriptive statistics	正常人	高血压患者
1	Number of values	10	12
2			
3	Minimum	0.6100	0.9000
4	25% Percentile	0.7875	0.9700
5	Median	0.9700	1.415
6	75% Percentile	1.240	1.830
7	Maximum	1.640	2.050
8			
9	Mean	1.053	1.412
10	Std. Deviation	0.3358	0.4358
11	Std. Error of Mean	0.1062	0.1258
12			
13	Lower 95% CI	0.8128	1.135
14	Upper 95% CI	1.293	1.689

图 16-9 资料的统计描述结果

4. 图形的制作 操作界面的导航栏中选择“Graphs”中的“成组 t 检验”,跳出如图 16-10 所示的草图,对该图进行修饰和调整。在该界面中还可以选择其他图形,如果资料是正态分布则选择“mean”,如果资料是非正态分布则选择“median”。双击图形和数轴,分别出现图 16-11 和图 16-12;图 16-11 是对图形进行修饰,如颜色、尺寸和图形的转换,图 16-12 是对 X 和 Y 轴进行改变。

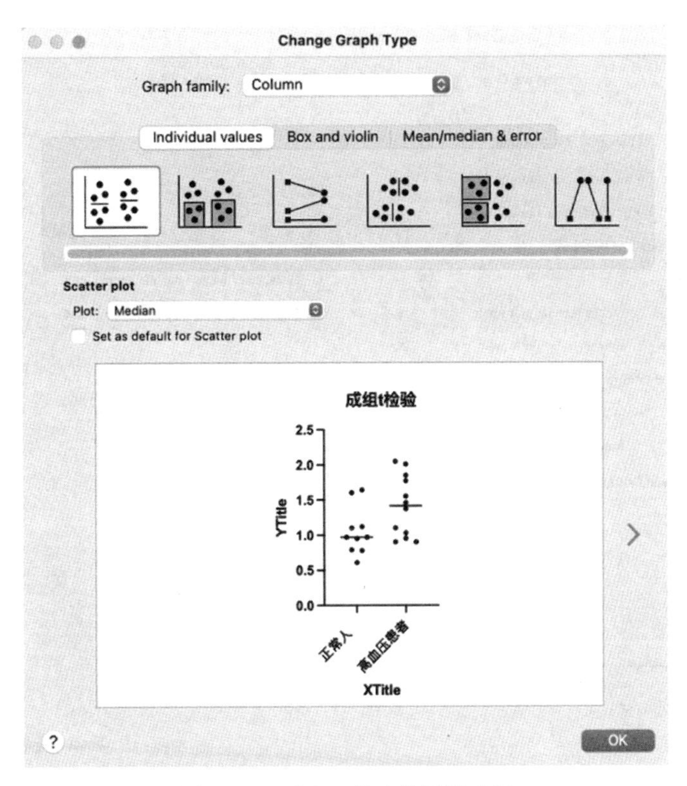

图 16-10　成组 t 检验的图形选择

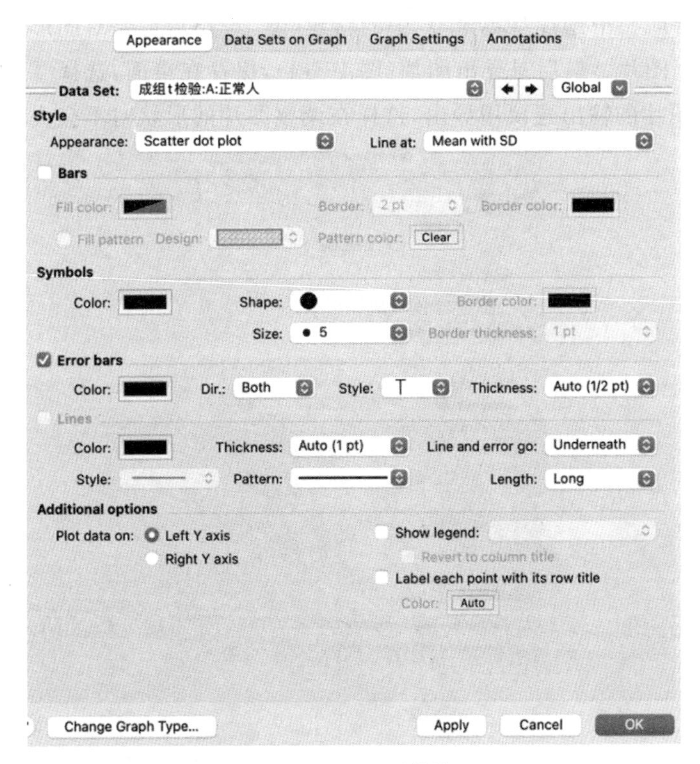

图 16-11　图形修饰

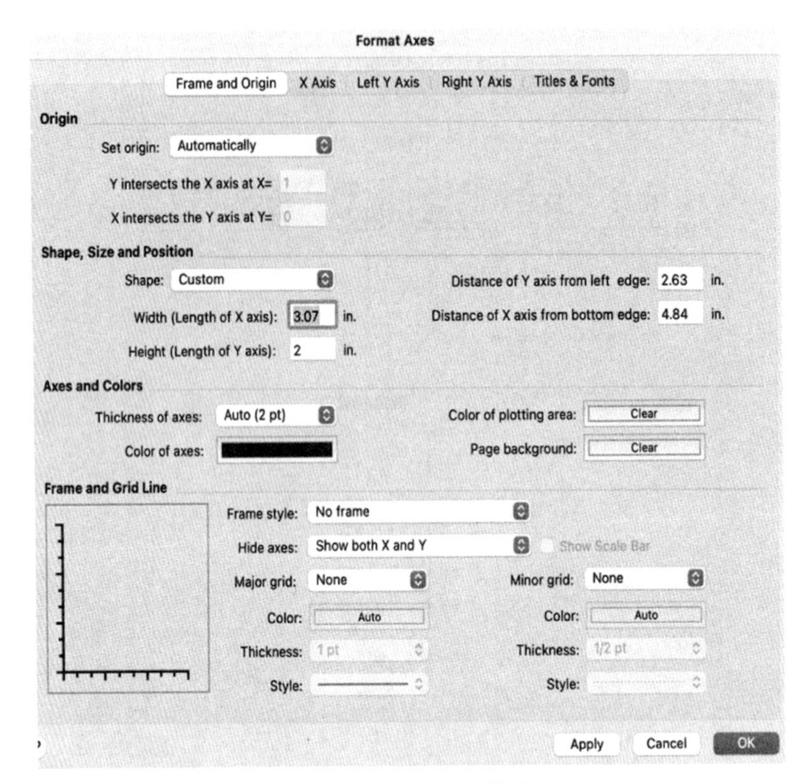

图 16-12　X、Y 轴的修饰

操作界面的导航栏中选择"Layouts"中的新建(图 16-13),主要对图形的布局进行调整。本题是横向的 3 张图片。最后是导出图片(图 16-14),保存在桌面,选择 TIF 文件,分辨率为 600(图 16-15)。图片的输出建议用导出,这样在调整图片的形状时不会失真。

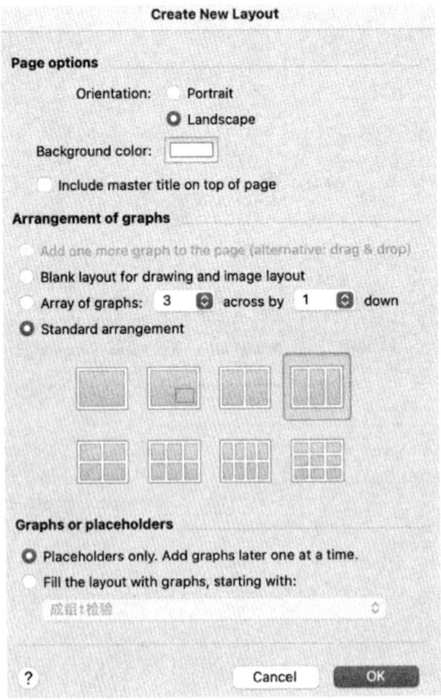

图 16-13　图形布局

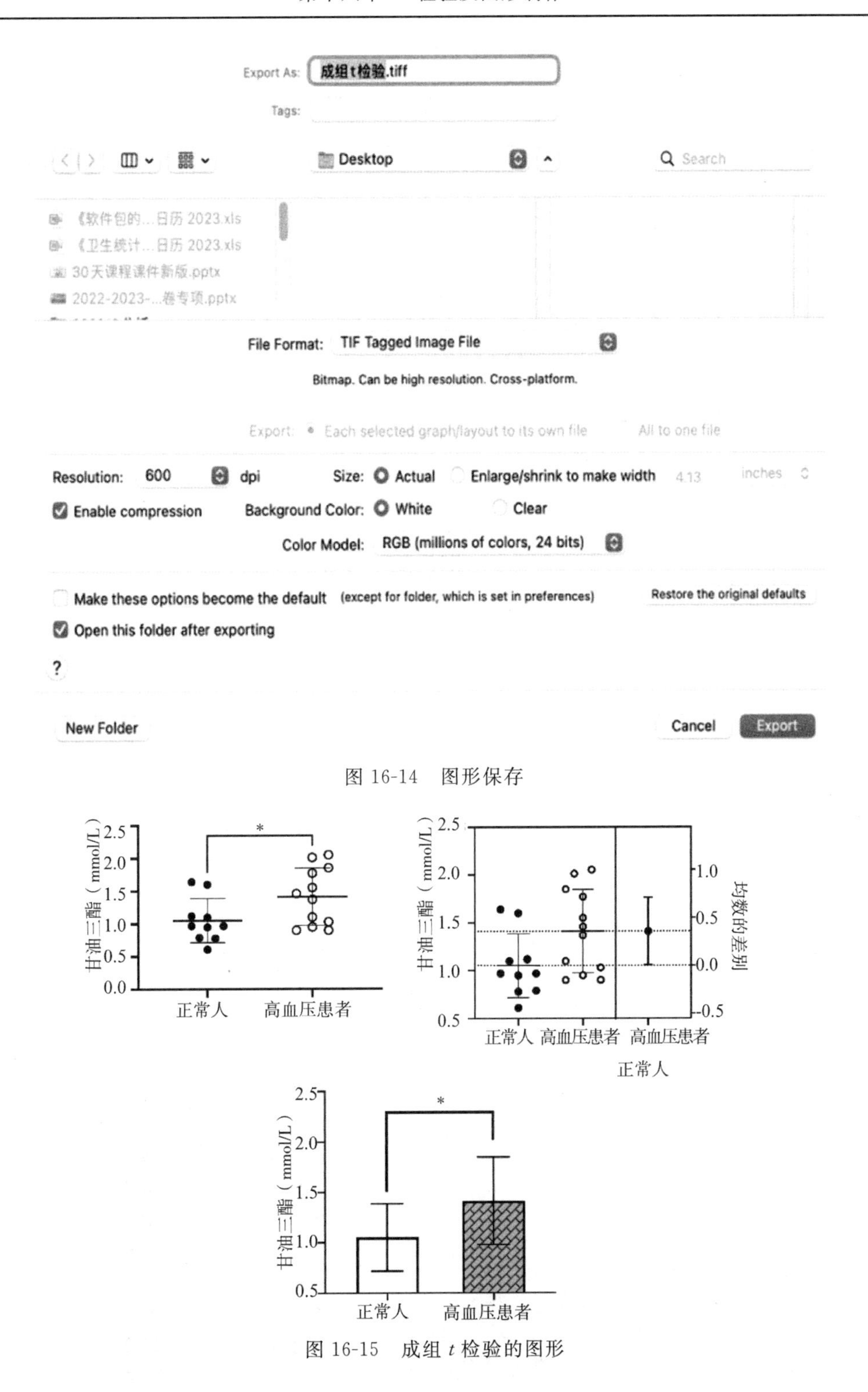

图 16-14　图形保存

图 16-15　成组 t 检验的图形

第二节　配对 t 检验

16-2　配对 t 检验及图形制作

配对 t 检验的操作步骤与成组 t 检验大致相同。

例 16-2　见第一篇例 5-2。为了解冠状动脉造影(DSCT)和超声心动图(UCG)检查两种方法测定心脏病患者左室舒张末容积(EDV,ml)的差别,某医院收集心脏病患者 12 例,同时分别用两种方法测得其 EDV 的大小,如表 16-2 所示。问:两种方法的检测结果是否不同?

表 16-2　两种方法的检测结果

患者编号	DSCT 检查	UCG 检查
1	137.6	80.5
2	133.2	77.8
3	136.4	76.3
4	125.9	74.5
5	126.5	80.2
6	130.4	78.8
7	133.2	81.2
8	134.1	79.7
9	128.4	89.0
10	135.6	88.4
11	129.2	90.1
12	130.2	86.2

在欢迎界面左侧选择“Column”,在“Data table”和“Options”选项中均选择第一行(图 16-1),然后单击“Create”,进入操作界面。

1. 数据文件的建立　输入变量名“DSCT”和“UCG”,然后进行数据的录入或复制、粘贴原始数据,如图 16-16 所示。“Data Tables”中取名“配对 t 检验”。

图 16-16　数据录入界面

2. 正态分布检验(具体参照第十五章正态分布检验)　选择"Analyze",显示"Analyze Data"对话框,选择"Column analyses"中的"Normality and Lognormality Tests",勾选 d(DSCT-UCG) 变量,单击"OK"。默认"Parameters: Normality and Lognormality Tests"中的选项,选择"OK",结果如图 16-17 所示。在本次检验中,P 值均大于 0.05,说明两组资料的差值符合正态分布。

Tabular results

	Normality and Lognormality Tests Tabular results	A d Y
1	**Test for normal distribution**	
2	**Anderson-Darling test**	
3	A2*	0.2413
4	P value	0.7111
5	Passed normality test (alpha=0.05)?	Yes
6	P value summary	ns
7		
8	**D'Agostino & Pearson test**	
9	K2	0.6600
10	P value	0.7189
11	Passed normality test (alpha=0.05)?	Yes
12	P value summary	ns
13		
14	**Shapiro-Wilk test**	
15	W	0.9540
16	P value	0.6961
17	Passed normality test (alpha=0.05)?	Yes
18	P value summary	ns
19		
20	**Kolmogorov-Smirnov test**	
21	KS distance	0.1754
22	P value	>0.1000
23	Passed normality test (alpha=0.05)?	Yes
24	P value summary	ns

图 16-17　正态分布检验结果

3. 配对 t 检验　单击"配对 t 检验",回到数据界面,选择"Analyze",显示"Analyze Data"对话框,选择"Column analyses"中的"t tests(and nonparametric tests)",勾选 A 和 B,单击"OK"(图 16-18),出现"Parameters: t Tests(and Nonparametric Tests)"(图 16-19),然后选择"Paired","Yes. Use parametric test"和"Paired t test ……"。在"Options"界面选择双侧检验(Two-tailed)、差值计算和 95%可信区间,图形选择均数差别及显示统计描述指标(图 16-20)。

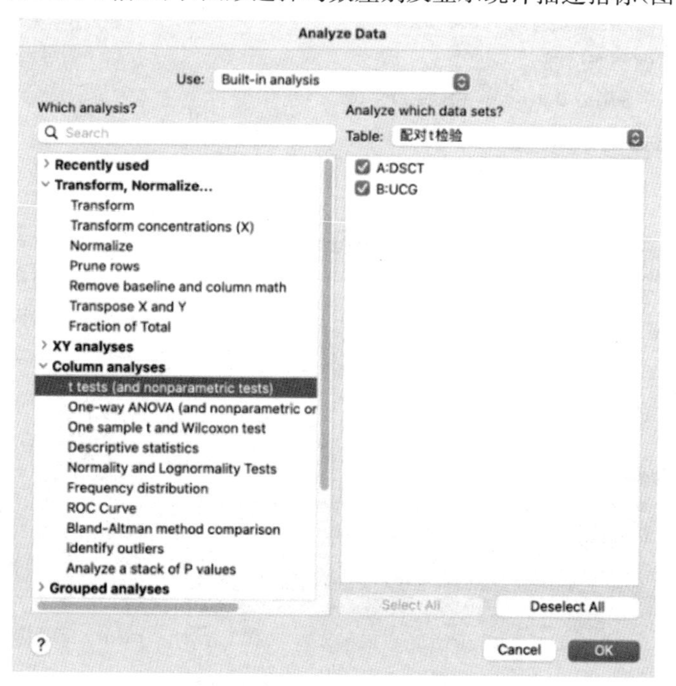

图 16-18　分析方法选择对话框

Parameters: t Tests (and Nonparametric Tests)
Experimental Design
Residuals
Options
Experimental design
Unpaired
Paired
Group A
Group B
Control
Treated
Y
Y
1
2
3
4
5
Assume Gaussian distribution?
Yes. Use parametric test.
No. Use nonparametric test.
Choose test
Paired t test (differences between paired values are consistent)
Ratio paired t test (ratios of paired values are consistent)

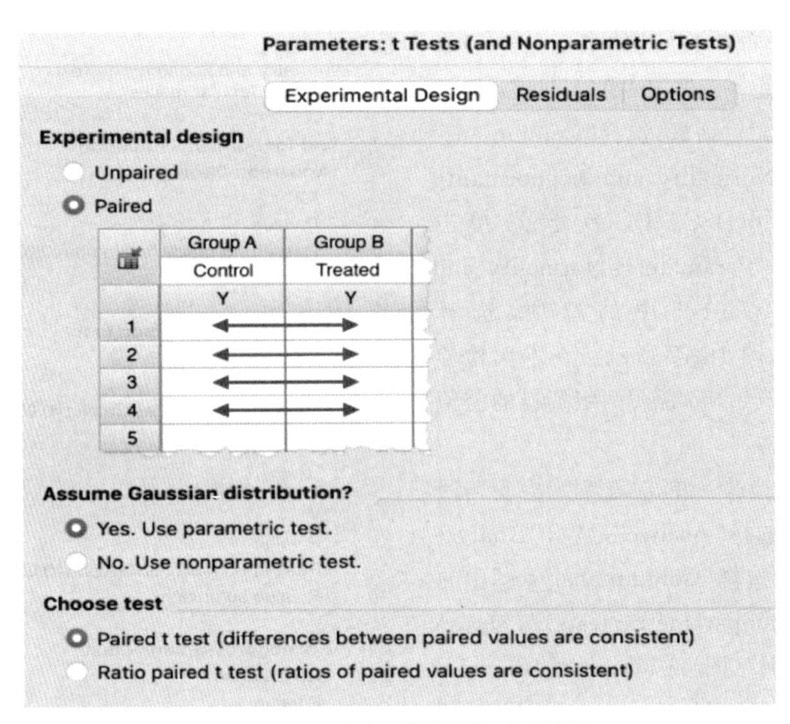

图 16-19　t 检验和非参数检验对话框

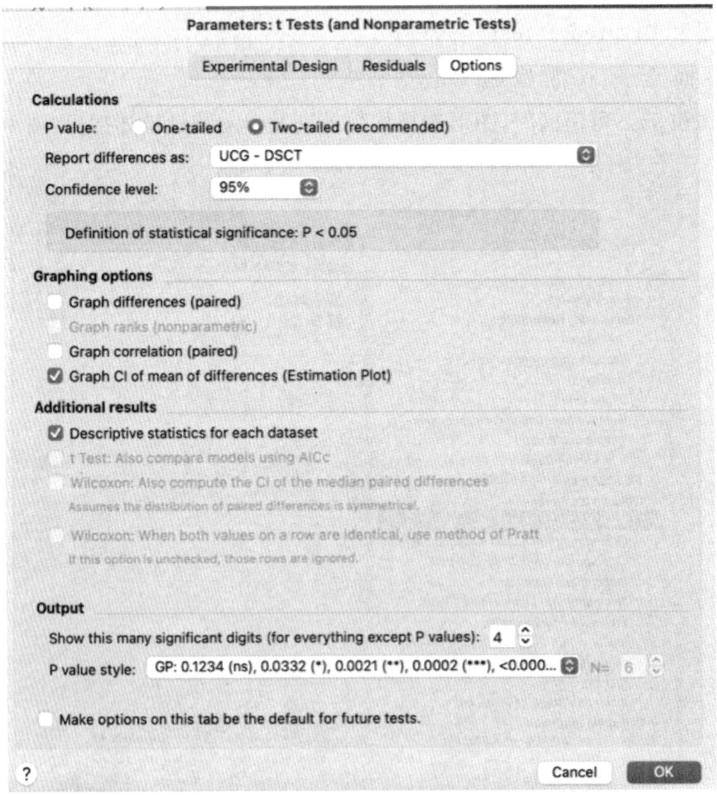

Parameters: t Tests (and Nonparametric Tests)
Experimental Design
Residuals
Options
Calculations
P value:
One-tailed
Two-tailed (recommended)
Report differences as:
UCG - DSCT
Confidence level:
95%
Definition of statistical significance: P < 0.05
Graphing options
Graph differences (paired)
Graph ranks (nonparametric)
Graph correlation (paired)
Graph CI of mean of differences (Estimation Plot)
Additional results
Descriptive statistics for each dataset
t Test: Also compare models using AICc
Wilcoxon: Also compute the CI of the median paired differences
Assumes the distribution of paired differences is symmetrical.
Wilcoxon: When both values on a row are identical, use method of Pratt
If this option is unchecked, those rows are ignored.
Output
Show this many significant digits (for everything except P values): 4
P value style:
GP: 0.1234 (ns), 0.0332 (*), 0.0021 (**), 0.0002 (***), <0.000...
N=
6
Make options on this tab be the default for future tests.
?
Cancel
OK

图 16-20　“Options”对话框

结果如图 16-21 所示；$t=25.66$，$P<0.001$，双侧检验两总体之间存在差异，总体均数的差别是－49.83，95%CI：－54.11～－45.56。图 16-22 显示的是正常人和高血压患者的统计描述结果。

Tabular results × | Descriptive statistics ×

	Paired t test Tabular results	
1	Table Analyzed	配对t检验
2		
3	Column B	UCG
4	vs.	vs.
5	Column A	DSCT
6		
7	**Paired t test**	
8	P value	<0.0001
9	P value summary	****
10	Significantly different (P < 0.05)?	Yes
11	One- or two-tailed P value?	Two-tailed
12	t, df	t=25.66, df=11
13	Number of pairs	12
14		
15	**How big is the difference?**	
16	Mean of differences (B - A)	-49.83
17	SD of differences	6.727
18	SEM of differences	1.942
19	95% confidence interval	-54.11 to -45.56
20	R squared (partial eta squared)	0.9836
21		
22	**How effective was the pairing?**	
23	Correlation coefficient (r)	-0.07331
24	P value (one tailed)	0.4104
25	P value summary	ns
26	Was the pairing significantly effec	No

图 16-21 配对 t 检验的结果

Tabular results × | Descriptive statistics ×

	Paired t test Descriptive statistics	DSCT	UCG	UCG - DSCT
1	Number of values	12	12	12
2				
3	Minimum	125.9	74.50	-60.10
4	25% Percentile	128.6	78.05	-55.15
5	Median	131.8	80.35	-51.50
6	75% Percentile	135.2	87.85	-44.58
7	Maximum	137.6	90.10	-39.10
8				
9	Mean	131.7	81.89	-49.83
10	Std. Deviation	3.863	5.232	6.727
11	Std. Error of Mean	1.115	1.510	1.942
12				
13	Lower 95% CI	129.3	78.57	-54.11
14	Upper 95% CI	134.2	85.22	-45.56

图 16-22 配对 t 检验的统计描述结果

3. 图形制作　在操作界面的导航栏中选择“Graphs”中的“new”，出现如图 16-23 所示对话框，选择合适的描述指标就会跳出配对 t 检验的草图，可通过双击图形和数轴对图进行修饰和调整(图 16-24)，详见上一节内容。

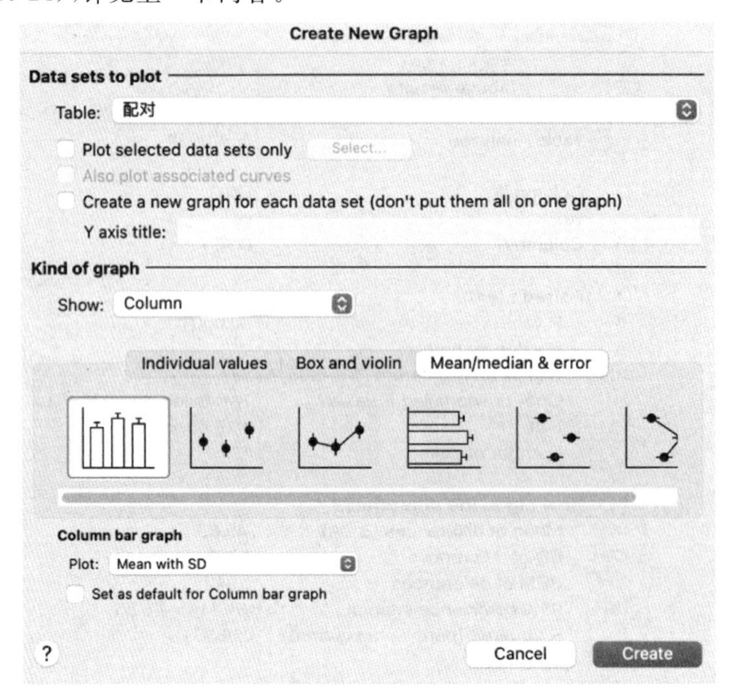

图 16-23　建立图形的对话框

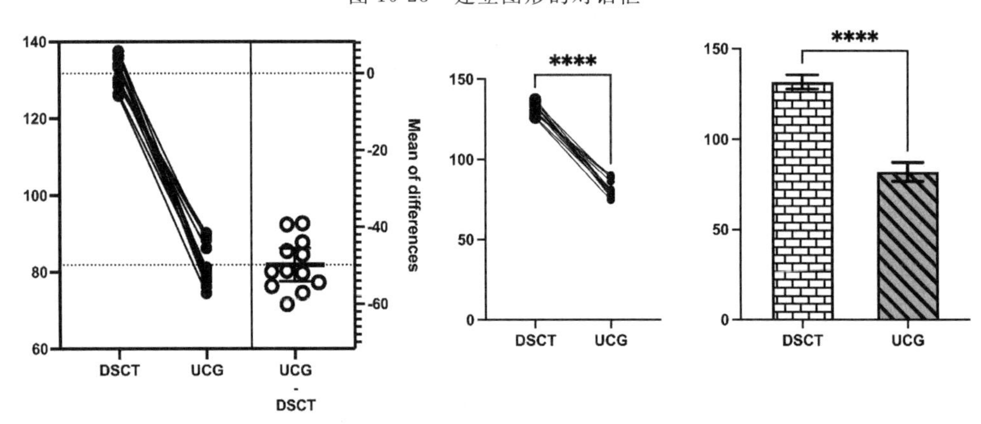

图 16-24　配对 t 检验的图形

第十七章　方差分析

方差分析的应用条件是独立性、正态性和方差齐性。方差分析对正态分布有一定的稳健性,所以当资料略有偏性时,可以用方差分析进行检验。本章主要介绍单因素方差分析、两因素方差分析和重复测量的方差分析。完全随机设计适用的是单因素方差分析,随机区组设计适用于两因素方差分析,重复测量设计适用于重复测量的方差分析。其中,单因素方差分析和单因素重复测量的分析模块是纵列表(Column),两因素和两因素重复测量属于"Grouped"模块。

第一节　完全随机设计资料的方差分析

17-1　完全随机设计的方差分析

例 17-1　单因素方差分析依旧使用例 6-1 进行分析。表 17-1 是某地城市、城乡接合部、乡镇三个地区居民的体重指数(BMI),试比较这三个地区之间是否存在差别;如存在差别,请进一步做两两比较和以城市为对照的比较。

表 17-1　不同地区居民的 BMI 比较

城市	25	22	20	23	27	24	21	24	20	26	21	21	17
城乡接合部	28	25	26	27	29	23	24	28	20	22			
乡镇	20	18	20	22	21	23	26	23	23	24			

欢迎界面左侧选择"Column",在"Data table"和"Options"中均选择第一行(详见第十六章图 16-1),然后单击"Create",就进入操作界面。

1. 建立数据文件　变量设置:city 表示城市,uri 表示城乡接合部,rural 表示乡镇,分别输入相应数据(图 17-1)。

2. 数据分析　同样包括正态分布检验和方差分析,如方差分析显示结果有统计学意义,则根据研究目的需进一步两两比较和与对照比较,具体步骤详述如下。

(1)正态分布检验(具体参照第十五章正态分布检验)　选择"Analyze",显示"Analyze Data"对话框,选择"Column analyses"中的"Normality and Lognormality Tests",勾选 A、B、C 变量,单击"OK"。默认"Parameters:Normality and Lognormality Tests"中的选项,选择"OK",结果如图 17-2 所示。在本次检验中,所有的 P 值均大于 0.05,说明三组资料都符合正态分布。

	Group A	Group B	Group C
	city	uri	rural
1	25	28	20
2	22	25	18
3	20	26	20
4	23	27	22
5	27	29	21
6	24	23	23
7	21	24	26
8	24	28	23
9	20	20	23
10	26	22	24
11	21		
12	21		
13	17		

图 17-1　数据文件

Tabular results

	Normality and Lognormality Tests Tabular results	A city Y	B uri Y	C rural Y
1	**Test for normal distribution**			
2	**Anderson-Darling test**			
3	A2*	0.2268	0.2056	0.2291
4	P value	0.7677	0.8196	0.7400
5	Passed normality test (alpha=0.05)?	Yes	Yes	Yes
6	P value summary	ns	ns	ns
7				
8	**D'Agostino & Pearson test**			
9	K2	0.02283	0.7297	0.04672
10	P value	0.9887	0.6943	0.9769
11	Passed normality test (alpha=0.05)?	Yes	Yes	Yes
12	P value summary	ns	ns	ns
13				
14	**Shapiro-Wilk test**			
15	W	0.9715	0.9570	0.9731
16	P value	0.9117	0.7508	0.9178
17	Passed normality test (alpha=0.05)?	Yes	Yes	Yes
18	P value summary	ns	ns	ns
19				
20	**Kolmogorov-Smirnov test**			
21	KS distance	0.1520	0.1301	0.1675
22	P value	>0.1000	>0.1000	>0.1000
23	Passed normality test (alpha=0.05)?	Yes	Yes	Yes
24	P value summary	ns	ns	ns

图 17-2　正态分布检验结果

(2)方差分析　在“Analyze Data”对话框中选择“Column analyses”中的“One-way ANOVA(and nonparametric)”,勾选 A、B、C 变量,单击“OK”(图 17-3),出现单因素方差分析对话框(图 17-4)。该对话框共包括以下五大选项:

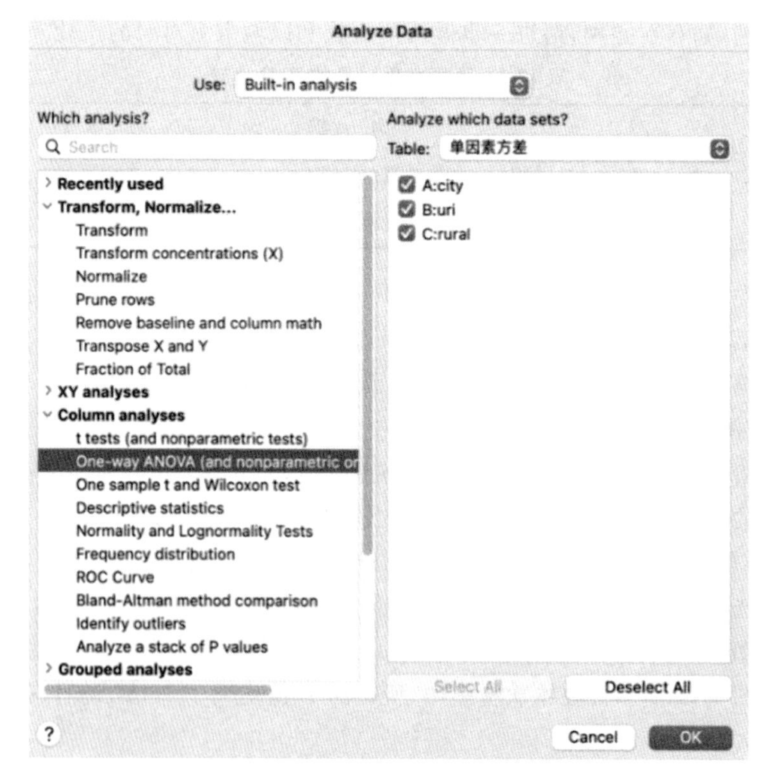

图 17-3　分析方法选择对话框

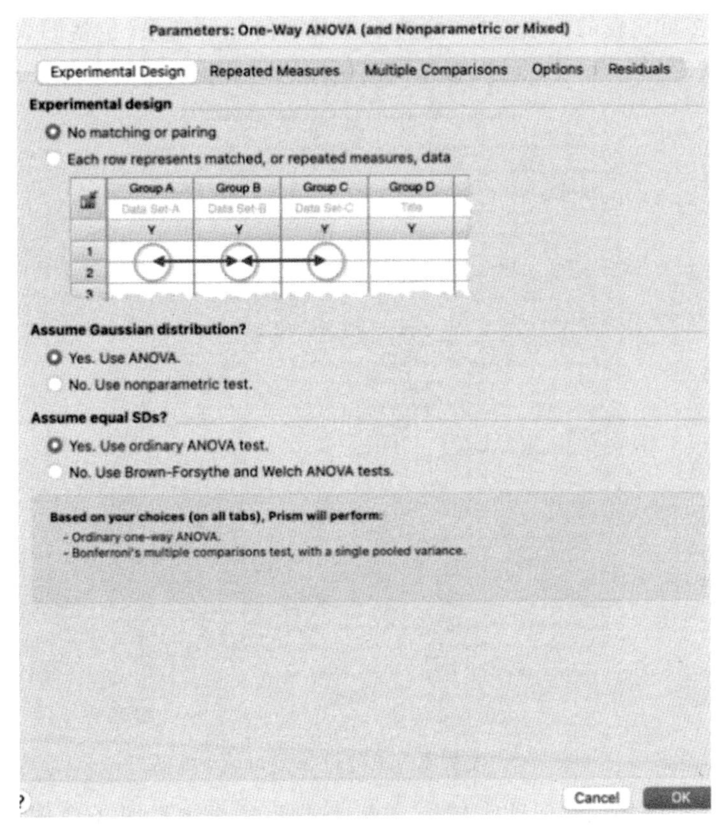

图 17-4　单因素方差分析对话框

“Experimental Design”:与 t 检验相似,默认选项:非配对、正态分布、一般的方差分析检验。

“Repeated Measures”:重复测量模块。

“Multiple Comparisons”:主要用于选择多重比较方法。其中,“Follow tests”中第二选项是两两比较,第三选项是与对照进行比较并选择对照组,最后一个选项是趋势检验。本次选择两两比较(图 17-5)。

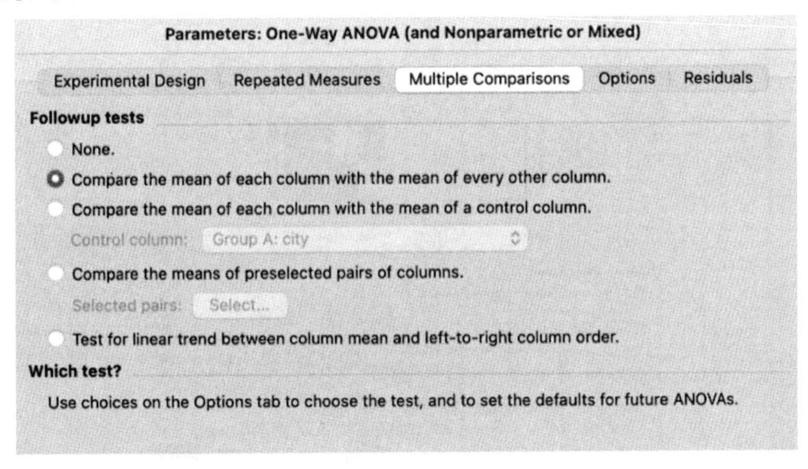

图 17-5　单因素方差分析多重比较对话框

“Options”:多重比较的方法选择,检验水准及如何显示结果(包括图表、P 值和统计描述指标)。本题选择推荐的“Tukey”,显示两两比较的结果和统计描述指标等(图 17-6)。

Parameters: One-Way ANOVA (and Nonparametric or Mixed)

Experimental Design　Repeated Measures　Multiple Comparisons　Options　Residuals

Multiple comparisons test

Correct for multiple comparisons using statistical hypothesis testing. Recommended.

Test: Tukey (recommended)

Correct for multiple comparisons by controlling the False Discovery Rate.

Test: Two-stage step-up method of Benjamini, Krieger and Yekutieli (recommended)

Don't correct for multiple comparisons. Each comparison stands alone.

Test: Fisher's LSD test

Multiple comparisons options

Swap direction of comparisons (A-B) vs. (B-A).

Report multiplicity adjusted P value for each comparison.

Each P value is adjusted to account for multiple comparisons.

Family-wise alpha threshold and confidence level: 0.05 (95% confidence interval)

Graphing

Graph confidence intervals.

Graph ranks (nonparametric).

Graph differences (repeated measures).

Additional results

Descriptive statistics for each data set.

Report comparison of models using AICc.

Report goodness of fit.

Output

Show this many significant digits (for everything except P values): 4

P value style: GP: 0.1234 (ns), 0.0332 (*), 0.0021 (**), 0.0002 (***), <0.0001 (**... N= 6

Make options on this tab be the default for future One-Way ANOVAs.

Cancel　OK

图 17-6　单因素方差分析“Options”对话框

“Residuals”:可选择创建何种残差图,包括残差图、方差齐性图、QQ 图和热图等,同时,还可选择是否对残差进行方差齐性及正态分布检验。本题选择方差齐性和正态分布检验,单击“OK”(图 17-7)。

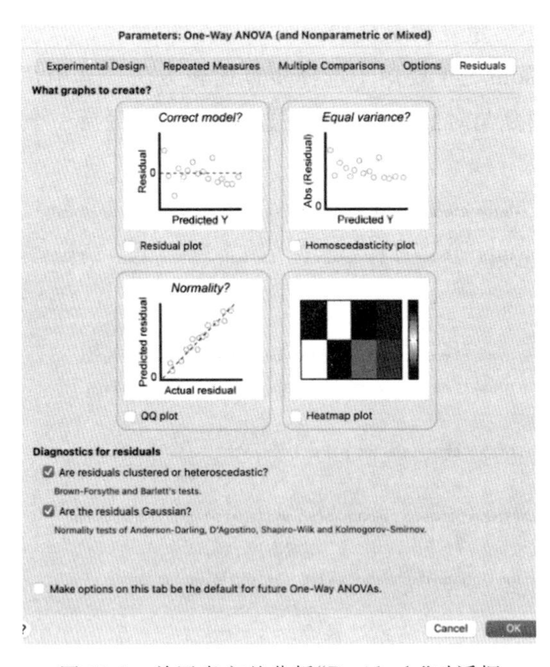

图 17-7　单因素方差分析“Residuals”对话框

3. 结果解读　图 17-8 显示三组资料的方差齐性检验结果。由图可知，两种检验方法(Brown-Forsythe test 和 Bartlett's test)的 P 值分别是 0.6617 和 0.7669，可以认为方差齐；方差分析结果(ANOVA table)显示 $F=4.31$，$P=0.023$，说明三组资料所对应的总体之间存在差别；最后是残差的正态分布检验结果(Normality of Residuals)。

ANOVA results × | Multiple comparisons × | Descriptive statistics ×

	Ordinary one-way ANOVA ANOVA results					
9	R squared	0.2232				
10						
11	**Brown-Forsythe test**					
12	F (DFn, DFd)	0.4187 (2, 30)				
13	P value	0.6617				
14	P value summary	ns				
15	Are SDs significantly different (P < 0.05)?	No				
16						
17	**Bartlett's test**					
18	Bartlett's statistic (corrected)	0.5308				
19	P value	0.7669				
20	P value summary	ns				
21	Are SDs significantly different (P < 0.05)?	No				
22						
23	**ANOVA table**	**SS**	**DF**	**MS**	**F (DFn, DFd)**	**P value**
24	Treatment (between columns)	62.84	2	31.42	F (2, 30) = 4.310	P=0.0226
25	Residual (within columns)	218.7	30	7.289		
26	Total	281.5	32			
27						
28	**Normality of Residuals**					
29	**Test name**	**Statistics**	**P valu**	**Passed n**	**P value summary**	
30	Anderson-Darling (A2*)	0.2262	0.8019	Yes	ns	
31	D'Agostino-Pearson omnibus (K2)	0.8116	0.6664	Yes	ns	
32	Shapiro-Wilk (W)	0.9764	0.6728	Yes	ns	
33	Kolmogorov-Smirnov (distance)	0.07790	0.1000	Yes	ns	

图 17-8　方差分析结果

图 17-9 是三组资料的统计描述结果，包括非正态和正态时的描述指标。由于三组资料符合正态分布，所以这三组数据的统计描述用均数和标准差表示(即城市：22.38±2.79，城乡接合部：25.20±2.94，乡镇：22.00±2.31)。

ANOVA results × | Multiple comparisons × | Descriptive statistics ×

	Ordinary one-way ANOVA Descriptive statistics	A city Y	B uri Y	C rural Y
1	Number of values	13	10	10
2				
3	Minimum	17.00	20.00	18.00
4	25% Percentile	20.50	22.75	20.00
5	Median	22.00	25.50	22.50
6	75% Percentile	24.50	28.00	23.25
7	Maximum	27.00	29.00	26.00
8				
9	Mean	22.38	25.20	22.00
10	Std. Deviation	2.785	2.936	2.309
11	Std. Error of Mean	0.7724	0.9286	0.7303
12				
13	Lower 95% CI	20.70	23.10	20.35
14	Upper 95% CI	24.07	27.30	23.65

图 17-9　统计描述指标的结果

图 17-10 是将三组数据进行两两比较的结果，提示城乡接合部和乡镇之间存在差别(P=0.038)；与对照(城市)比较，城乡接合部也存在差别(P=0.036)(图 17-11)。

	Ordinary one-way ANOVA Multiple comparisons						
1	Number of families	1					
2	Number of comparisons per family	3					
3	Alpha	0.05					
4							
5	**Bonferroni's multiple comparisons test**	**Mean Diff.**	**95.00% CI of diff.**	**Below threshold?**	**Summary**	**Adjusted P Value**	
6	city vs. uri	-2.815	-5.695 to 0.06425	No	ns	0.0570	A-B
7	city vs. rural	0.3846	-2.495 to 3.264	No	ns	>0.9999	A-C
8	uri vs. rural	3.200	0.1383 to 6.262	Yes	*	0.0381	B-C

图 17-10　两两比较的结果

	Ordinary one-way ANOVA Multiple comparisons						
1	Number of families						
2	Number of comparisons per family						
3	Alpha						
4							
5	**Dunnett's multiple comparisons test**	**Below threshold?**	**Summary**	**Adjusted P Value**	**A-?**		
6	city vs. uri	Yes	*	0.0358	B	uri	
7	city vs. rural	No	ns	0.9228	C	rural	
8							
9	**Test details**	**Mean Diff.**	**SE of diff.**	**n1**	**n2**	**q**	**DF**
10	city vs. uri	-2.815	1.136	13	10	2.479	30
11	city vs. rural	0.3846	1.136	13	10	0.3387	30

图 17-11　与对照(城市)比较的结果

4. 图形的制作　操作界面的导航栏中选择“Graphs”中的“new”，根据案例选择合适的图形，并对图进行修饰和调整(示例见图 17-12)。

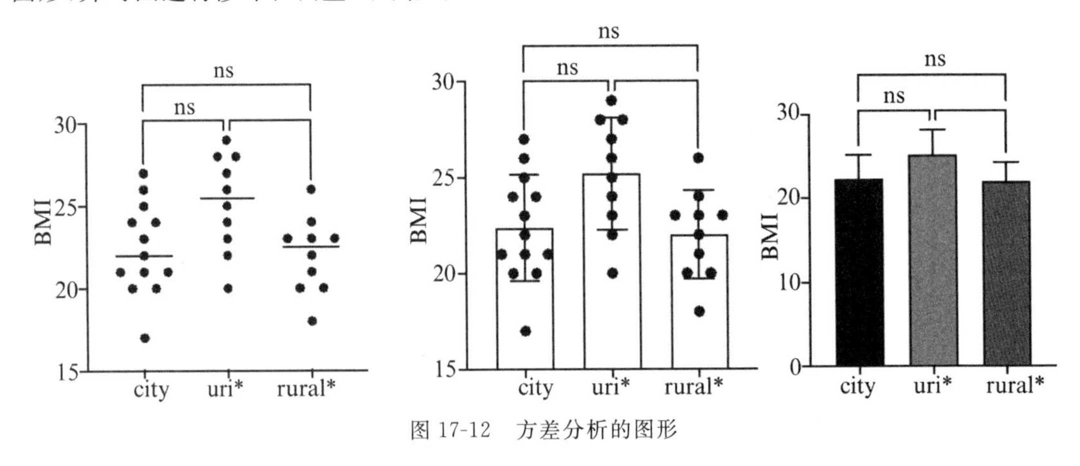

图 17-12　方差分析的图形

第二节　随机区组设计资料的方差分析

17-2　随机区组设计的方差分析

随机区组设计又称配伍设计，是一种在单因素方差分析处理因素的基础上增加了不同组研究对象之间的差别的设计方法，是配对设计的扩展，又称为属于两因素方差分析（Two-way ANOVA），在 GraphPad Prism 中选择“Grouped”模块进行数据的分析处理。

从“欢迎（或新建数据表和图表）”对话框中，选择“Grouped”选项卡。“Grouped”的“Data table”选项与“Column”相同：①“Enter or import data into a new table”；②“Start with sample data to follow a tutorial”（利用软件自带的数据按教程进行练习）。

选择“Enter or import data into a new table”，下方“Options”选项与“Column”类似。

选择“Start with sample data to follow a tutorial”，在下方“Select a tutorial data set”模块中，有四大类选项可供选择：①“Error bars in column tables”列表中增加误差线；②“Two-way ANOVA”是两因素方差分析和重复测量分析；③“Three-way ANOVA”是三因素方差分析；④“Special uses of column tables”包括多重 t 检验和热图。

例 17-2　为了比较三种抗癌药物对小鼠肉瘤的抑瘤效果，先将 15 只染有肉瘤小鼠按体重大小配成 5 个区组，每个区组内 3 只小鼠随机接受三种抗癌药物，以肉瘤的重量为指标，实验结果见表 17-2。问：三种不同药物的抑瘤效果有无差别？

表 17-2　三种不同药物作用后小鼠肉瘤重量

（单位：g）

区组	A 药	B 药	C 药
1	0.82	0.65	0.51
2	0.73	0.54	0.23
3	0.43	0.34	0.28
4	0.41	0.21	0.31
5	0.68	0.43	0.24

随机区组设计方差分析原则上也要求资料呈正态分布和方差齐性。区组设计的正态分布和方差齐性可以利用残差来判断。在实际应用中，如果基本满足上述两个假设，都可以利用方差分析进行。该例的数据只有一个单元格，可以不进行正态分布和方差齐性检验。具体操作步骤详述如下。

首先，在欢迎界面左侧选择“Grouped”选项，在“Data table”和“Options”选项中均选择第一行，然后单击“Create”，就进入操作界面。

1. 建立数据文件　双击 1 和“Table format”之间的空格或者单击数据视图左上角按钮，就会出现“Grouped”列，此列中输入 A 药、B 药和 C 药。在 Group A，B，…，E 下方的标题栏中输入区组名(1,2,…,5),然后输入或粘贴数据,数据如图 17-13 所示。

Table format: Grouped	Group A 1	Group B 2	Group C 3	Group D 4	Group E 5
A药	0.82	0.73	0.43	0.41	0.68
B药	0.65	0.54	0.34	0.21	0.43
C药	0.51	0.23	0.28	0.31	0.24

图 17-13　数据文件

2. 数据分析　本例不做正态分布和方差齐性检验,直接在"Analyze Data"对话框中选择"Grouped analyses"中的"Two-way ANOVA(or mixed model)",勾选 1,2,3,4,5 变量,单击"OK",出现两因素方差分析对话框(图 17-14),共有六大类选项。

"Modcl":选择数据是否匹配及结果是否包括交互作用。本题选择两因素的主效因模型(图 17-14)。

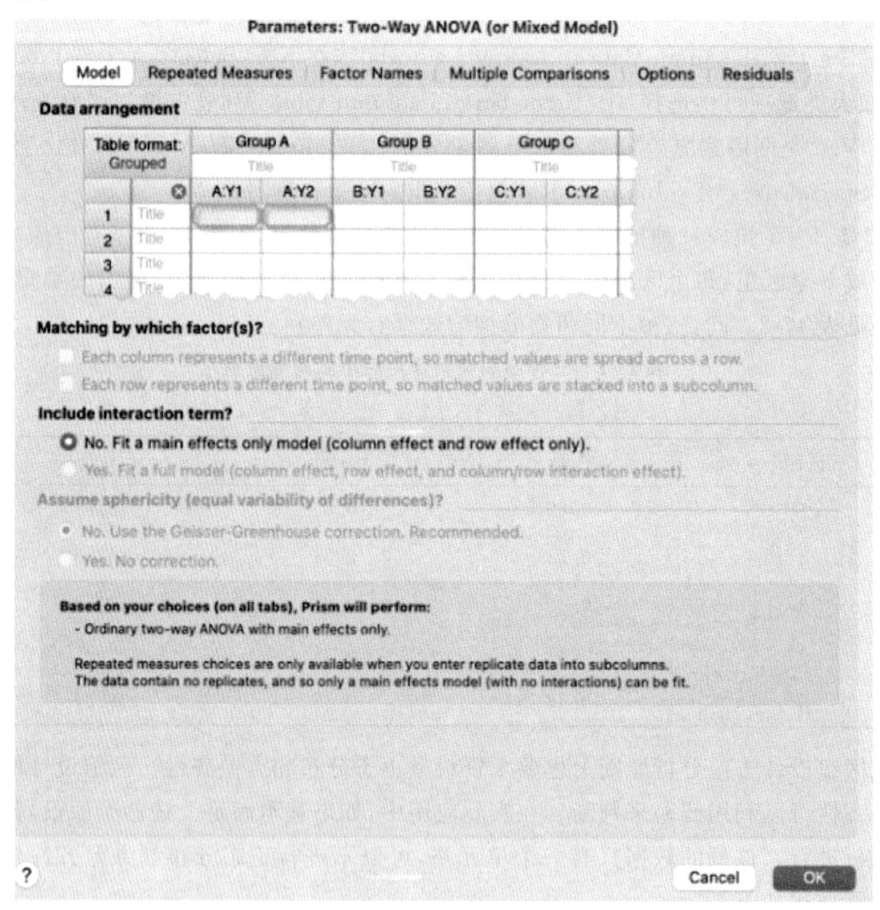

图 17-14　两因素方差分析对话框

"Factor Names":变量的命名,可以命名,也可以不变。本题行命名为"drug",列命名为"block"(图 17-15)。

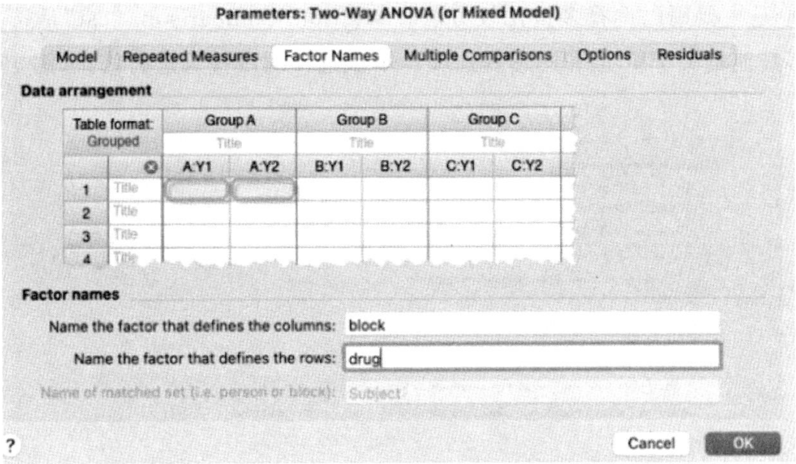

Parameters: Two-Way ANOVA (or Mixed Model)

Model　Repeated Measures　Factor Names　Multiple Comparisons　Options　Residuals

Data arrangement

Table format: Grouped		Group A		Group B		Group C	
		Title		Title		Title	
		A:Y1	A:Y2	B:Y1	B:Y2	C:Y1	C:Y2
1	Title						
2	Title						
3	Title						
4	Title						

Factor names

Name the factor that defines the columns: block

Name the factor that defines the rows: drug

Name of matched set (i.e. person or block): Subject

? Cancel OK

图 17-15　因素命名对话框

“Multiple Comparisons”:可对是否进行多重比较的选择。“What kind of comparison”有四个选项:一是不进行多重比较;二是以行进行比较;三是以列进行比较;四是行和列都进行多重比较。“How many comparisons”可选择多重比较是两两比较还是与对照做比较。本例主要关注三种不同药物的抑瘤效果有无差别,无标准对照,故选择以行(药物之间)进行两两比较(图 17-16)。

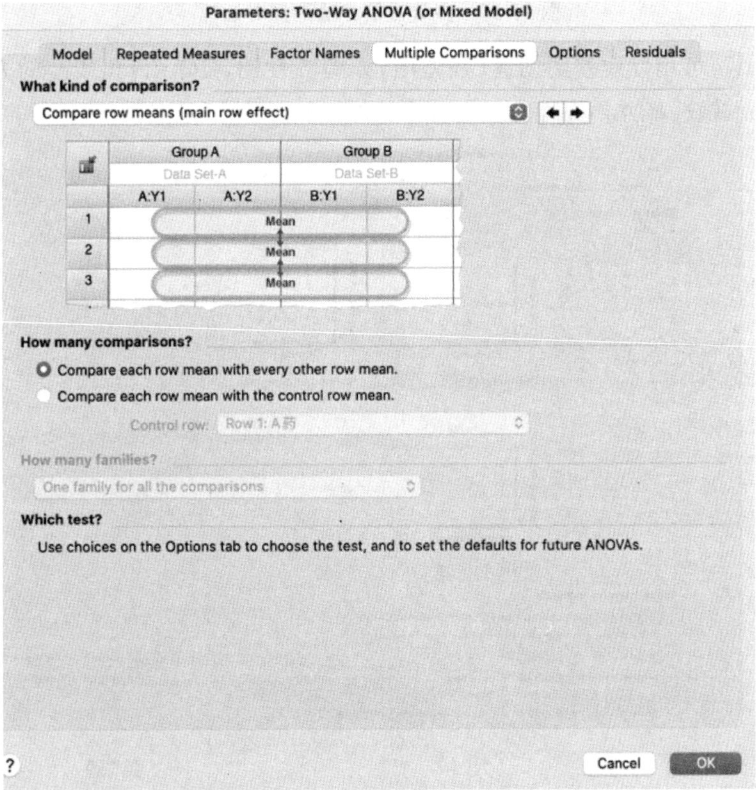

Parameters: Two-Way ANOVA (or Mixed Model)

Model　Repeated Measures　Factor Names　Multiple Comparisons　Options　Residuals

What kind of comparison?

Compare row means (main row effect)

	Group A		Group B	
	Data Set-A		Data Set-B	
	A:Y1	A:Y2	B:Y1	B:Y2
1	Mean			
2	Mean			
3	Mean			

How many comparisons?

Compare each row mean with every other row mean.

Compare each row mean with the control row mean.

Control row: Row 1: A药

How many families?

One family for all the comparisons

Which test?

Use choices on the Options tab to choose the test, and to set the defaults for future ANOVAs.

? Cancel OK

图 17-16　多重比较对话框

“Options”:主要用以选择多重比较方法,“Multiple Comparisons test”是选择多重比较的修正方法,其他是关于 P 值和图形等选项。本次选择假设检验进行修正(图 17-17)。

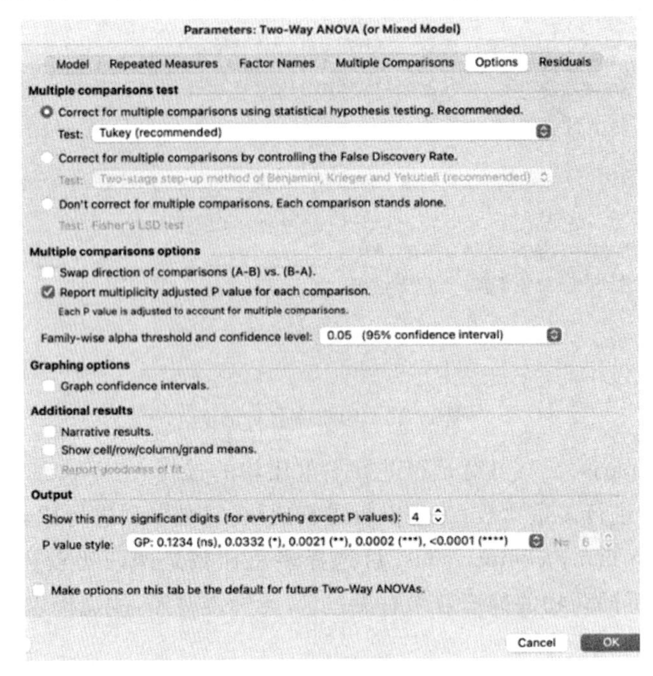

图 17-17 多重比较方法选择对话框

“Residuals”:可用以残差图创建(残差图、方差齐性图、QQ 图)和残差的方差齐性及正态分布检验。本题选择方差齐性和正态分布检验,单击“OK”(图 17-18)。

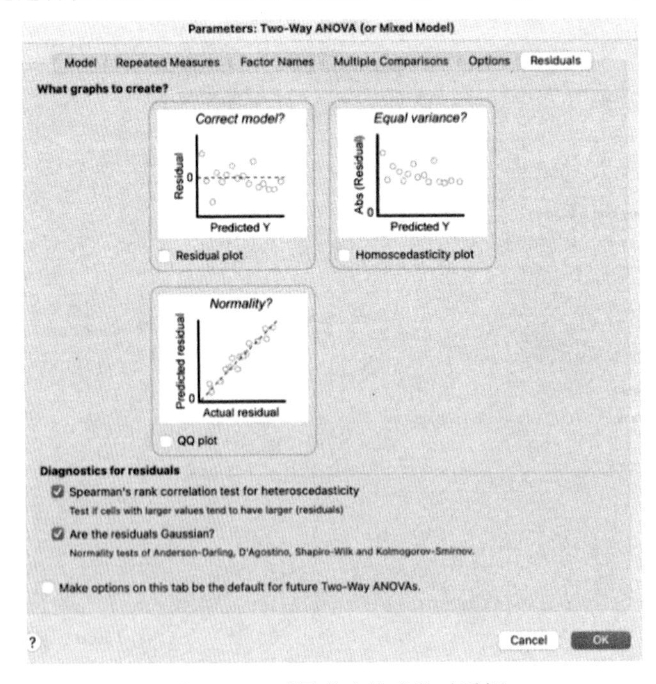

图 17-18 两因素比较残差对话框

3. 结果的解读　由图 17-19 的方差分析中可见抗癌药物和区组间均存在差别(药物：$F=11.94$，$P=0.004$；区组：$F=5.98$，$P=0.016$)；残差呈正态分布。

ANOVA results × | Multiple comparisons ×

	2way ANOVA ANOVA results					
2						
3	Two-way ANOVA	Ordinary				
4	Alpha	0.05				
5						
6	Source of Variation	% of total variatio	P value	P value summary	Significant?	
7	drug	42.80	0.0040	**	Yes	
8	block	42.86	0.0158	*	Yes	
9						
10	ANOVA table	SS (Type III)	DF	MS	F (DFn, DFd)	P value
11	drug	0.2280	2	0.1140	F (2, 8) = 11.94	P=0.0040
12	block	0.2284	4	0.05709	F (4, 8) = 5.978	P=0.0158
13	Residual	0.07640	8	0.009550		
14						
15	Normality of Residuals					
16	Test name	Statistics	P value	Passed normality test (alpha=0.05	P value summary	
17	Anderson-Darling (A2*)	0.3313	0.4699	Yes	ns	
18	D'Agostino-Pearson on	0.1447	0.9302	Yes	ns	
19	Shapiro-Wilk (W)	0.9597	0.6880	Yes	ns	
20	Kolmogorov-Smirnov ((	0.1250	0.1000	Yes	ns	

图 17-19　两因素方差比较结果

图 17-20 是药物两两比较的结果，结果显示 A 药分别和 B 药、C 药存在差异($P_{AB}=0.046$，$P_{AC}=0.003$)。

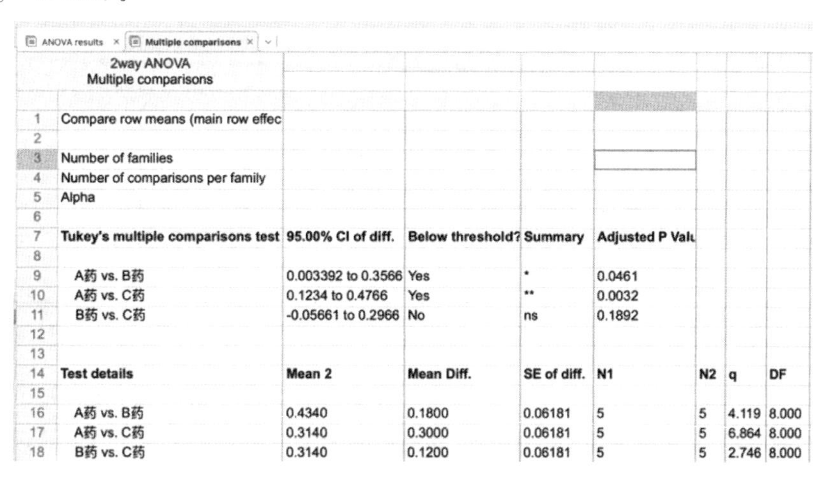

ANOVA results × | Multiple comparisons ×

	2way ANOVA Multiple comparisons							
1	Compare row means (main row effec							
2								
3	Number of families							
4	Number of comparisons per family							
5	Alpha							
6								
7	Tukey's multiple comparisons test	95.00% CI of diff.	Below threshold?	Summary	Adjusted P Valu			
8								
9	A药 vs. B药	0.003392 to 0.3566	Yes	*	0.0461			
10	A药 vs. C药	0.1234 to 0.4766	Yes	**	0.0032			
11	B药 vs. C药	-0.05661 to 0.2966	No	ns	0.1892			
12								
13								
14	Test details	Mean 2	Mean Diff.	SE of diff.	N1	N2	q	DF
15								
16	A药 vs. B药	0.4340	0.1800	0.06181	5	5	4.119	8.000
17	A药 vs. C药	0.3140	0.3000	0.06181	5	5	6.864	8.000
18	B药 vs. C药	0.3140	0.1200	0.06181	5	5	2.746	8.000

图 17-20　两因素方差分析两两比较结果

4. 图形的制作　本例不要求制作图形。如感兴趣，具体步骤可参考之前章节，操作界面的导航栏中选择“Graphs”中的“new”，根据案例选择合适的图形，并对图形进行修饰和调整(图 17-21)。

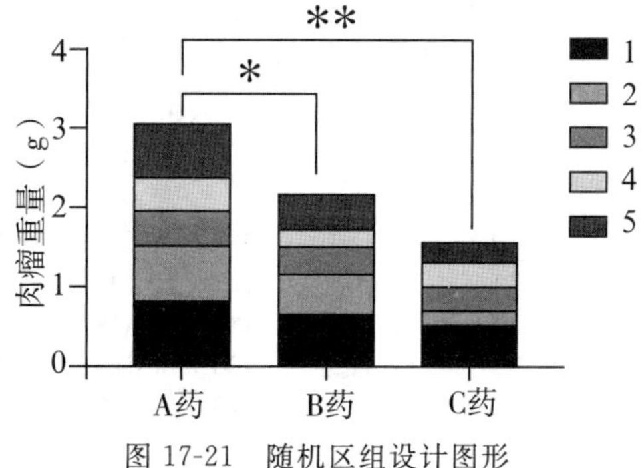

图 17-21　随机区组设计图形

第三节　重复测量设计资料的方差分析

重复测量分析有单因素方差分析和两因素方差分析，分别属于纵列表“Column”和行列分组表“Grouped”模块(两模块的选项在前面已经做了阐述)。本节以“Grouped”来进行两因素的分析。

17-3　重复测量的方差分析

例 17-3　将手术要求基本相同的 10 名患者随机分成 2 组，在手术过程中分别采用 A、B 两种麻醉诱导方法，在 T_0(诱导前)、T_1、T_2、T_3、T_4 五个时间测量患者的收缩压(mmHg)，数据见表 17-3。试进行方差分析。

表 17-3　A、B 两种麻醉诱导方法的收缩压值

(单位：mmHg)

序号	诱导方法	麻醉诱导时间				
		T_0	T_1	T_2	T_3	T_4
1	A	120	108	112	120	117
2	A	118	109	113	126	123
3	A	119	112	119	124	118
4	A	121	112	119	126	120
5	A	127	121	127	133	126
6	B	131	119	118	135	129
7	B	129	128	121	148	132
8	B	123	123	120	143	136
9	B	123	121	116	145	126
10	B	125	124	118	142	130

操作步骤如下：

首先在欢迎界面左侧选择“Grouped”，在“Data table”选择第一行，在“Options”选择第二行，并修改输入的变量值为 5(本例数据重复测量 5 次)，然后单击“Crcate”，就进入操作界面。

1. 建立数据文件　在行变量中输入 T_0、T_1、T_2、T_3、T_4。在 Group A 和 B 中输入 A 法和 B 法，然后输入或粘贴数据(图 17-22)。

Table format: Grouped		Group A A法					Group B B法				
		A:Y1	A:Y2	A:Y3	A:Y4	A:Y5	B:Y1	B:Y2	B:Y3	B:Y4	B:Y5
1	T0	120	118	119	121	127	131	129	123	123	125
2	T1	108	109	112	112	121	119	128	123	121	124
3	T2	112	113	119	119	127	118	121	120	116	118
4	T3	120	126	124	126	133	135	148	143	145	142
5	T4	117	123	118	120	126	129	132	136	126	130

图 17-22　数据文件

2.数据分析　在“Analyze Data”对话框，选择“Grouped analyses”中的“Two-way ANOVA(or mixed model)”(图 17-23)，勾选 A、B 变量，单击“OK”，出现两因素方差分析对话框。

在“Model”对话框中选择“Each row represents a different time point, so matched values are stached into a subcolumn”、“Yes. Fit a full model”和“No. Use the Geisser-Greenhouse correction. Recommended”(图 17-24)。

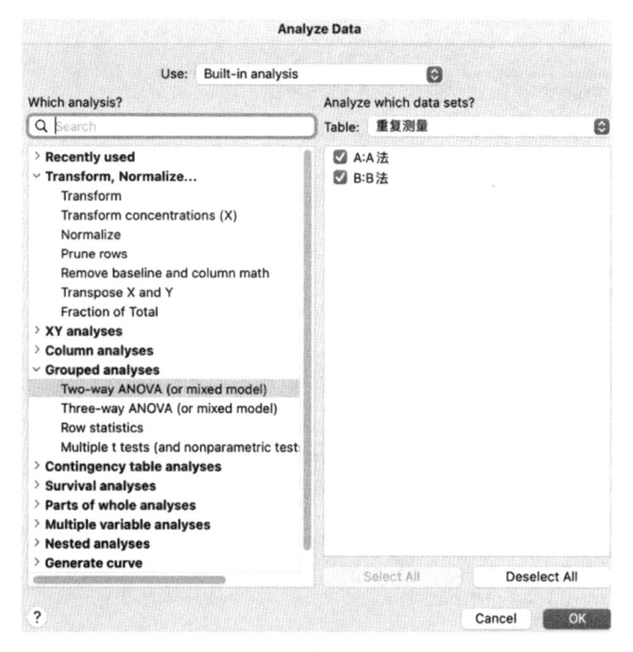

图 17-23　分析方法选择

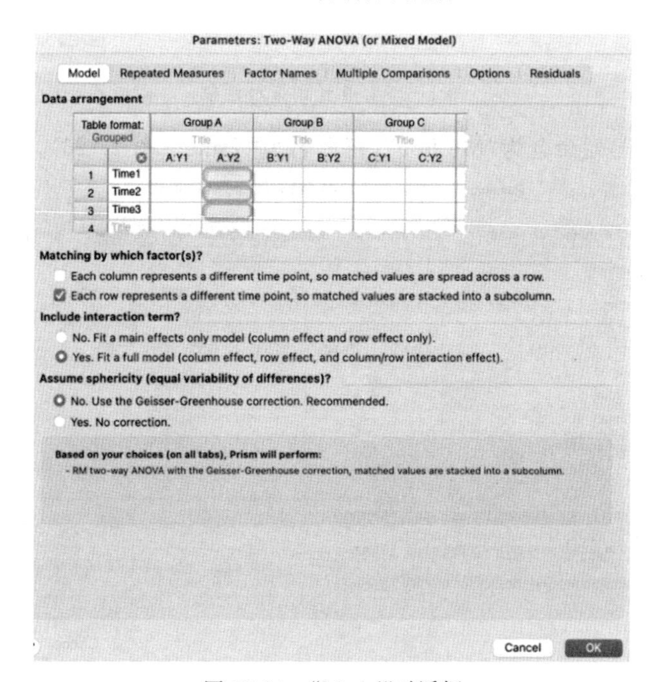

图 17-24　“Model”对话框

“Repeated Measures”:选择默认选项。该界面主要是①分析方法的选择:选择重复测量法、混合效应模型或根据是否有缺失值默认选项。②随机效应为 0 的方法选择。本题选择“It depends”和“Remove term(s) from model and fit a simpler model”(图 17-25)。

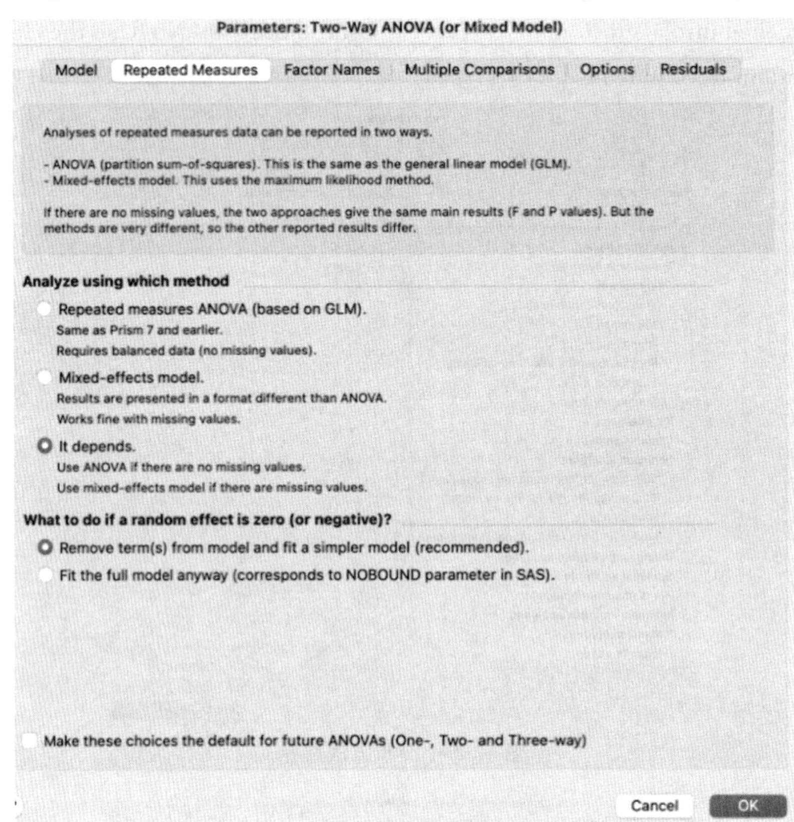

图 17-25　重复测量对话框

“Factor Names”:列命名为“Method”,行命名为“Time”(图 17-26)。

Parameters: Two-Way ANOVA (or Mixed Model)

Model　Repeated Measures　Factor Names　Multiple Comparisons　Options　Residuals

Data arrangement

Table format: Grouped		Group A		Group B		Group C	
		Title		Title		Title	
		A:Y1	A:Y2	B:Y1	B:Y2	C:Y1	C:Y2
1	Time1						
2	Time2						
3	Time3						
4	Title						

Factor names

Name the factor that defines the columns: Method

Name the factor that defines the rows: Time

Name of matched set (i.e. person or block): Subject

Cancel　OK

图 17-26　因素命名对话框

“Multiple Comparisons”：因为本案例主要观察不同方法在不同时点是否有差异，所以选择“Compare each cell mean with the other cell mean in that row”(图 17-27)。

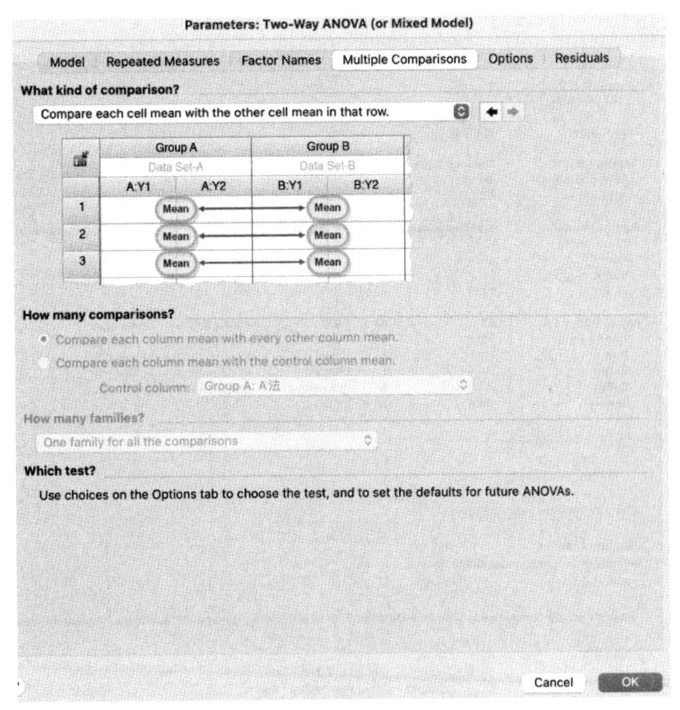

图 17-27　多重比较对话框

“Options”：关于多重比较的选项，默认原有的选项(图 17-28)。

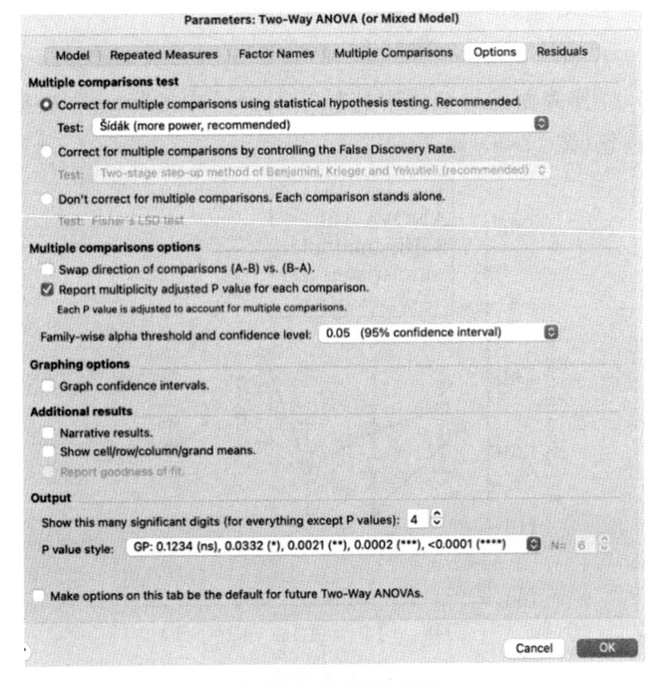

图 17-28　图形对话框

3. 结果解读　①方差分析结果显示不同的方法和时间均有统计学意义(P 均小于 0.05),并存在交互作用;②血压值在 A、B 两种诱导方法下的 T_1、T_3 和 T_4 时间段存在差别($P<0.05$)(图 17-29)。

ANOVA results　Multiple comparisons

	2way ANOVA ANOVA results					
1	Table Analyzed	重复测量				
2						
3	Two-way RM ANOVA	Matching: Stacked				
4	Assume sphericity?	No				
5	Alpha	0.05				
6						
7	Source of Variation	% of total variation	P value	P value summary	Significant?	Geisser-Greenhouse's ep
8	Time x Method	9.772	<0.0001	****	Yes	
9	Time	47.26	<0.0001	****	Yes	0.6427
10	Method	24.38	0.0041	**	Yes	
11	Subject	12.36	<0.0001	****	Yes	
12						
13	ANOVA table	SS	DF	MS	F (DFn, DFd)	P value
14	Time x Method	370.6	4	92.65	F (4, 32) = 12.54	P<0.0001
15	Time	1792	4	448.0	F (2.571, 20.57) = 60.6	P<0.0001
16	Method	924.5	1	924.5	F (1, 8) = 15.78	P=0.0041
17	Subject	468.8	8	58.60	F (8, 32) = 7.932	P<0.0001
18	Residual	236.4	32	7.388		

ANOVA results　Multiple comparisons

	2way ANOVA Multiple comparisons					
1	Compare each cell mean with the ot					
2						
3	Number of families	1				
4	Number of comparisons per family	5				
5	Alpha	0.05				
6						
7	Šídák's multiple comparisons test	Mean Dif	95.00% CI of diff.	Below threshold?	Summary	Adjusted P Value
8						
9	A法 - B法					
10	T0	-5.200	-12.78 to 2.378	No	ns	0.2303
11	T1	-10.60	-20.21 to -0.9899	Yes	*	0.0314
12	T2	-0.6000	-12.12 to 10.92	No	ns	0.9999
13	T3	-16.80	-26.88 to -6.718	Yes	**	0.0026
14	T4	-9.800	-17.64 to -1.963	Yes	*	0.0153
15						
16						
17	Test details	Mean 1	Mean 2	Mean Diff.	SE of diff.	N1
18						

图 17-29　分析结果

4. 图形的制作　操作界面的导航栏中选择“Graphs”中的“new”,根据案例选择折线图,并对图进行修饰和调整(图 17-30)。

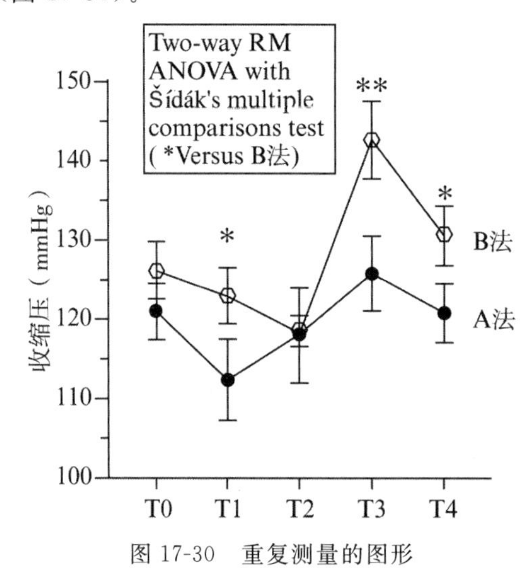

图 17-30　重复测量的图形

第十八章　完全随机设计两样本秩和检验

当数据的条件不满足参数检验的假设时(如正态分布等)，该数据应使用非参数检验来进行分析。本章主要讲解完全随机设计的两样本检验(数据不符合独立样本 t 检验)。

18-1　两样本秩和检验

例 18-1　某实验室观察局部温热治疗小鼠移植肿瘤的效果，以生存日数作为观察指标，实验结果见表 18-1。试检验两组小鼠生存日数有无差别。

表 18-1　两组小鼠肿瘤发病后生存日数

实验组		对照组	
生存日数	秩次	生存日数	秩次
20	9.5	4	1
24	12.5	6	2
30	15	8	3
32	17	10	4
34	18	12	5
36	19	14	6
40	20	16	7
46	21	18	8
90 以上	22	20	9.5
		22	11
		24	12.5
		26	14

该案例分析过程和步骤与独立样本 t 检验一致，只是其统计检验方法不同。

1. 数据文件的建立(略)。

2. 正态性检验步骤(具体过程参照第十五章正态分布检验)。

3. 非参数检验和 t 检验的对话框“Parameters:t Test(and Nonparametric Tests)”。

“Experimental Design”对话框分别选择“Unpaired”，“No. Use nonparametric test”和“Mann-Whitney test. Compare ranks”(图 18-1)。

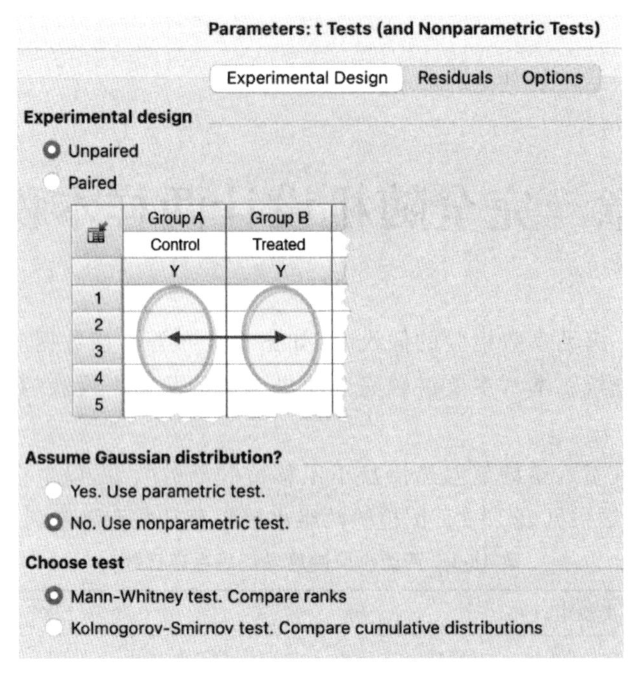

图 18-1 "Experimental Design"对话框

在"Options"对话框中选择双侧检验(Two-tailed)和"Descriptive statistics for each dataset"(图 18-2),单击"OK"运行。

Parameters: t Tests (and Nonparametric Tests)
Experimental Design Residuals Options
Calculations
P value: One-tailed Two-tailed (recommended)
Report differences as: 对照组 - 实验组
Confidence level: 95%
Definition of statistical significance: P < 0.05
Graphing options
Graph differences (paired)
Graph ranks (nonparametric)
Graph correlation (paired)
Graph CI of difference between medians
Additional results
Descriptive statistics for each dataset
t Test: Also compare models using AICc
Mann-Whitney: Also compute the CI of difference between medians
Assumes both distributions have the same shape.
Wilcoxon: When both values on a row are identical, use method of Pratt
If this option is unchecked, those rows are ignored.
Output
Show this many significant digits (for everything except P values): 4
P value style: GP: 0.1234 (ns), 0.0332 (*), 0.0021 (**), 0.0002 (***), <0.000... N= 6
Make options on this tab be the default for future tests.
Cancel OK

图 18-2 "Options"对话框

4.结果解读 图 18-3 为正态分布检验结果，P 值均小于 0.05，说明两组资料均不符合正态分布。非参数检验结果如图 18-4 所示，$P<0.0001$，双侧检验可以认为两总体分布不一致。图 18-5 显示两组数据的统计描述指标，其中实验组生存日数的中位数(P_{25}，P_{75})为 33.00(28.50，41.50)，对照组为 15.00(8.50，21.50)。

Tabular results

	Normality and Lognormality Tests Tabular results	A 实验组 Y	B 对照组 Y
1	**Test for normal distribution**		
2	**Anderson-Darling test**		
3	A2*	1.100	0.1530
4	P value	0.0038	0.9415
5	Passed normality test (alpha=0.05)?	No	Yes
6	P value summary	**	ns
7			
8	**D'Agostino & Pearson test**		
9	K2	18.40	1.311
10	P value	0.0001	0.5193
11	Passed normality test (alpha=0.05)?	No	Yes
12	P value summary	***	ns
13			
14	**Shapiro-Wilk test**		
15	W	0.7296	0.9669
16	P value	0.0020	0.8757
17	Passed normality test (alpha=0.05)?	No	Yes
18	P value summary	**	ns
19			
20	**Kolmogorov-Smirnov test**		
21	KS distance	0.2635	0.08930
22	P value	0.0475	>0.1000
23	Passed normality test (alpha=0.05)?	No	Yes
24	P value summary	*	ns

图 18-3 正态分布检验结果

Tabular results × Descriptive statistics ×

	Mann-Whitney test Tabular results	
3	Column B	对照组
4	vs.	vs.
5	Column A	实验组
6		
7	**Mann Whitney test**	
8	P value	<0.0001
9	Exact or approximate P value?	Exact
10	P value summary	****
11	Significantly different (P < 0.05)?	Yes
12	One- or two-tailed P value?	Two-tailed
13	Sum of ranks in column A,B	170 , 83
14	Mann-Whitney U	5
15		
16	**Difference between medians**	
17	Median of column A	33.00, n=10
18	Median of column B	15.00, n=12
19	Difference: Actual	-18.00
20	Difference: Hodges-Lehmann	-19.00

图 18-4 非参数检验结果

Tabular results × Descriptive statistics ×

	Mann-Whitney test Descriptive statistics	实验组	对照组
1	Number of values	10	12
2			
3	Minimum	20.00	4.000
4	25% Percentile	28.50	8.500
5	Median	33.00	15.00
6	75% Percentile	41.50	21.50
7	Maximum	90.00	26.00
8			
9	Mean	38.20	15.00
10	Std. Deviation	19.65	7.211
11	Std. Error of Mean	6.214	2.082
12			
13	Lower 95% CI	24.14	10.42
14	Upper 95% CI	52.26	19.58
15			
16	Mean ranks	17.00	6.917

图 18-5 统计描述结果

5. 图形的制作　操作界面的导航栏中选择"Graphs"中的"new"，一般以箱式图为主，可双击图形对图进行修饰和调整。非参数检验还可以选择其他图形，如小提琴图(用以显示数据的分布)，见图 18-6。

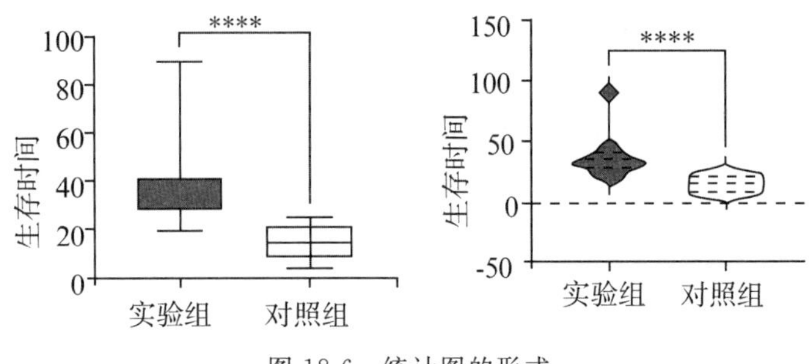

图 18-6　统计图的形式

第十九章　随机四格表卡方检验及图形制作

定性资料的卡方检验主要有三种：完全随机设计的四格表卡方检验、配对卡方检验和行×列卡方检验。在 GraphPad Prism 中用“Contingency”来完成。在“Data table”中选择“Start with sample data to follow a tutorial”，再选择“Select a tutorial data set”，有 4 大选项：①前瞻性数据的卡方检验；②回顾性检验的确切概率法检验；③灵敏度和特异度；④卡方趋势检验。

19-1　χ^2 检验及图形制作

例 19-1　某医师研究某人群高血压家族史与高血压发生的相关性，根据有无家族史将研究对象分成两组，结果见表 19-1。问：高血压家族史与高血压的发生是否有相关性？

表 19-1　有家族史和无家族史的高血压患病率比较

组别	患病	未患病	合　计	患病率(%)
有家族史	82	119	201	40.80
无家族史	79	176	255	30.98
合　计	161	295	456	35.31

欢迎界面左侧选择“Contingency”，在“Data table”选项中输入数据建立新表格，然后单击“Create”，进入操作界面。

1.建立数据文件　变量设置：行变量名为“有家族史”“无家族史”，结果变量名为“患病”“未患病”，然后输入数据，如图 19-1 所示。

Table format: Contingency		Outcome A	Outcome B
		患病	未患病
1	有家族史	82	119
2	无家族史	79	176

图 19-1　数据文件

2.数据分析　直接在“Analyze Data”对话框中选择“Contingency table analyses”中的卡方检验(确切概率法)，勾选 A 和 B。此模块中还可选择行统计和百分比分析，如图 19-2 所示。

卡方检验(确切概率法)里包括两大选项“Main Calculations”和“Options”。

“Main Calculations”包括两块，一是效应指标的选择：相对危险度(前瞻性和实验性研究)、归因危险度和需治疗人数(前瞻性和实验性研究)、比值比(病例对照研究)、灵敏度、特

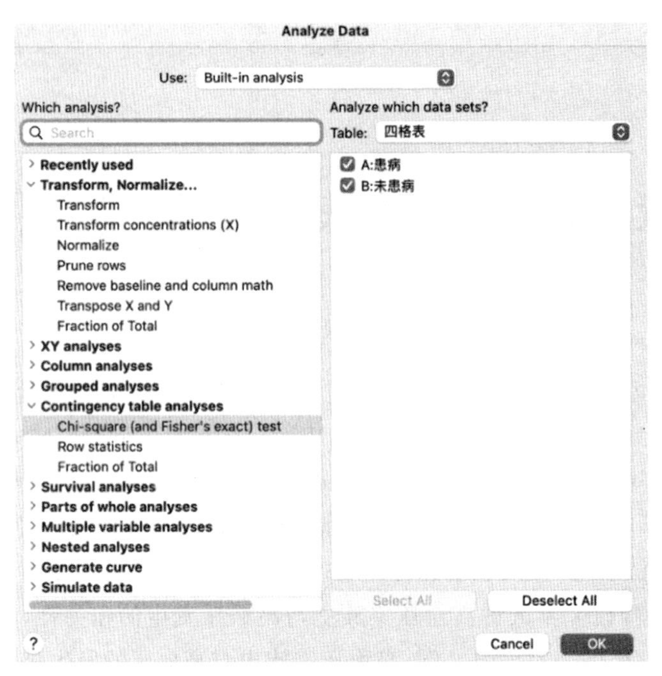

图 19-2　分析方法选择界面

异度和预测值(诊断试验)。二是 P 值的计算方法选择:确切概率法、连续校正检验、卡方检验。此题选择卡方检验,在此基础上也可勾选比值比(图 19-3)。

"Options"主要包括 P 值的单双侧、95%CI 及四类指标的计算和结果的显示。本题选择双侧(图 19-4)。

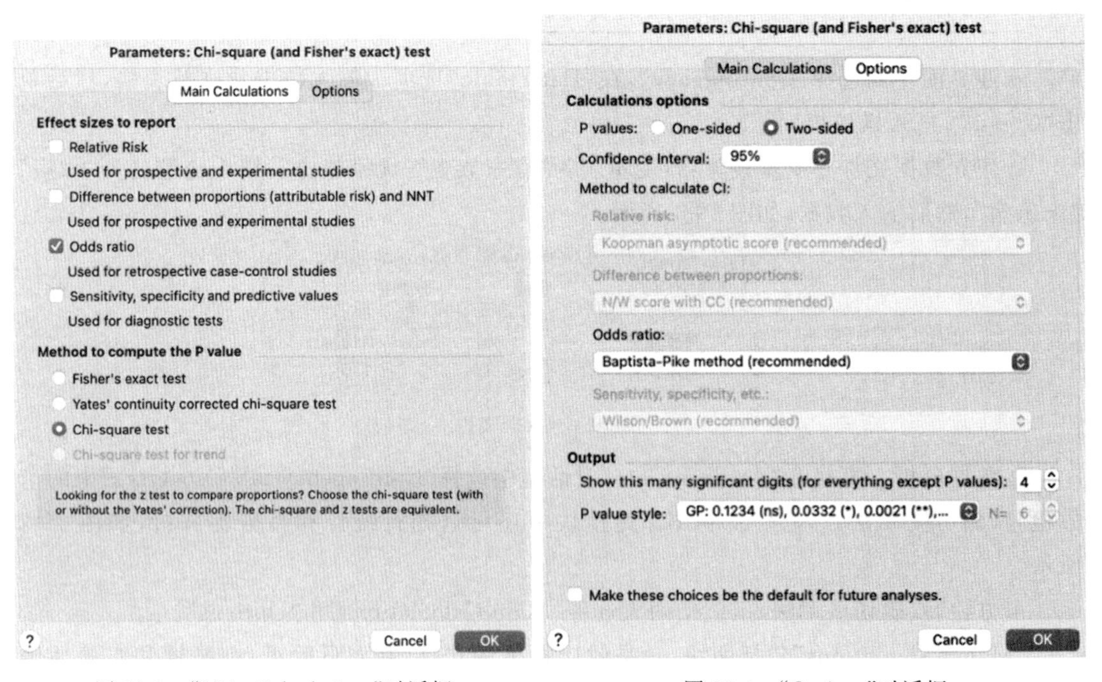

图 19-3　"Main Calculations"对话框　　　　图 19-4　"Options"对话框

3. 结果的阅读　$\chi^2=4.74$，$P=0.029$，OR=1.54，95%CI：1.04～2.27（图 19-5）。

Contingency			
P value and statistical significance			
Test	Chi-square		
Chi-square, df	4.741, 1		
z	2.177		
P value	0.0294		
P value summary	*		
One- or two-sided	Two-sided		
Statistically significant (P < 0.05)?	Yes		
Effect size	**Value**	**95% CI**	
Odds ratio	1.535	1.041 to 2.272	
Reciprocal of odds ratio	0.6514	0.4401 to 0.9608	
Methods used to compute CIs			
Odds ratio	Baptista-Pike		
Data analyzed	**患病**	**未患病**	**Total**
有家族史	82	119	201
无家族史	79	176	255
Total	161	295	456
Percentage of row total	**患病**	**未患病**	
有家族史	40.80%	59.20%	
无家族史	30.98%	69.02%	

图 19-5　卡方检验的结果

4. 图形的制作　操作界面的导航栏中选择“Graphs”中的“new”，根据案例选择合适的图形，并对图形进行修饰和调整（图 19-6）。

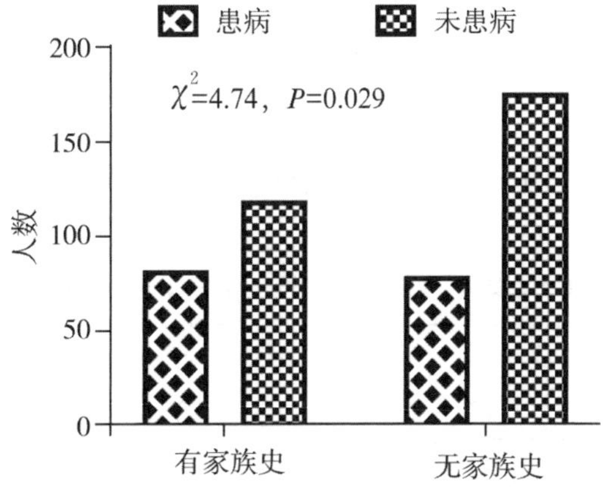

图 19-6　卡方检验的图形

第二十章　简单线性相关与回归

在 GraphPad Prism 中相关与回归是在“XY”中进行分析和制图的。在欢迎界面选择“XY”后，“Data table”有两个数据输入方式可供选择。

1. 选择“Enter or import data into a new table”。在“Options”中对于 X 提供四个选项：①输入数字；②输入带误差值的数据，以绘制水平误差线；③日期；④时间，其格式为 hh:mm:ss。对于 Y 提供三个选项：① 输入单列 Y 值(原始数据)；②子列并列输入多个 Y 值；③输入经统计处理后的 Y 值(如均数、标准差和样本量)。

2. 选择“Start with sample data to follow a tutorial”，再选择“Select a tutorial data set”，共包含 5 大类选项：①输入重复数据，输入均数(中位数)和误差值；②相关和回归(线性和非线性)：包括相关、线性回归、非线性回归、Logistic 回归等 8 个选项；③药理学：剂量反应关系、兴奋剂作用的操作模型等 9 个选项；④酶动力学；⑤XY 的特殊用途。

第一节　线性相关

20-1　线性相关

例 20-1　表 20-1 是某地 15 位成年男性的体重和身高，请分析两者之间是否存在相关关系。

表 20-1　某地 15 位成年男性的体重(kg)和身高(cm)

体重	64	56	69	61	65	62	60	62	75	66	76	89	58	61	81
身高	170	161	177	170	173	174	169	164	176	167	176	179	169	167	173

欢迎界面左侧选择“XY”选项，在“Data Table”选项中输入数据建立新表格，“Options”中选择 X 和 Y 的第一项，然后单击“Create”，就进入操作界面。

1. 建立数据文件　X 和 Y 分别表示体重和身高，复制粘贴数据，新文件具体见图 20-1。

2. 数据分析　在“Analyze Data”对话框的“XY analyses”中选择“Correlation”，勾选 A 和 B，单击“OK”，出现相关分析界面(图 20-2)。该界面可进行以下选择：①计算哪两列的相关系数；②数据是否服从正态分布，如服从正态分布，则用 Pearson 相关系数，如是非正态分布，则用 Spearman 相关系数；③P 值单双侧及可信区间的选择等。该题默认原有选项，单击“OK”，出现结果界面。

3. 结果解读　如图 20-3 所示，相关系数 $r=0.75$，$R^2=0.57$，$P=0.001$，故可以认为两者之间存在线性相关性。

Table format: XY		X	Group A
		体重	身高
		X	Y
1	Title	64	170
2	Title	56	161
3	Title	69	177
4	Title	61	170
5	Title	65	173
6	Title	62	174
7	Title	60	169
8	Title	62	164
9	Title	75	176
10	Title	66	167
11	Title	76	176
12	Title	89	179
13	Title	58	169
14	Title	61	167
15	Title	81	173

图 20-1　数据文件

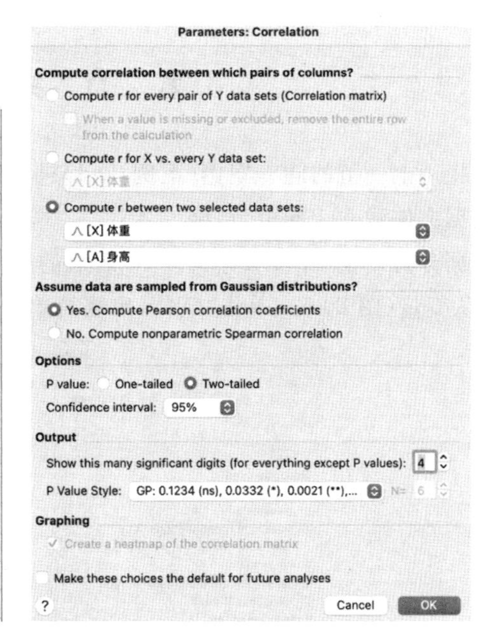

图 20-2　相关分析界面

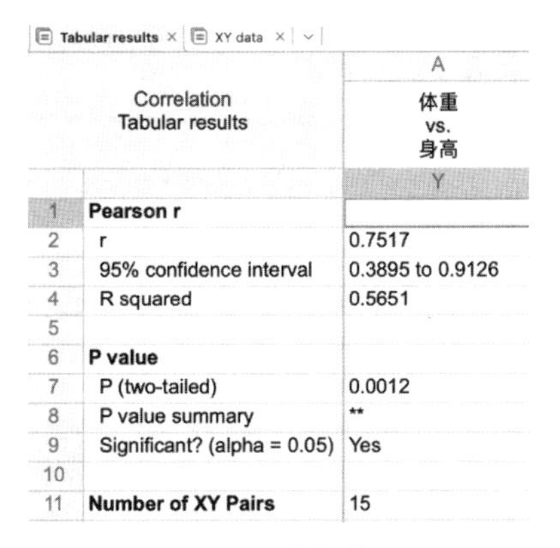

Correlation Tabular results		A 体重 vs. 身高 Y
1	**Pearson r**	
2	r	0.7517
3	95% confidence interval	0.3895 to 0.9126
4	R squared	0.5651
5		
6	**P value**	
7	P (two-tailed)	0.0012
8	P value summary	**
9	Significant? (alpha = 0.05)	Yes
10		
11	**Number of XY Pairs**	15

图 20-3　分析结果

4. 图形制作　操作界面的导航栏中选择“Graphs”中的“new”，选择散点图，对图进行修饰和调整（图 20-4）。

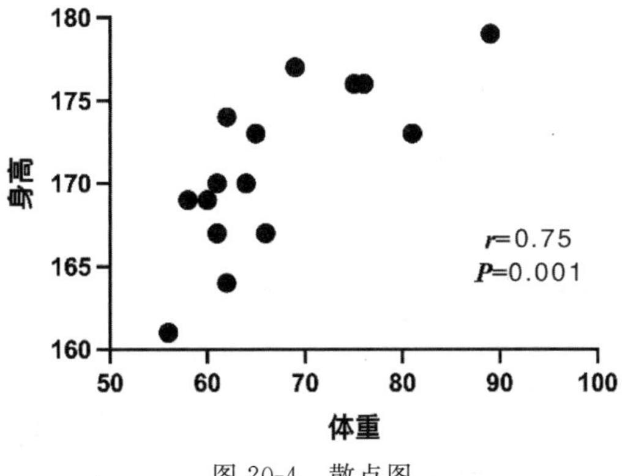

图 20-4　散点图

第二节 线性回归

20-2 线性回归

本节将用上一节的同一案例(案例 20-1)进行简单线性回归。

1. 数据文件建立 同上节，略。

2. 数据分析 在“Analyze Data”对话框的“XY analyses”中选择“Simple linear regression”，默认变量(图 20-5)，单击“OK”，出现简单回归分析界面(图 20-6)。该界面包括：①插

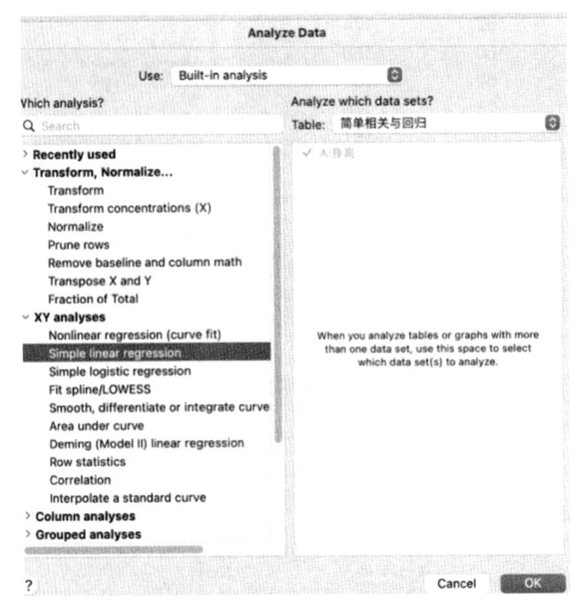

图 20-5 分析方法选择

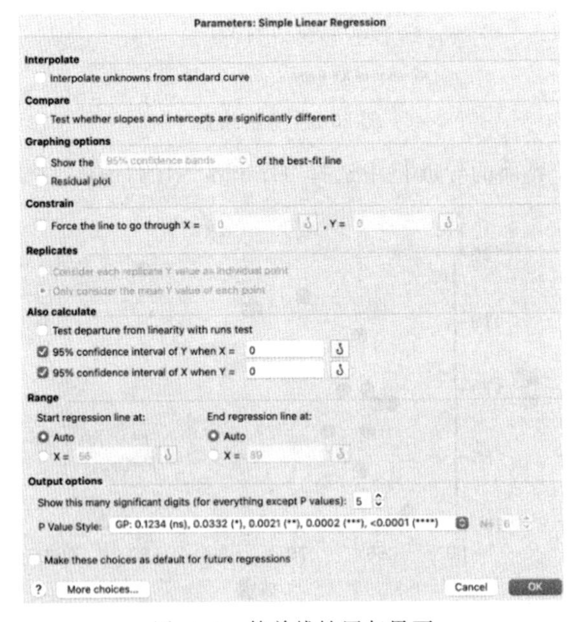

图 20-6 简单线性回归界面

值；②比较；③图形的选择(残差图等)；④限制直线通过给定的 XY 点；⑤计算 XY 特定点的95%可信区间、回归直线的范围等。该题默认原有选项，单击“OK”，出现结果界面。

3. 结果阅读　如图 20-7 所示，$F=16.89$，$P=0.001$，可以认为该模型有统计学意义；$R^2=0.57$，模型的方程式为：$\hat{Y}=0.41X+143.67$。

Tabular results

	Simple linear regression Tabular results	A 身高 Y
1	**Best-fit values**	
2	Slope	0.40789
3	Y-intercept	143.67
4	X-intercept	-352.23
5	1/slope	2.4516
6		
7	**Std. Error**	
8	Slope	0.099239
9	Y-intercept	6.7088
10		
11	**95% Confidence Intervals**	
12	Slope	0.19350 to 0.62229
13	Y-intercept	129.18 to 158.16
14	X-intercept	-816.77 to -207.74
15		
16	**Goodness of Fit**	
17	R squared	0.56513
18	Sy.x	3.4606
19		
20	**Is slope significantly non-zero?**	
21	F	16.894
22	DFn, DFd	1, 13
23	P value	0.0012
24	Deviation from zero?	Significant
25		
26	**Equation**	Y = 0.40789*X + 143.67

图 20-7　简单线性回归分析结果

4. 图形制作　操作界面的导航栏中选择“Graphs”中的“new”，选择散点图(图 20-8)，对图进行修饰和调整。

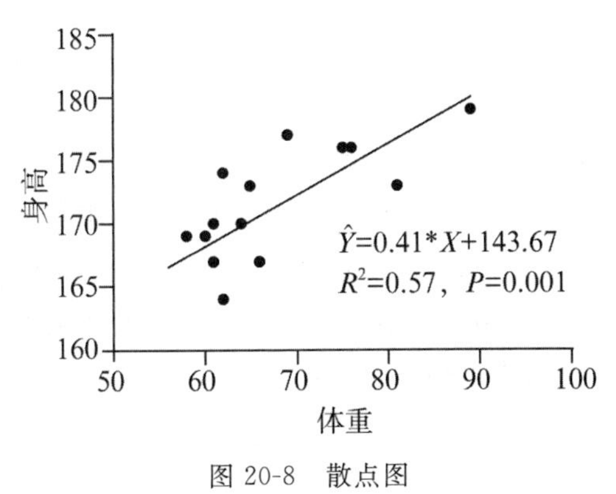

图 20-8　散点图

注意：在回归方程的应用中只要 Y 服从正态分布就可以了。因变量和自变量的决定要根据专业知识来选择，主要考虑两者之间的因果关系。

第二十一章　多重线性回归分析

第一节　多重线性回归分析的步骤

多重线性回归分析和制图需使用欢迎界面“Multiple variables”选项进行操作。在“Data table”中选择“Enter or import data into a new table”，就可以建立新文件。如选择“Start with sample data to follow a tutorial”，再选择“Select a tutorial data set”，提供 9 个选项：多重线性回归的文本格式和哑变量编码格式、多重 Logistic 回归的文本格式和哑变量编码格式、泊松回归文本格式和哑变量编码格式、相关矩阵、主成分分析和 Cox 比例风险模型。该软件的多重回归分析都在该模块。

21-1　多重线性回归分析

多重线性回归分析步骤同 SPSS。

1. 是否符合应用条件：线性趋势、独立、正态、方差齐(LINE)。

2. 建立回归模型，并进行模型(方差分析)和偏回归系数(t 检验)的假设检验。

3. 模型的评价：一是拟合优度(复相关系数 R、决定系数 R^2、校正决定系数 R^2_{adj}、残差均方或剩余标准差)；二是是否存在多重共线。

例 21-1　同例 11-1。收集了 27 名糖尿病患者的血清总胆固醇(TC)、甘油三酯(TG)、空腹胰岛素(RI)、糖化血红蛋白(HbA1c)、空腹血糖(Glucose)的测量值，试建立血糖与其他几项指标关系的多重线性回归方程。

1. 建立数据文件　分别定义变量名血清总胆固醇(TC)、甘油三酯(TG)、空腹胰岛素(RI)、糖化血红蛋白(HbA1c)、空腹血糖(Glucose)，输入数据(图 21-1)。

2. 数据分析　在数据分析的左侧命令框的“Multiple variable analyses”中选择“Multiple Linear regression”，勾选所有变量，单击“OK”(图 21-2)，出现多元线性回归对话框。

“Model”的回归类型有两类：①残差是正态分布时用最小二乘法；②如 Y 值只是事件和对象的计数，用泊松分布(较少用)。本例中回归类型选择最小二乘法，因变量为血糖(Glucose)，模型效应选择主效应和截距(图 21-3)。

	TC	TG	RI	Hba1c	Glucose
1	5.68	1.90	4.53	8.20	11.20
2	3.79	1.64	7.32	6.90	8.80
3	6.02	3.56	6.95	10.80	12.30
4	4.85	1.07	5.88	8.30	11.60
5	4.60	2.32	4.05	7.50	13.40
6	6.05	0.64	1.42	13.60	18.30
7	4.90	8.50	12.60	8.50	11.10
8	7.08	3.00	6.75	11.50	12.10
9	3.85	2.11	16.28	7.90	9.60
10	4.65	0.63	6.59	7.10	8.40
11	4.59	1.97	3.61	8.70	9.30
12	4.29	1.97	6.61	7.80	10.60
13	7.97	1.93	7.57	9.90	8.40
14	6.19	1.18	1.42	6.90	9.60
15	6.13	2.06	10.35	10.50	10.90
16	5.71	1.78	8.53	8.00	10.10
17	6.40	2.40	4.53	10.30	14.80
18	6.06	3.67	12.79	7.10	9.10
19	5.09	1.03	2.53	8.90	10.80
20	6.13	1.71	5.28	9.90	10.20
21	5.78	3.36	2.96	8.00	13.60
22	5.43	1.13	4.31	11.30	14.90
23	6.50	6.21	3.47	12.30	16.00
24	7.98	7.92	3.37	9.80	13.20
25	11.54	10.89	1.20	10.50	20.00
26	5.84	0.92	8.61	6.40	13.30
27	3.84	1.20	6.45	9.60	10.40

图 21-1　数据文件

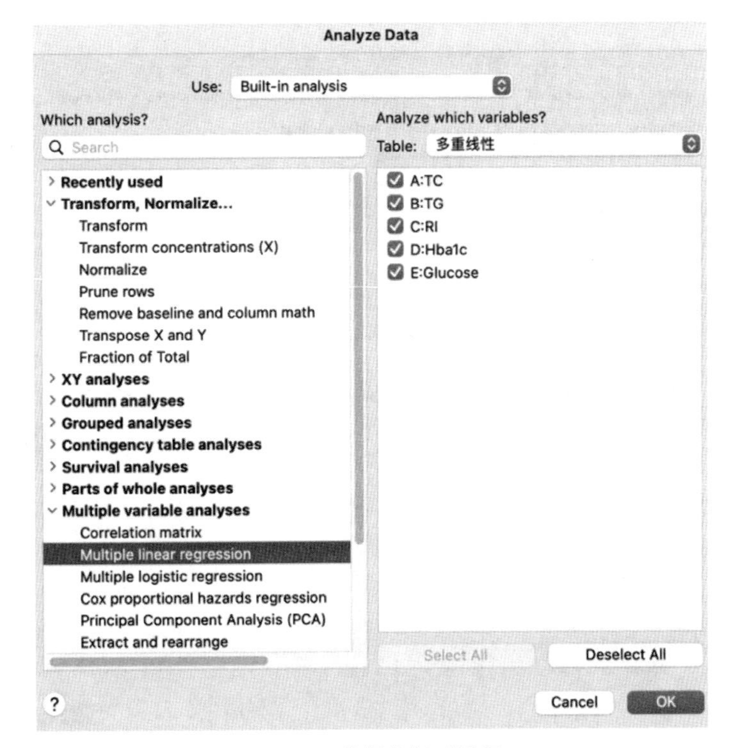

图 21-2　数据分析对话框

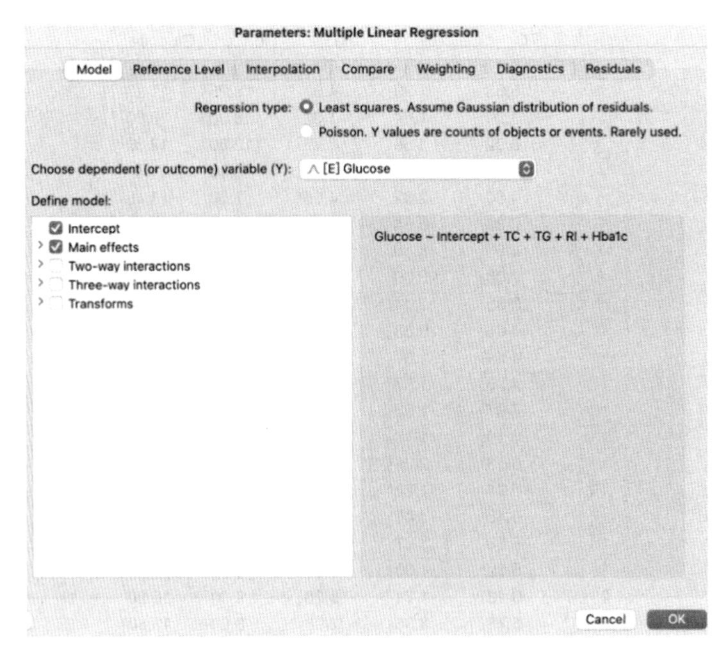

图 21-3　“Model”对话框

“Reference Level”针对的是因变量是分类变量,本题略过。

Interpolate (or predict) values of the outcome variable using:选择插入(或预测)值定义结果变量值。①数据表中的预测变量值;②下方对话框中选择的预测变量值,本题使用该对话框的默认设置(图 21-4)。

Parameters: Multiple Linear Regression
Model　Reference Level　Interpolation　Compare　Weighting　Diagnostics　Residuals
Interpolate (or predict) values of the outcome variable using:
values of predictor variables in the data table
values of predictor variables in the list below
Specify number of points to interpolate　1

Select	Point #	Row title	Select All
✓	1		

Set predictor value(s) for selected point(s)

Variable	Auto	Value
TC	Default	0
TG	Default	0
RI	Default	0
Hba1c	Default	0

Additional options
Report confidence intervals for interpolated values
Cancel　OK

图 21-4　“Interpolation”对话框

“Compare”“Weighting”因本题未涉及，略过。

“Diagnostics”主要是进行模型的拟合评价、共线性诊断和正态分布等，本模块也选择默认设置(图 21-5)。

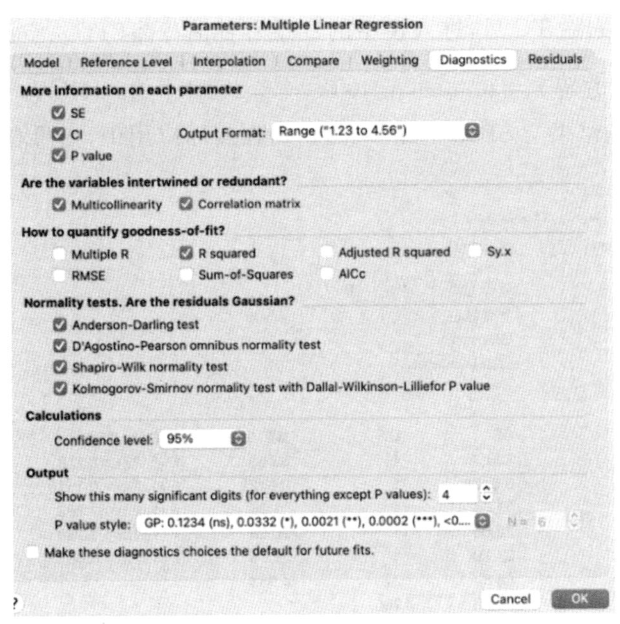

图 21-5　“Diagnostics”对话框

“Residuals”中选择模型的残差图和方差齐性图(图 21-6)。单击“OK”后，跳出分析结果(图 21-7、图 21-8)。由于进入模型的变量并不是都有统计学意义，剔除 P 值最大的变量 TC (血清总胆固醇)，重新运行后结果如图 21-9 所示。

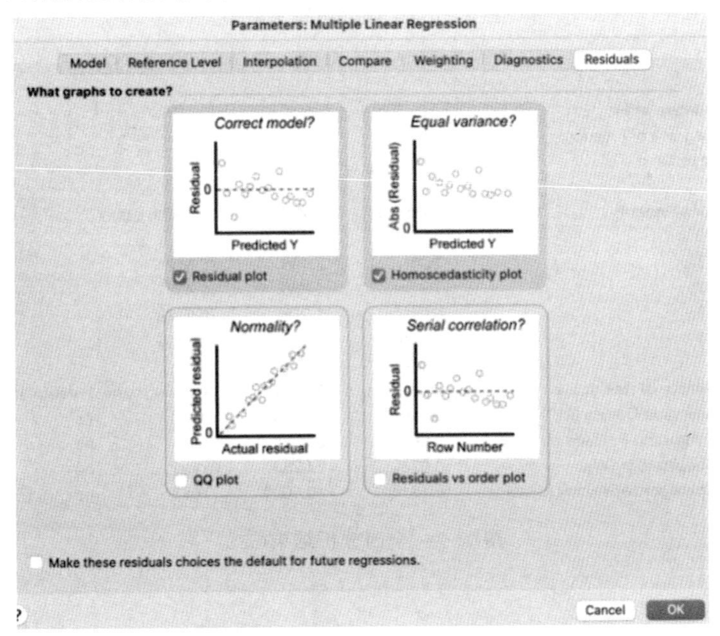

图 21-6　“Residuals”对话框

结果阅读：图 21-7、图 21-8 显示模型有统计学意义，残差呈正态且分布图显示方差齐性；分析变量之间不存在共线性(VIF<3)。因为 GraphPad Prism 没有逐步回归功能，所以默认会将所有的因素都进入模型，结果显示有统计学意义的变量只有 RI(胰岛素)和糖化血红蛋白(HbA1c)，在剔除 TC 后，进入模型的变量有甘油三酯(TG)、空腹胰岛素(RI)、糖化血红蛋白(HbA1c)，方程 $\hat{Y}=6.50+0.40TG-0.29RI+0.66HbA1c$，模型有意义($P<0.05$)。虽然该模型的结果与 SPSS 的结果相符，但在实际应用中，如果自变量的个数较多建议用 SPSS 进行分析。

Tabular results × | Parameter covariance × | Interpolation ×

	Multiple linear regression Tabular results	A	B	C	D	E	F	G
		Data Set-A	Data Set-B	Data Set-C	Data Set-D	Data Set-E	Data Set	Data S
		Y	Y	Y	Y	Y	Y	Y
1	Table Analyzed	多重线性						
2	Dependent variable	Glucose						
3	Regression type	Least squares						
4								
5	**Model**							
6	**Analysis of Variance**	**SS**	**DF**	**MS**	**F (DFn, DFd)**	**P value**		
7	Regression	133.7	4	33.43	F (4, 22) = 8.278	P=0.0003		
8	TC	0.6129	1	0.6129	F (1, 22) = 0.1518	P=0.7006		
9	TG	11.96	1	11.96	F (1, 22) = 2.962	P=0.0993		
10	RI	20.06	1	20.06	F (1, 22) = 4.968	P=0.0363		
11	Hba1c	27.79	1	27.79	F (1, 22) = 6.883	P=0.0155		
12	Residual	88.84	22	4.038				
13	Total	222.6	26					
14								
15	**Parameter estimates**	**Variable**	**Estimate**	**Standard errc**	**95% CI (asymptotic)**	**|t|**	**P value**	**P value s**
16	β0	Intercept	5.943	2.829	0.07713 to 11.81	2.101	0.0473	*
17	β1	TC	0.1424	0.3657	-0.6159 to 0.9008	0.3896	0.7006	ns
18	β2	TG	0.3515	0.2042	-0.07203 to 0.7750	1.721	0.0993	ns
19	β3	RI	-0.2706	0.1214	-0.5223 to -0.01883	2.229	0.0363	*
20	β4	Hba1c	0.6382	0.2433	0.1337 to 1.143	2.623	0.0155	*

图 21-7　全因分析结果(一)

22	**Goodness of Fit**				
23	Degrees of Freedom	22			
24	R squared	0.6008			
25					
26	**Multicollinearity**	**Variable**	**VIF**	**R2 with other**	
27	β0	Intercept			
28	β1	TC	2.186	0.5424	
29	β2	TG	1.780	0.4382	
30	β3	RI	1.278	0.2178	
31	β4	Hba1c	1.267	0.2106	
32					
33	**Normality of Residuals**	**Statistics**	**P value**	**Passed norm**	**P value summary**
34	Anderson-Darling (A2*)	0.3106	0.5325	Yes	ns
35	D'Agostino-Pearson omnibus (K2)	0.9601	0.6188	Yes	ns
36	Shapiro-Wilk (W)	0.9784	0.8233	Yes	ns
37	Kolmogorov-Smirnov (distance)	0.1314	>0.1000	Yes	ns

图 21-8　全因分析结果(二)

5	Model							
6	Analysis of Variance	SS	DF	MS	F (DFn, DFd)	P value		
7	Regression	133.1	3	44.37	F (3, 23) = 11.41	P<0.0001		
8	TG	26.53	1	26.53	F (1, 23) = 6.821	P=0.0156		
9	RI	25.69	1	25.69	F (1, 23) = 6.605	P=0.0171		
10	Hba1c	32.27	1	32.27	F (1, 23) = 8.297	P=0.0084		
11	Residual	89.45	23	3.889				
12	Total	222.6	26					
13								
14	Parameter estimates	Variable	Estimate	Standard error	95% CI (asymptotic)	|t|	P value	P value summary
15	β0	Intercept	6.500	2.396	1.543 to 11.46	2.713	0.0124	*
16	β1	TG	0.4023	0.1541	0.08366 to 0.7210	2.612	0.0156	*
17	β2	RI	-0.2870	0.1117	-0.5181 to -0.05600	2.570	0.0171	*
18	β3	Hba1c	0.6632	0.2303	0.1869 to 1.140	2.880	0.0084	**
19								
20	Goodness of Fit							
21	Degrees of Freedom	23						
22	R squared	0.5981						

图 21-9　有效变量模型分析结果

3. 图形的制作　多重线性回归一般不用图表示，如果需要，在操作界面的导航栏中选择“Graphs”中的“new”。本题可以考虑实际值和预测值的拟合图（图 21-10 左）和气泡图（图 21-10 右）。气泡图主要是描述三因素的影响，影响因素用 X 轴（TG）、Y 轴（HbA1c）、气泡的颜色（RI）的改变来表示。因变量（Glucose）用气泡的大小表示。从图 12-10 中可知，Glucose随着 TG 和 HbA1c 的增大而增大，而颜色（RI）越深，Glucose 则越小。如有需要可对图进行修饰和调整。

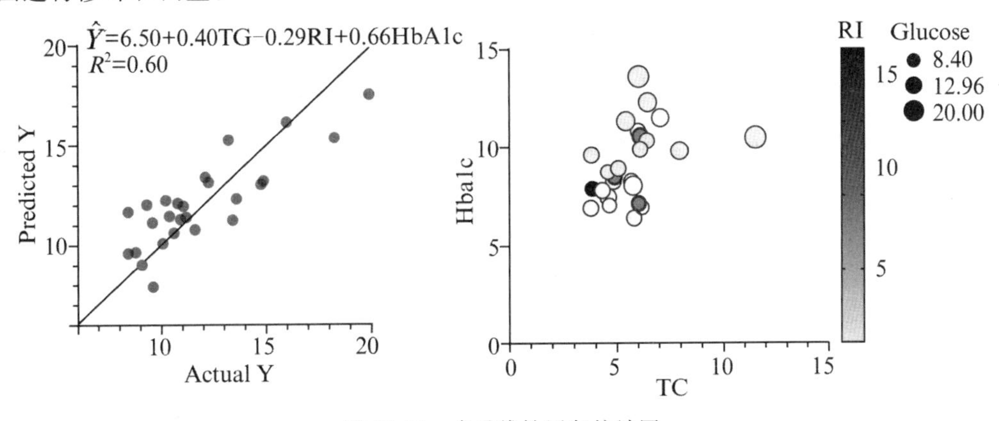

图 21-10　多重线性回归统计图

第二节　气泡图

气泡图是一种多变量图，可以看作散点图的变体，也可以认为散点图和百分比区域图的组合。气泡图利用圆形气泡的大小和位置来显示多维数据的关系。在通常情况下，气泡图会用于显示三个变量，其中两个变量对应于 X 轴和 Y 轴，第三个变量则由气泡的大小表示。除此之外，有些气泡图也会使用气泡的颜色或形状来表示更多的维度信息。在气泡图中，每个气泡代表

21-2　气泡图的制作

一个数据点,它的位置对应于该数据点在两个变量上的数值,而气泡的大小表示第三个变量的数值大小。如果使用了颜色或形状来表示更多的维度信息,则可以通过不同颜色或形状的气泡来显示不同的类别或分组(气泡图的制作详见二维码 21-2)。

气泡图通常用于比较和展示不同类别圆点(这里我们称为气泡)之间的关系,同热图一样,气泡图也可用于分析数据之间的相关性。

例 21-2 表 21-1 为部分国家(Country)人均国内生产总值(GDP)、人均寿命(Life Expectancy at Birth)以及人口(Population)的数据。试用气泡图来展示人均生产总值、总人口数与人均寿命的关系。

表 21-1 部分国家人均国内生产总值、人均寿命以及人口数

Country	Population(Millions)	GDP(PPP)	Life Expectancy at Birth
China	1394.015977	18200	76.1
India	1326.093247	7200	69.7
United States	332.639102	59800	80.3
Brazil	211.715973	15600	74.7
Russia	141.722205	27900	71.9
Japan	125.507472	42900	86

1. 数据录入 打开 GraphPad Prism,在弹出的欢迎界面“Multiple variables”中,“Data table”(数据表)选“Enter or import data into a new table”(在新的数据表中写入数据),单击 create(创建)数据表,将数据录入数据表中(图 21-11)。

	Variable A Country	Variable B Population (Millions)	Variable C GDP (PPP)	Variable D Life Expectancy at Birth
1	China	1394.015977	18200	76.1
2	India	1326.093247	7200	69.7
3	United State	332.639102	59800	80.3
4	Brazil	211.715973	15600	74.7
5	Russia	141.722205	27900	71.9
6	Japan	125.507472	42900	86.0
7				
8				
9				
10				

图 21-11 数据创建

2. 图形制作 单击左侧导航栏中的“Graphs”(图片)下方的“New Graph…”(新增图片),跳出新增图片对话框,依次将四个变量放入“Bubble Plot”的选项中,如图 21-12 所示,单击“OK”。

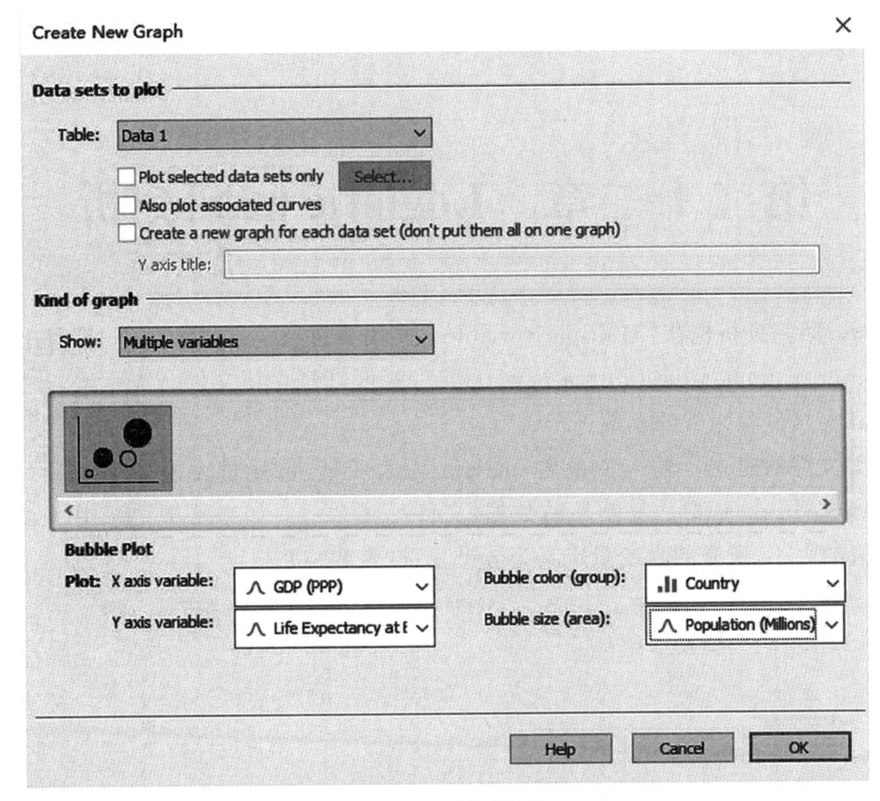

图 21-12　图形制作

3. 图形美化　可单击 Change>Change colors 对气泡颜色进行整体修改，也可双击图片或坐标轴对图形进行格式调整和美化，具体见之前章节，此处不再赘述(图 21-13)。

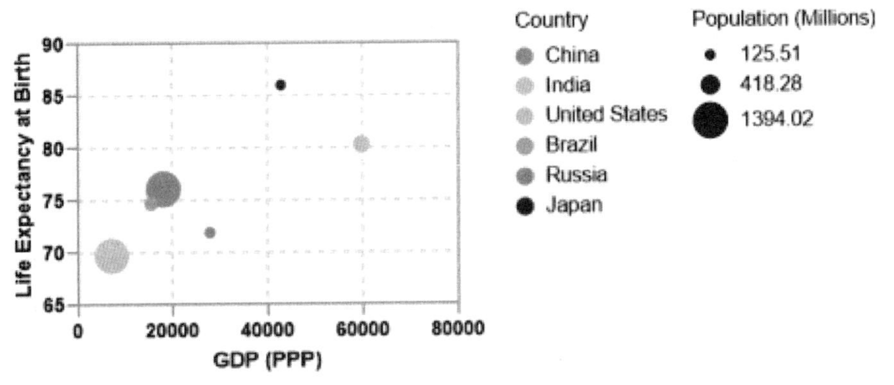

图 21-13　气泡图

第二十二章　Logistic 回归分析

22-1　Logistic 回归分析

Logistic 回归分析也在“Multiple variables”模块中进行。在“Data table”中选择“Enter or import data into a new table”，就可以建立新文件。本章运用第九章高血压危险因素的案例进行讲解。

1. 数据文件的建立　输入变量名，patient 为因变量，自变量为 age，TG，waist，history，drink，BMI。复制粘贴数据，文件见图 22-1。如果希望结果中显示 *OR* 值的大小，所有的自变量定义为分类变量（表 22-1）。

	sex	history	drink	patient	TG	BMI	waist	age
23	1	1	1	0	0	0	0	0
24	1	1	1	1	0	0	0	0
25	2	0	2	0	0	0	0	0
26	1	0	1	0	0	1	1	0
27	2	1	2	1	0	1	1	0
28	1	1	2	1	1	1	1	0
29	2	1	2	1	0	1	1	0
30	2	0	2	0	0	1	0	0
31	2	0	2	0	0	1	1	0
32	2	1	2	0	0	1	1	0
33	1	0	1	1	1	2	1	0
34	1	1	2	1	1	2	1	0
35	2	0	2	0	0	2	1	0
36	1	0	2	0	0	0	0	1
37	2	1	2	0	0	0	0	1
38	1	0	1	0	0	0	0	1
39	2	1	2	0	0	0	0	1
40	1	0	2	0	0	0	0	1

图 22-1　数据文件

表 22-1　高血压危险因素调查的变量定义及赋值

因素	变量名	赋值说明
年龄	age	＜45＝0，≥45＝1
甘油三酯	TG	＜1.71＝0，≥1.71＝1
腰围	waist	＜80 女，＜85 男＝0；≥80 女，≥85 男＝1
家族史	history	无＝0，有＝1
饮酒	drink	饮酒＝1，不饮＝2
体重指数	BMI	＜23.9＝0，24～＝1，≥28＝2
是否病人	patient	健康＝0，患者＝1

2. 数据分析　在左侧命令框的“Multiple variable analyses”中选择“Multiple logistic regression”，勾选所有变量，单击“OK”(图 22-2)，出现多元线性回归对话框(图 22-3)。对话框的选择如下：

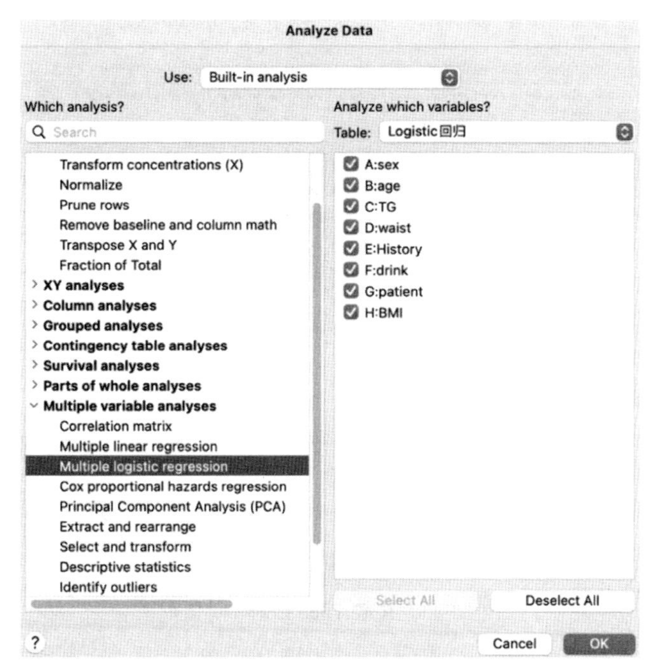

图 22-2　数据分析选择对话框

①“Model”用于选择病人(patient)为因变量，模型效应选择主效应(图 22-3)。

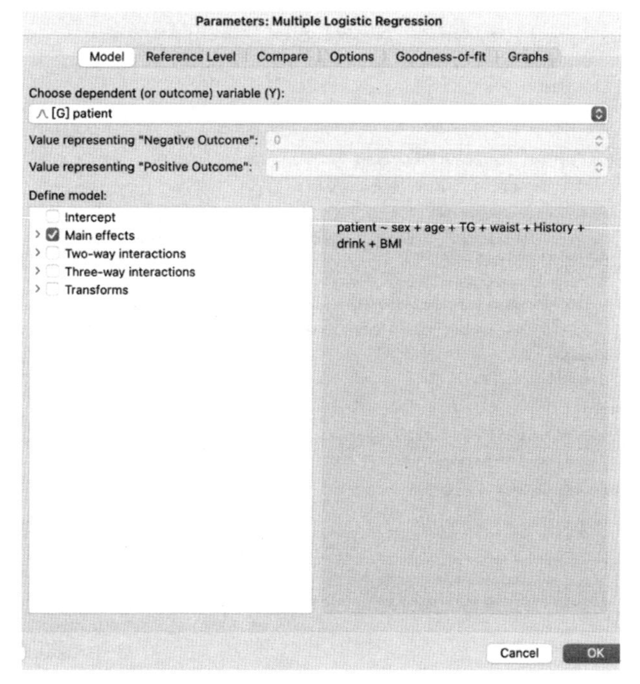

图 22-3　“Model”对话框

②"Reference Level"用于分类变量的哑变量编制及对照的设置(推荐使用最小值为参照)(图 22-4)。

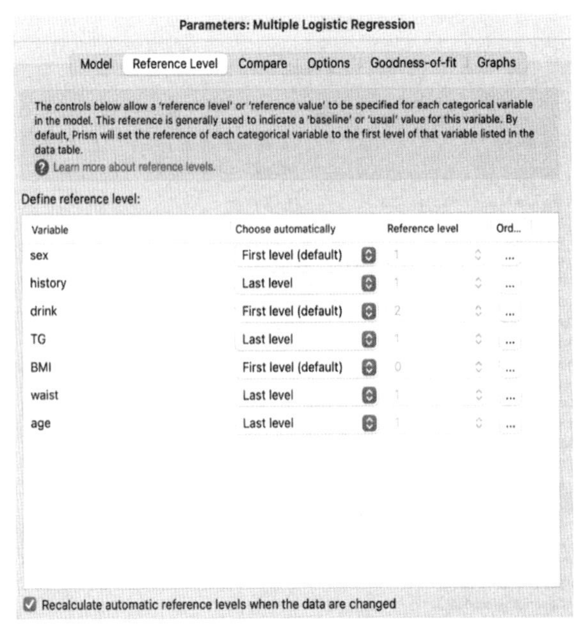

图 22-4　"Reference Level"对话框

③"Options"的主要功能是进行模型的拟合评价和诊断等,本模块增加勾选"P value",其余选择默认设置(图 22-5)。

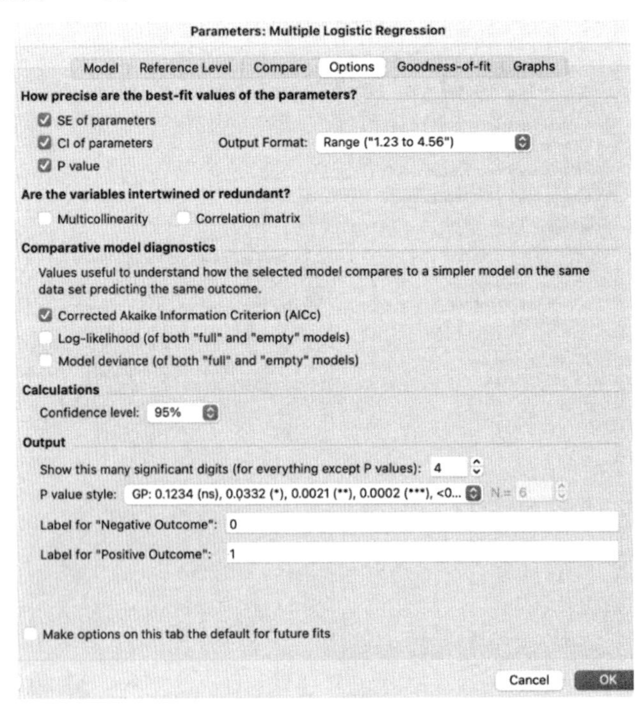

图 22-5　"Options"对话框

④"Goodness-of-fit"拟合优度检验，包括模型分类和预测的方法(ROC 曲线、预测概率等)、不同决定系数的选择和拟合优度、似然比的假设检验等。本模块选择默认设置(图 22-6)。

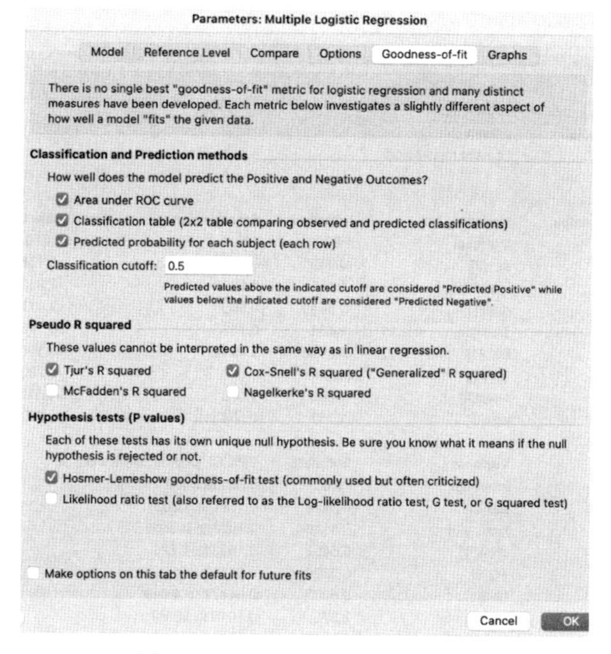

图 22-6　"Goodness-of-fit"对话框

⑤"Graphs"用于图形的选择。此模块选择实测值和预测值的散点图和 ROC 曲线(图 22-7)。

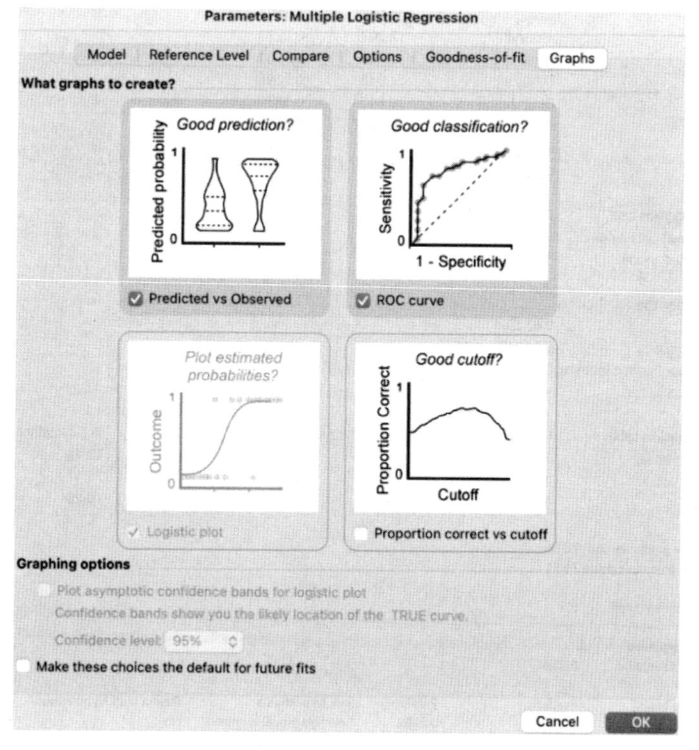

图 22-7　"Graphs"对话框

3.结果的阅读　由图 22-8 可知,仅家族史和年龄有统计学意义,可进入回归模型($P<0.05$),OR 值分别为 0.31(95%CI:0.11～0.86),0.18(95%CI:0.06～0.51)(具体结果的书

Tabular results × | Row prediction ×

	Multiple logistic regression Tabular results	A Data Set-A Y	B Data Set-B Y	C Data Set-C Y	D Data Set-D Y
1	Table Analyzed	Logistic回归			
2	Dependent variable	patient			
3	Regression type	Logistic regression			
4					
5	**Model**				
6	**Parameter estimates**	**Variable**	**Estimate**	**Standard error**	**95% CI (profile likelihood)**
7	β0	Intercept	4.370	1.535	1.679 to 7.766
8	β1	sex[2]	-0.9350	0.5861	-2.136 to 0.1846
9	β2	history[0]	-1.158	0.5248	-2.232 to -0.1566
10	β3	drink[1]	-0.6049	0.5959	-1.812 to 0.5456
11	β4	TG[0]	-1.431	0.7893	-3.146 to 0.02386
12	β5	BMI[1]	-0.6926	1.124	-3.106 to 1.398
13	β6	BMI[2]	0.8649	1.645	-2.293 to 4.509
14	β7	waist[0]	-1.655	1.078	-4.010 to 0.3219
15	β8	age[0]	-1.717	0.5543	-2.877 to -0.6781
16					
17	**Odds ratios**	**Variable**	**Estimate**	**95% CI (profile likelihood)**	
18	β0	Intercept	79.03	5.361 to 2359	
19	β1	sex[2]	0.3926	0.1181 to 1.203	
20	β2	history[0]	0.3140	0.1073 to 0.8551	
21	β3	drink[1]	0.5462	0.1633 to 1.726	
22	β4	TG[0]	0.2390	0.04303 to 1.024	
23	β5	BMI[1]	0.5003	0.04477 to 4.049	
24	β6	BMI[2]	2.375	0.1010 to 90.86	
25	β7	waist[0]	0.1910	0.01814 to 1.380	
26	β8	age[0]	0.1795	0.05631 to 0.5076	
28	**Sig. diff. than zero?**	**Variable**	**|Z|**	**P value**	**P value summary**
29	β0	Intercept	2.848	0.0044	**
30	β1	sex[2]	1.595	0.1107	ns
31	β2	history[0]	2.207	0.0273	*
32	β3	drink[1]	1.015	0.3101	ns
33	β4	TG[0]	1.813	0.0698	ns
34	β5	BMI[1]	0.6161	0.5378	ns
35	β6	BMI[2]	0.5257	0.5991	ns
36	β7	waist[0]	1.536	0.1246	ns
37	β8	age[0]	3.099	0.0019	**
38					
39	**Model diagnostics**	**Degrees of Freedom**	**AICc**		
40	Intercept-only model	96	136.5		
41	Selected model	88	120.0		
42					
43	**Area under the ROC curv**				
44	Area	0.8329			
45	Std. Error	0.04219			
46	95% confidence interval	0.7502 to 0.9156			
47	P value	<0.0001			
48					
49	**Classification table**	Predicted 0	Predicted 1	Total	% Correctly classified
50	Observed 0	36	13	49	73.47
51	Observed 1	10	38	48	79.17
52	Total	46	51	97	76.29

54	Negative predictive powe	78.26				
55	Positive predictive powe	74.51				
56						
57	Classification cutoff	0.5				
58						
59	**Pseudo R squared**					
60	Tjur's R squared	0.3234				
61						
62	**Hypothesis tests**	**Statistic**	**P value**	**Null hypothesis**	**Reject Null Hypothesis?**	**P value summ**
63	Hosmer-Lemeshow	10.07	0.2599	Selected model is correct	No	ns

图 22-8　Ligistic 回归分析结果

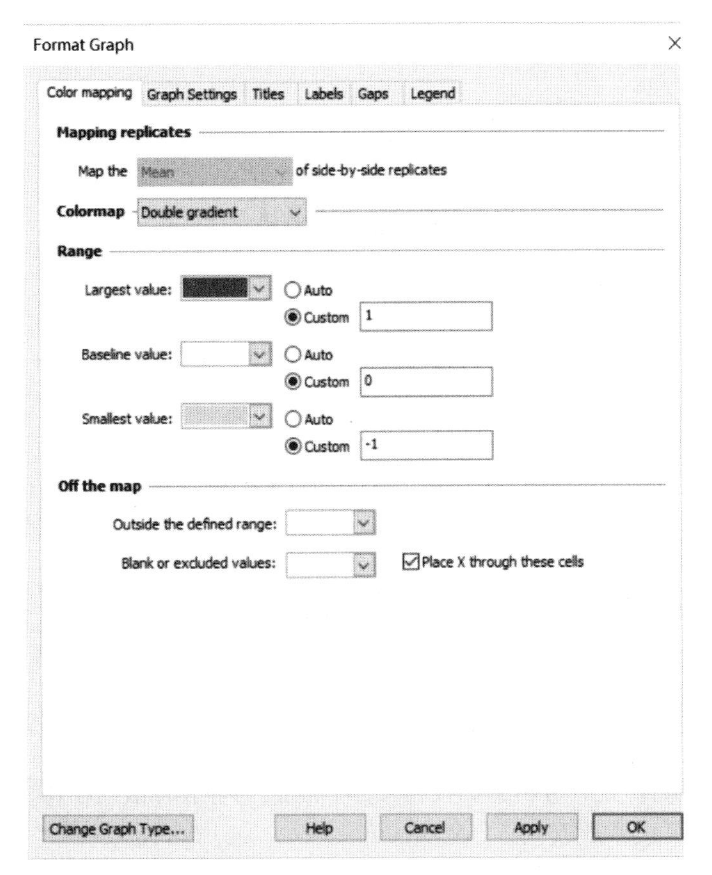

图 24-7　图形格式修改

4. 图形导出　图片调整满意后，通过单击 File>Export Graph 导出所需格式的图片，如图 24-8 所示。

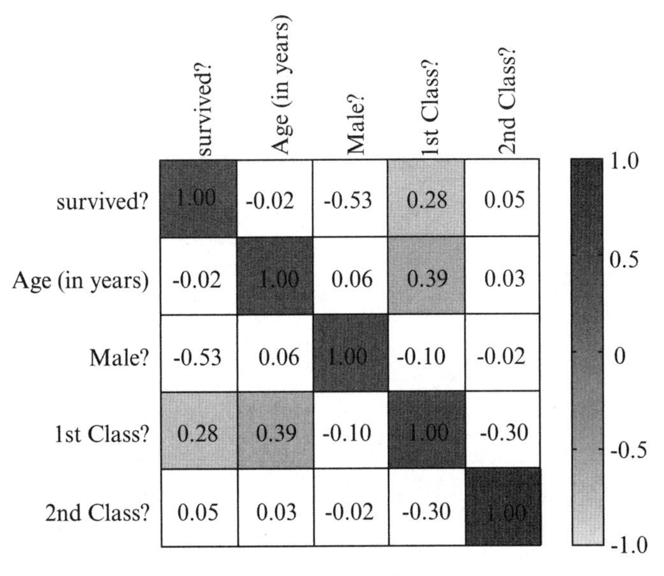

图 24-8　热图

参考文献

[1]https://www.graphpad.com/scientific-software/prism/

[2]https://www.graphpad-prism.cn

[3]https://www.ibm.com/products/spss-statistics

[4]方积乾.医学统计学与电脑实验.4版.上海:上海科学技术出版社,2012

[5]郭秀花.医学统计学与SPSS软件实现方法.2版.北京:科学出版社,2017

[6]李康.医学统计学.7版.北京:人民卫生出版社,2018

[7]李晓松.卫生统计学.8版.北京:人民卫生出版社,2017

[8]孙振球,徐勇勇.医学统计学.4版.北京:人民卫生出版社,2014

[9]王福彦.SPSS在医学中的应用.北京:科学出版社,2017

[10]张敏.GraphPad Prism学术图表.北京:电子工业出版社,2021

[11]张文彤.SPSS统计分析基础教程.2版.北京:高等教育出版社,2015

写见 SPSS），其余变量都无统计学意义；ROC 曲线下的面积为 0.83（$P<0.001$），伪决定系数为 0.32，“Hosmer-Lemeshow”假设检验的 P 值为 0.260，可以认为模型的拟合程度尚可。在 GraphPad Prism 中多变量分析没有逐步回归的功能，所以变量默认全部进入，因此结果和 SPSS 运行的结果可能会有一定的差别。若变量较多，一般建议用 SPSS 软件进行分析。

图 22-2　森林图的制作

4. 图形的制作　Logistic 回归结果除了用表格表示外，现在还可用森林图表示，这样结果会更加直观。根据结果建立一个新的数据文件（横坐标是 *OR* 的下限、*OR* 值和 *OR* 上限），在操作界面的导航栏中选择“Graphs”中的“new”，选择“Colum”，单击相应的图形，最后对图进行修饰和调整（图 22-9）。

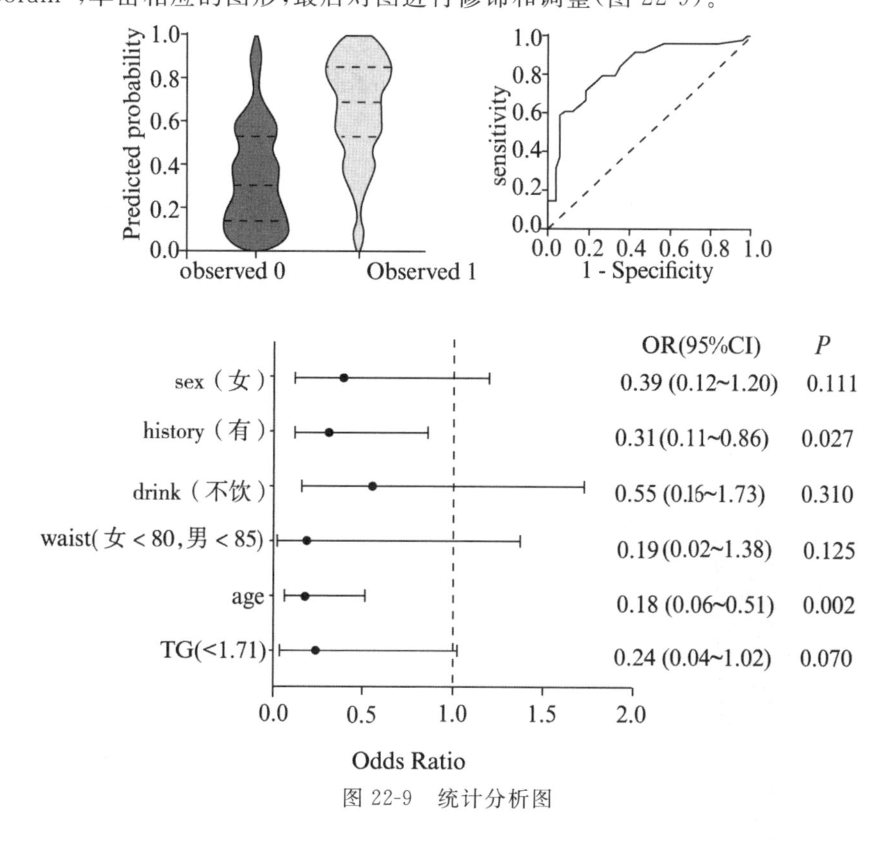

图 22-9　统计分析图

第二十三章　生存分析

生存分析的基本内容在前面章节已经做了详述，主要是：①描述生存过程，在 GraphPad Prism 中使用的方法有乘积极限法；②比较生存过程：常用方法有对数秩检验；③生存过程的影响因素分析，常用 Cox 比例风险回归模型。上述分析均可在 GraphPad Prism 的“Survival”中实现，在该模块的“Start with sample data to follow a tutorial”中只有两因素比较和三因素比较。

第一节　Kaplan-Meier 法

23-1　Kaplan-Meier 法

选择“Enter or import data into a new table”(图 23-1)，就可以建立新文件。

生存过程的描述和比较都在“Kaplan-Meier”中完成，在 GraphPad Prism 的“Survival”中只有两个选项，即“Simple survival analyses(Kaplan-Meier)”和“Cox proportional hazards regression”，没有“Life table”寿命表法。

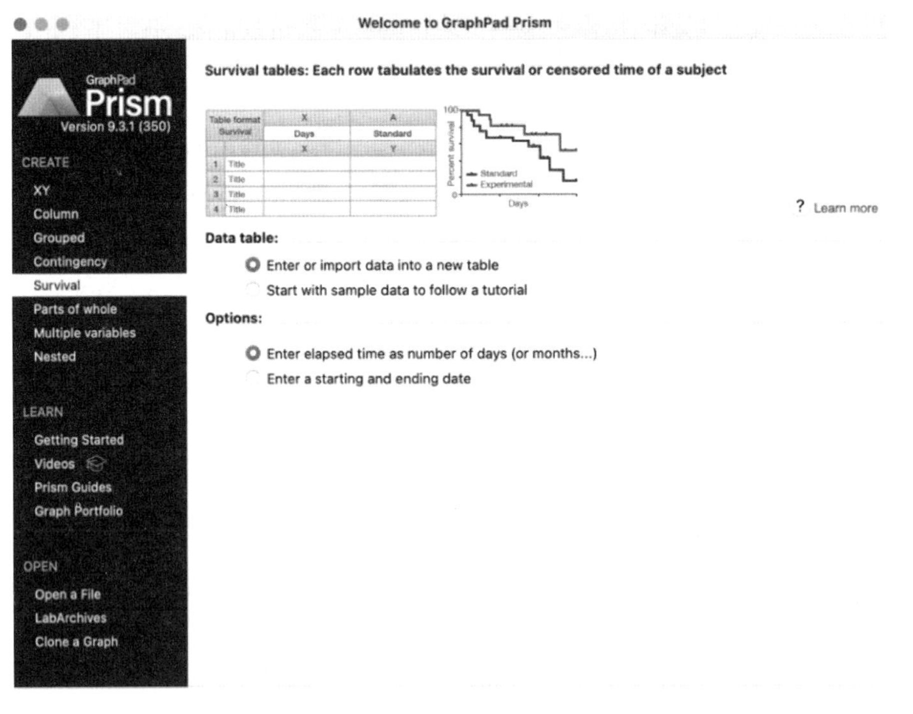

图 23-1　欢迎界面

例 23-1　某医师采集 20 例脑瘤患者采取 A、B 两种疗法治疗的生存时间(周)(表 23-1)。试估计各时点生存率及其标准误,绘制生存曲线,并进行比较。

表 23-1　A、B 两种疗法的生存时间

(单位:周)

A 法	5	7+	13	13	23	30	30+	38	42	42	45+
B 法	1	3	3	7	10	15	15	23	30		

1. 选择"Enter or import data into a new table",就可以建立新文件(图 23-2)。

Table format: Survival		X	Group A	Group B
		days elapsed	A	B
		X	Y	Y
1	Title	5	1	
2	Title	7	0	
3	Title	13	1	
4	Title	13	1	
5	Title	23	1	
6	Title	30	1	
7	Title	30	0	
8	Title	38	1	
9	Title	42	1	
10	Title	42	1	
11	Title	45	0	
12	Title	1		1
13	Title	3		1
14	Title	3		1
15	Title	7		1
16	Title	10		1
17	Title	15		1
18	Title	15		1
19	Title	23		1
20	Title	30		1

图 23-2　数据文件

2. 数据分析　直接在"Analyze Data"对话框(图 23-3)中选择"Survival analyses"中的"KM",跳出生存分析对话框。对话框中的选项包括:因变量的输入(X 为时间,Y 为结局的状态,默认 1 为完全数据)、生存曲线的比较(两组比较有"Log-rank"和"Breslow"检验,多组比较有三种方法)、输出选项的格式和 P 值。本题默认各选项(图 23-4)。

3. 结果的阅读　①差异检验,两种检验方法都有统计学意义。如"Log-rank"检验的结果显示,$\chi^2=7.63$,$P=0.006$,可以认为两种疗法之间存在差别;A 法和 B 法的生存中位数分别是 38 周和 10 周(图 23-5)。结果还包括其风险系数等,供参考。

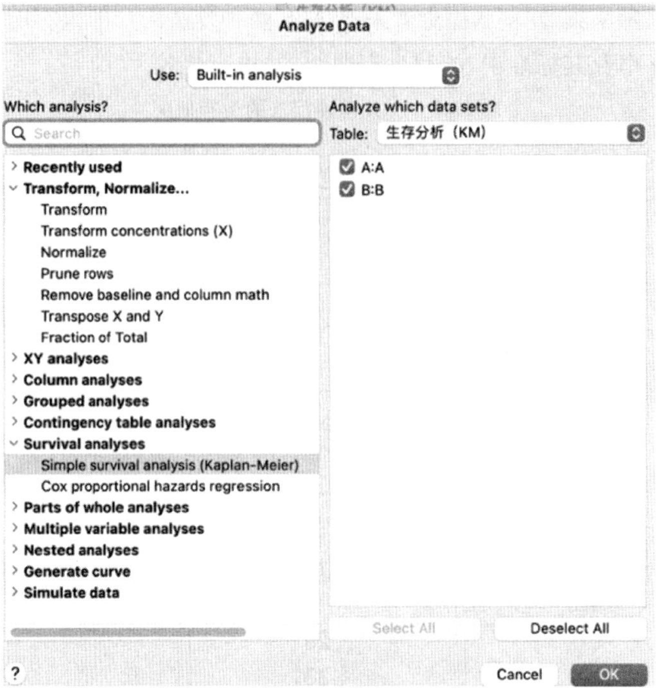

Analyze Data

Use: Built-in analysis

Which analysis?

Search

› Recently used
⌄ Transform, Normalize...
Transform
Transform concentrations (X)
Normalize
Prune rows
Remove baseline and column math
Transpose X and Y
Fraction of Total
› XY analyses
› Column analyses
› Grouped analyses
› Contingency table analyses
⌄ Survival analyses
Simple survival analysis (Kaplan-Meier)
Cox proportional hazards regression
› Parts of whole analyses
› Multiple variable analyses
› Nested analyses
› Generate curve
› Simulate data

Analyze which data sets?

Table: 生存分析 (KM)

☑ A:A
☑ B:B

Select All　Deselect All

?　Cancel　OK

图 23-3　数据分析方法的选择

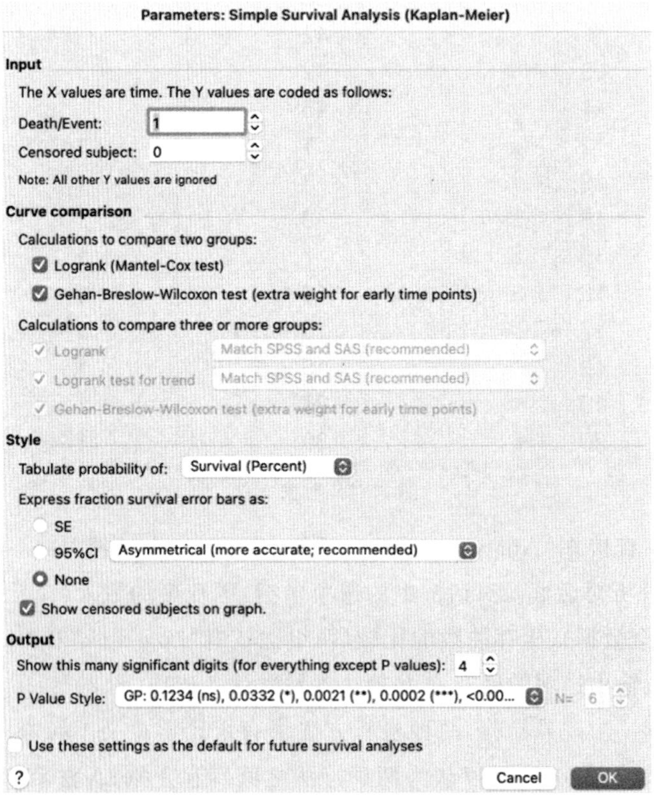

Parameters: Simple Survival Analysis (Kaplan-Meier)

Input

The X values are time. The Y values are coded as follows:

Death/Event: 1

Censored subject: 0

Note: All other Y values are ignored

Curve comparison

Calculations to compare two groups:

☑ Logrank (Mantel-Cox test)
☑ Gehan-Breslow-Wilcoxon test (extra weight for early time points)

Calculations to compare three or more groups:

✓ Logrank　Match SPSS and SAS (recommended)
✓ Logrank test for trend　Match SPSS and SAS (recommended)
✓ Gehan-Breslow-Wilcoxon test (extra weight for early time points)

Style

Tabulate probability of: Survival (Percent)

Express fraction survival error bars as:

○ SE
○ 95%CI　Asymmetrical (more accurate; recommended)
● None

☑ Show censored subjects on graph.

Output

Show this many significant digits (for everything except P values): 4

P Value Style: GP: 0.1234 (ns), 0.0332 (*), 0.0021 (**), 0.0002 (***), <0.00...　N= 6

☐ Use these settings as the default for future survival analyses

?　Cancel　OK

图 23-4　生存分析(KM)对话框

at risk × | Curve comparison × | Data summary ×

	Survival Curve comparison		
3	**Log-rank (Mantel-Cox) test**		
4	Chi square	7.628	
5	df	1	
6	P value	0.0057	
7	P value summary	**	
8	Are the survival curves sig different?	Yes	
9			
10	**Gehan-Breslow-Wilcoxon test**		
11	Chi square	6.547	
12	df	1	
13	P value	0.0105	
14	P value summary	*	
15	Are the survival curves sig different?	Yes	
16			
17	**Median survival**		
18	A	38.00	
19	B	10.00	
20	Ratio (and its reciprocal)	3.800	0.2632
21	95% CI of ratio	1.466 to 9.849	0.1015 to 0.6821
22			
23	**Hazard Ratio (Mantel-Haenszel)**	**A/B**	**B/A**
24	Ratio (and its reciprocal)	0.1870	5.347
25	95% CI of ratio	0.05691 to 0.6146	1.627 to 17.57
26			
27	**Hazard Ratio (logrank)**	**A/B**	**B/A**
28	Ratio (and its reciprocal)	0.3152	3.173

图 23-5　分析结果

4. 图形的制作　在操作界面的导航栏中选择"Graphs"中的"new"，出现相应的图形（生存曲线图），最后对图进行修饰和调整。由图 23-6 可知，使用 A 法的生存曲线下降的速度低于方法 B，说明 A 法生存率下降的速度慢，A 法优于 B 法。

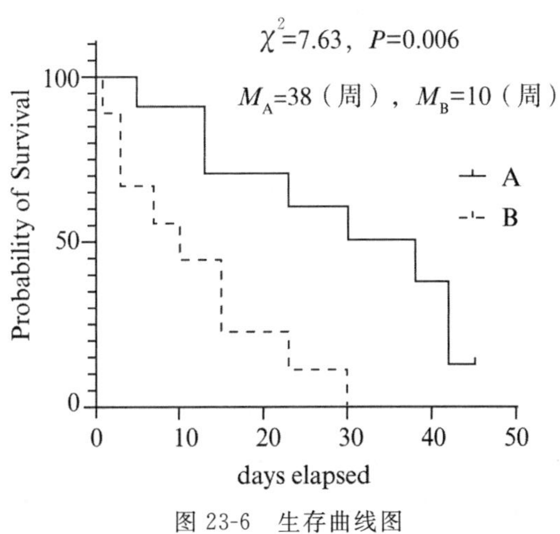

图 23-6　生存曲线图

第二节　Cox 回归分析

23-2　Cox 回归分析

Cox 回归分析可以在“Survival”中选择，也可以在“Multiple variables”中选取(图 23-7)。

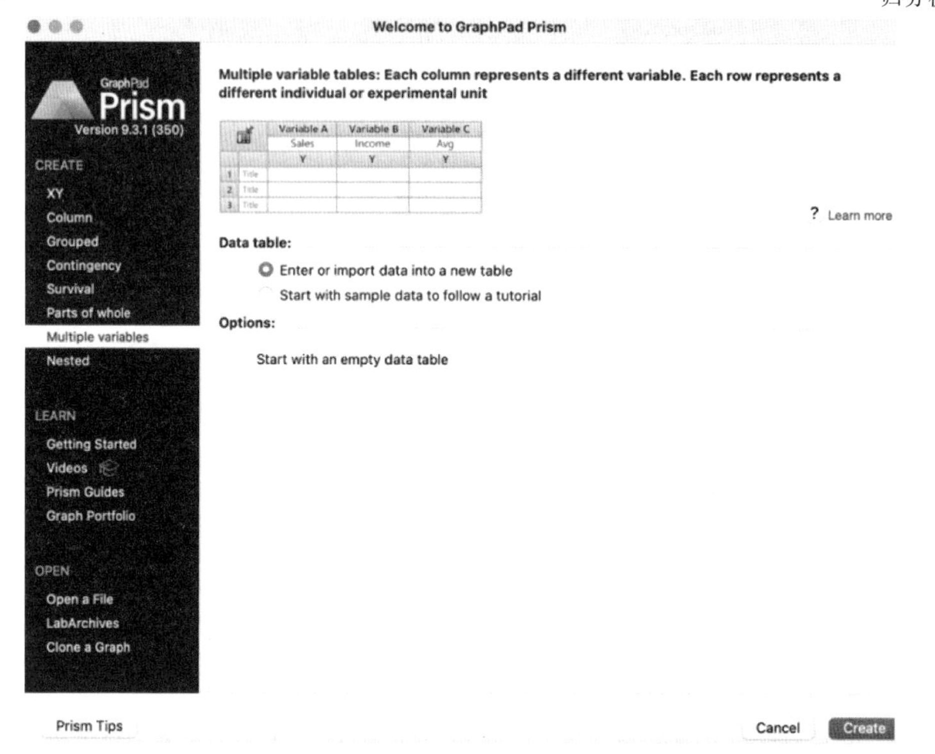

图 23-7　欢迎界面

例 23-2　某研究者收集了 30 例膀胱肿瘤患者手术后的随访资料，具体变量的赋值见表 23-2。试对影响膀胱肿瘤患者生存情况的因素进行 Cox 回归分析。

表 23-2　影响膀胱肿瘤患者生存的因素与赋值

因素	变量名	赋值说明
年龄	age	数值变量
肿瘤分期	grade	1,2,3 肿瘤三个分期
肿瘤大小	size	<3cm=0,$\geqslant 3$cm=1
生存时间	time	生存时间(月)
结局	event	截尾=0,死亡=1

1. 数据文件的建立　输入变量名，time 和 event 属于因变量，自变量为 age(年龄)、grade(肿瘤分期)、size(肿瘤大小)；time、age 为连续变量，event、size 和 grade 为分类变量。复制粘贴数据，结果如图 23-8 所示。

	Variable A	Variable B	Variable C	Variable D	Variable E
	time	event	age	grade	size
1	59	0	62	1	0
2	53	1	64	1	0
3	44	0	52	2	0
4	53	0	60	1	0
5	23	1	59	2	1
6	37	1	59	1	1
7	49	1	63	1	1
8	36	1	62	1	0
9	30	1	50	1	1
10	43	1	26	1	1
11	34	1	43	2	1
12	45	1	62	1	0
13	41	1	67	1	0
14	40	1	70	2	0
15	31	1	56	1	0
16	19	1	85	2	0
17	26	1	65	1	0
18	13	1	54	3	1
19	29	1	62	2	0
20	28	1	52	3	0

图 23-8　数据文件

2. 数据分析　在左侧命令框“Multiple variable analyses”中选择“Cox proportional hazards regression”，勾选所有变量，单击“OK”（图 23-9），出现 Cox 风险回归主对话框（图 23-10）。主对话框的选择如下：

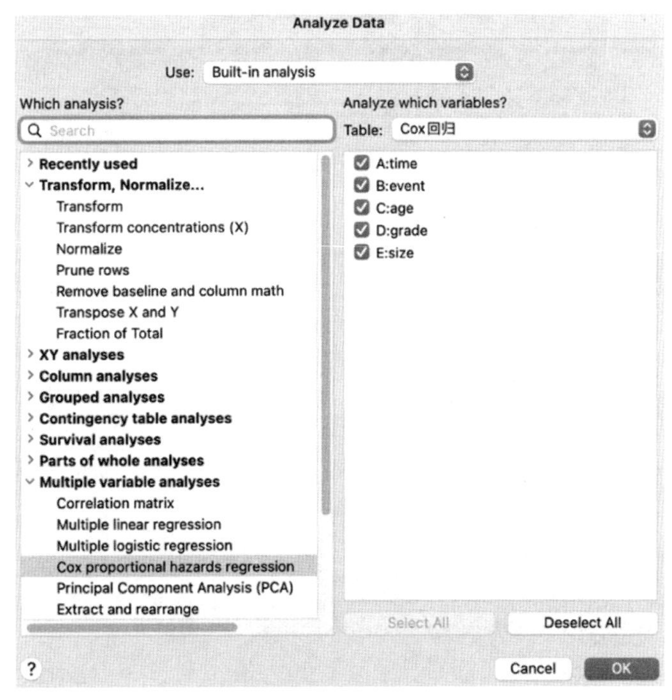

图 23-9　分析方法选择

①“model”中选择,“time”为生存时间,“event”为结局变量;模型效应选择主效应(图 23-10);

Parameters: Cox Proportional Hazards Regression

Model　Reference Level　Predictions　Compare　Options　Goodness-of-fit　Residuals　Graphs

Choose time to event (response) variable

[A] time

Choose event/censor (outcome) variable

[B] event

Value representing "Censored": 0

Value representing "Event": 1

Treat other values as: Missing

Choose ties estimation method

Auto (exact for small number of ties or Efron's approximation otherwise)

Define model:

Main effects

Two-way interactions

Three-way interactions

Transforms

(time, event) ~ age + grade + size

?　Cancel　OK

图 23-10　Cox 回归分析界面

②“Reference Level”分类变量的对照的设置(推荐最小值为参照)(图 23-11)。

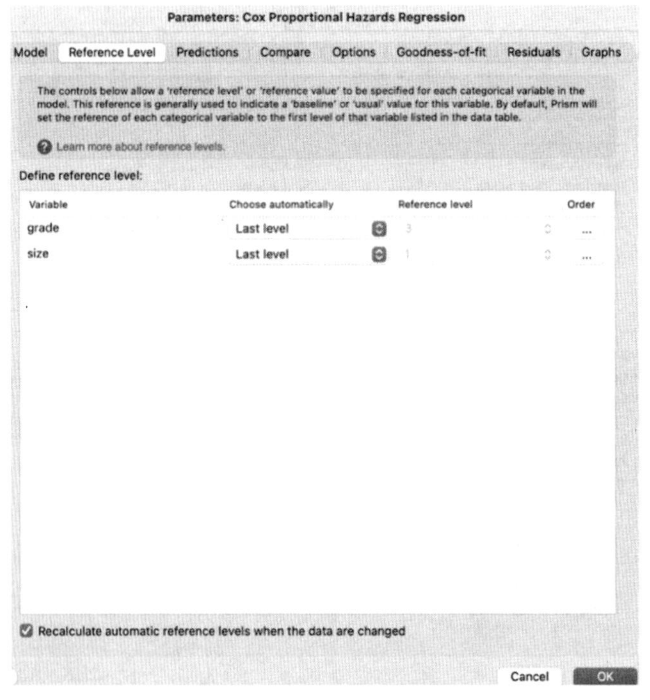

图 23-11　分类变量的对照设置

③"Predictions"使用数据表中的变量来预测生存概率(图 23-12)。

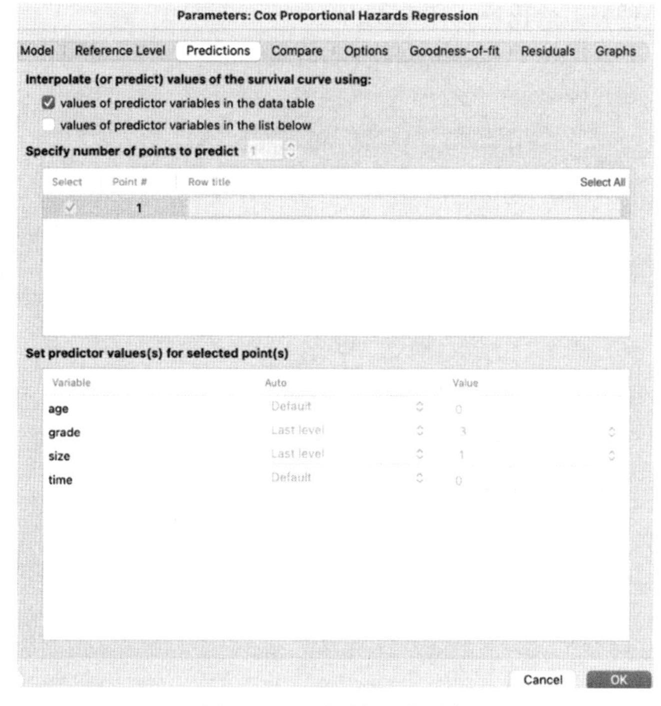

图 23-12　预测变量的选择

④"Options"主要功能是进行模型的拟合评价和诊断等,本模块增加勾选"P value",其余选择默认设置(图 23-13)。

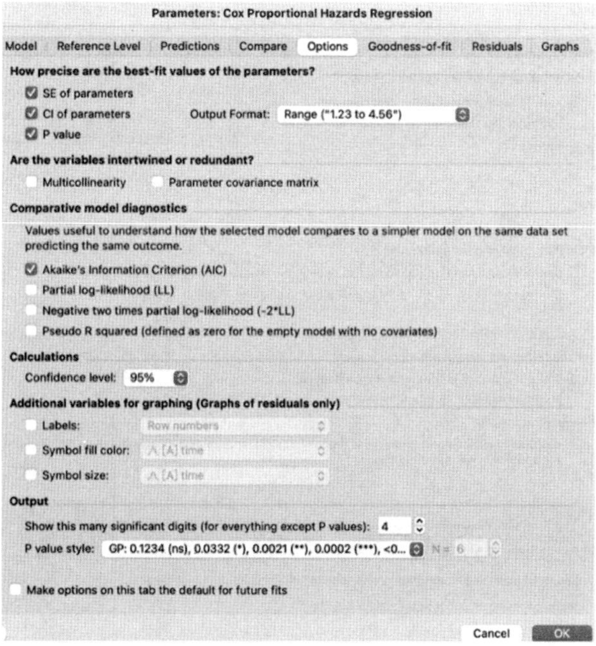

图 23-13　"Options"对话框

⑤“Goodness-of-fit”拟合优度检验,包括模型的评价(假设检验方法的选择和统计的一致性评价)。本模块选择似然比检验(图 23-14)。

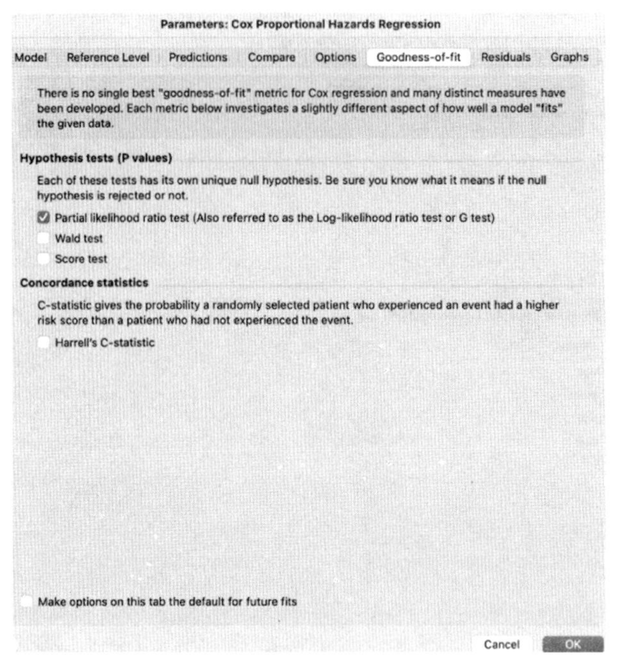

图 23-14 拟合优度方法的选择

⑥“Residuals”残差分析的选项卡用于了解模型的拟合程度。本模块选择默认设置(图 23-15)。

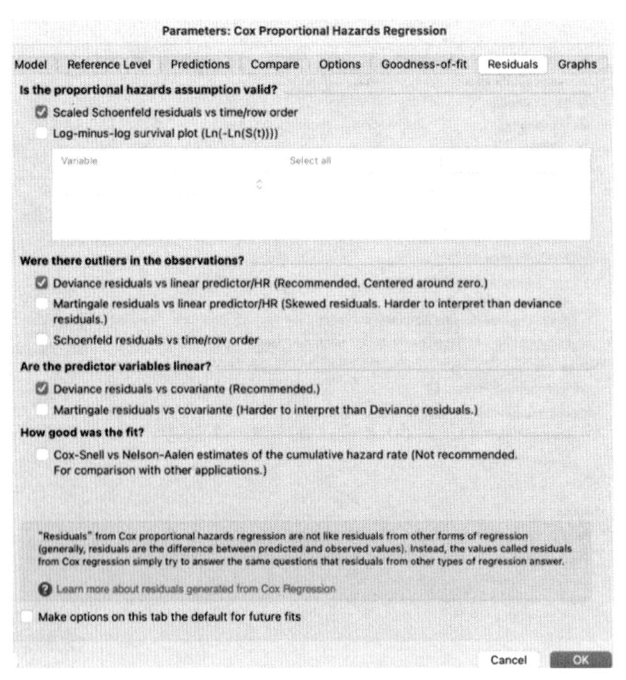

图 23-15 “Residuals”对话框

单击“OK”，出现分析结果（图 23-16）。

3. 结果阅读　如图 23-16 所示，从分析结果中可获得：①模型中参数的估计值及 95%可信区间；②HR 值及 95%可信区间；③根据 P 值可以认为肿瘤的分期和肿瘤的大小与生存率之间存在相关性（$P<0.05$）；④模型的评价，AIC 越小表示模型拟合越好。相较于没有变量的模型，纳入变量的模型更适合。

Tabular results × | Individual values × | Baseline functions ×

	Cox regression Tabular results	A	B	C	D
		Data Set-A	Data Set-	Data Set-C	Data Set-D
		Y	Y	Y	Y
1	Table Analyzed	Cox回归			
2	Time variable	time			
3	Censor/Event variable	event			
4	Regression type	Cox regression			
5	Estimation method	Exact			
6					
7	**Model**				
8	**Parameter estimates**	**Variable**	**Estimate**	**Standard error**	**95% CI (profile likelihood)**
9	β1	age	0.03528	0.02114	-0.004399 to 0.07898
10	β2	grade[1]	-3.494	0.7727	-5.111 to -2.047
11	β3	grade[2]	-2.165	0.6496	-3.505 to -0.9256
12	β4	size[0]	-1.283	0.4660	-2.230 to -0.3842
13					
14	**Hazard ratios**	**Variable**	**Estimate**	**95% CI (profile likelihood**	
15	Exp(β1)	age	1.036	0.9956 to 1.082	
16	Exp(β2)	grade[1]	0.03039	0.006029 to 0.1291	
17	Exp(β3)	grade[2]	0.1148	0.03004 to 0.3963	
18	Exp(β4)	size[0]	0.2773	0.1075 to 0.6810	
19					
20	**Sig. diff. than zero?**	**Variable**	**|Z|**	**P value**	**P value summary**
21	β1	age	1.669	0.0952	ns
22	β2	grade[1]	4.521	<0.0001	****
23	β3	grade[2]	3.333	0.0009	***
24	β4	size[0]	2.753	0.0059	**

26	**Model diagnostics**	**#parameters**	**AIC**			
27	Empty model (no co	0	144.3			
28	Selected model	4	119.1			
29						
30	**Hypothesis tests**	**Statistic**	**P value**	**Null hypothesis**	**Reject Null Hypothesis?**	**P value summary**
31	Log-likelihood ratio (	33.24	<0.0001	Simpler (no covariates) mo	Yes	****

图 23-16　Cox 回归的森林图

4. 图形的制作　Cox 回归与 Logistic 回归一样，结果可以用森林图表示。根据结果建立一个新的数据文件（横坐标是 HR 的下限、HR 值和 HR 上限），在操作界面的导航栏中选择“Graphs”中的“new”，出现相应的图形（森林图），进行修饰和调整即可（图 23-17）。

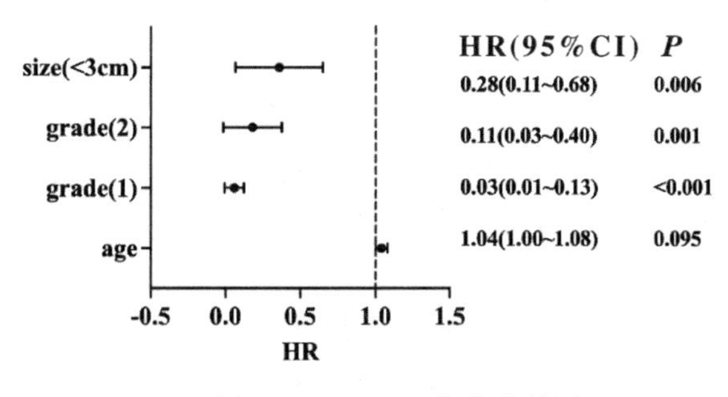

图 23-17　Cox 回归的森林图

第二十四章　常用统计图的制作

第一节　双 Y 轴图形

当数据系列为 2 个或 2 个以上，并且单位不同或者数据量级差别较大时，就可以使用双坐标轴图。所谓双 Y 轴图表，就是左右各一个 Y 轴，分别显示不同系列的数值。

24-1　双 Y 轴图形的制作

例 24-1　表 24-1 为某地从 2012 年到 2021 年某疾病的发病人数及发病率（每 100 000 人口），试作图观察该地区发病人数和发病率的变化趋势。

表 24-1　某地 2012 年到 2022 年某疾病的发病人数及发病率

年份	发病人数	发病率
2012	957	11.56
2013	1004	12.44
2014	1164	14.12
2015	1623	15.67
2016	1456	13.70
2017	1823	17.98
2018	2300	18.89
2019	2456	19.25
2020	3400	21.00
2021	3500	21.34

1. 数据录入　打开 GraphPad Prism，在弹出的欢迎界面 XY 中“Data table”（数据表）选择“Enter or import data into a new table”（在新的数据表中写入数据），在“Options”选项中，X 选择“Numbers”（数值），Y 选择“Enter and plot a single Y value for each point”（即每一行只输入一个 Y 值），单击“create”创建数据表（图 24-1）。

X	Group A	Group B
年份	发病人数	发病率
X	Y	Y
2012	957	11.56
2013	1004	12.44
2014	1164	14.12
2015	1623	15.67
2016	1456	13.70
2017	1823	17.98
2018	2300	18.89
2019	2456	19.25
2020	3400	21.00
2021	3500	21.34

图 24-1　数据录入

2. 图片制作　①单击左侧导航栏中的“Graphs”（图片）下属的同名图片文件（发病情况），弹出“Change Graph Type”（更改图标类型）界面，选择散点图，单击“OK”（图 24-2A）。

②在工具栏“Change”（更改）中，单击图标或者双击图形绘制区，就可以进入“Format Graph”（图表样式）界

面的"Appearance"(外观)选项卡(图 24-3);在"Data set"(数据设置)下拉列表中可以选择要设置的数据集:A 发病人数;B 发病率。可依次选择数据集进行设置。

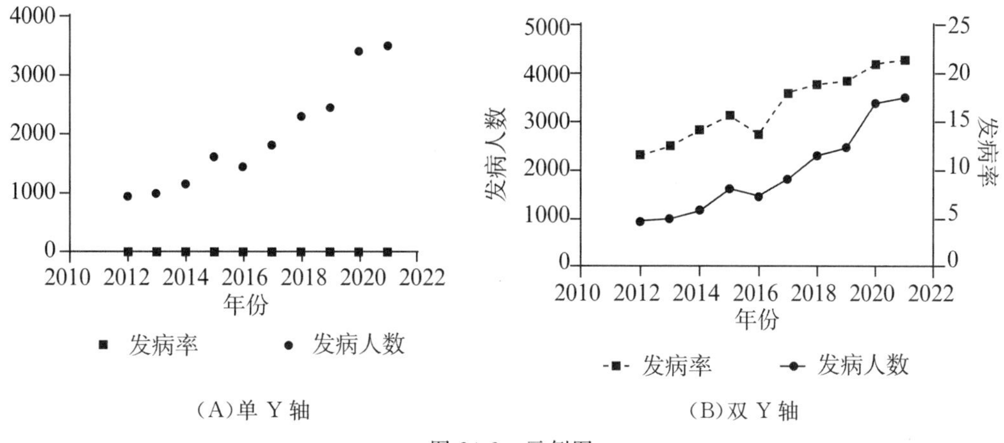

图 24-2　示例图

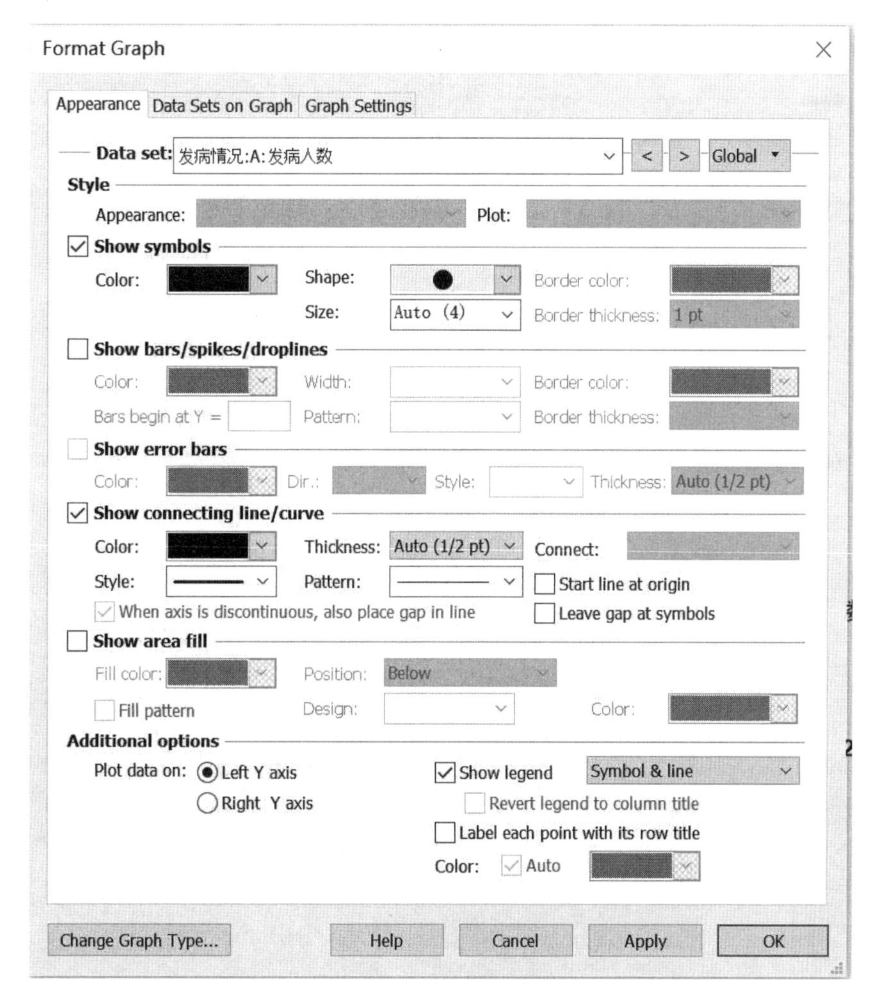

图 24-3　图表格式修改

③如设置 A:发病人数数据集,勾选“Show symbols”(显示符号),可以设置散点的颜色、样式、大小等;勾选“Show connecting line/curve”(显示连线)复选框,以设置连线的属性,如颜色、粗细、样式等;设置完成后在“Data set”选择数据集 B,在底部的“Additional options”(其他选项)中选中“Right Y axis”(右侧 Y 轴),可以将 B:发病率数据集以右侧 Y 轴进行绘制,单击“OK”。

④坐标轴优化:单击工具栏“Change”(更改)中的图标或双击坐标轴进入“Format Axes”(坐标轴格式)界面(图 24-4);这里着重介绍双 Y 轴数据范围设置:可依次选择“Left Y axis”和“Right Y axis”,在“Range”(范围)下可以设置合适的 Y 轴的范围,这里设置范围分别为 0～5000 和 0～25;单击“OK”,输出双 Y 坐标轴图形。

这样,双 Y 坐标轴图形就做好了(图 24-2B)!

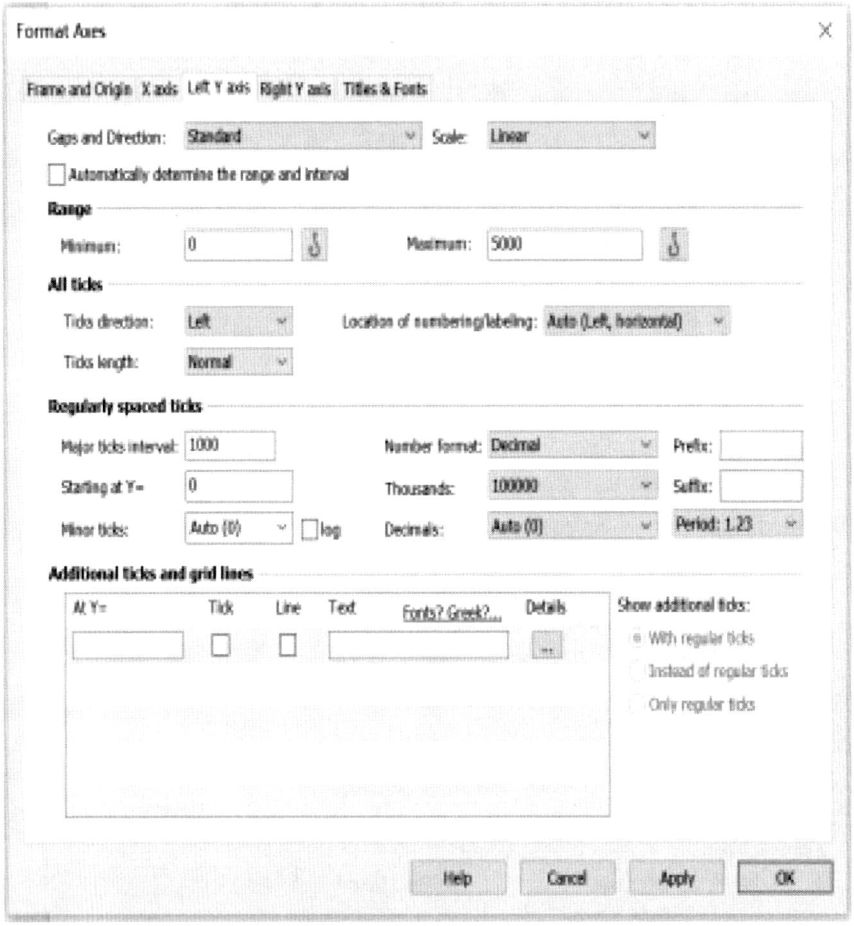

图 24-4　坐标轴格式修改

第二节　热图

24-2　热图的制作

热图(heatmap)是一种数据可视化技术,用来展示数据哪些区域更“热”,也就是更频繁出现或有更高密度或者更强关联。热图可以用不同的颜色来表示不同的值,通常使用红色、橙色、黄色等暖色调表示高值,使用绿色、蓝色等冷色调表示低值。

热图在医学统计中有广泛的应用,可以用来分析和可视化医学数据中的特征、趋势和关系。常见的应用场景有基因表达热图(可用于显示不同样本中基因的表达水平)、药物剂量热图(分析药物剂量与不同治疗组之间的关系)、疾病流行热图(热图疾病分布情况)以及显示变量间的相互关系。

本节内容将通过 GraphPad Prism 自带数据来说明如何用热图来展示多个变量之间的相关关系。

1. 数据创建　打开 GraphPad Prism,在弹出的欢迎界面单击 Multiple variables＞Start with sample data to follow a tutorial＞Multiple logistic regression,单击“Create”(创建)数据表(图 24-5)。

Welcome to GraphPad Prism
GraphPad Prism Version 9.5.1 (733)
CREATE
XY
Column
Grouped
Contingency
Survival
Parts of whole
Multiple variables
Nested
LEARN
Getting Started
Videos
Prism Guides
Graph Portfolio
OPEN
Open a file
LabArchives
Clone a Graph
Multiple variable tables: Each column represents a different variable. Each row represents a different individual or experimental unit.
Table Format Multiple variables
Variable A
Variable B
Variable C
Learn more
Data table:
Enter or import data into a new table
Start with sample data to follow a tutorial
Select a tutorial data set:
Multiple linear regression (text variables)
Multiple linear regression (dummy coding)
Multiple logistic regression (text variables)
Multiple logistic regression (dummy coding)
Poisson regression (text variables)
Poisson regression (dummy coding)
Correlation matrix
Principal Component Analysis (text variables)
Cox proportional hazards regression (text variables)
Prism Tips
Cancel
Create

图 24-5　数据创建

2. 图形制作　单击"Analyze"或者"Results"下的分析方法选"Correlation matrix"(相关系数矩阵),计算相关系数。在"Correlation matrix"页面,选择"Spearman"相关系数。

注意:在"Graphing"下方勾选"Create a heatmap of the correlation matrix"(生成相关系数矩阵热图),单击"OK"(图 24-6),在"Graphs"中就生成名为"Spearman r:correlation of MV…"的热图。

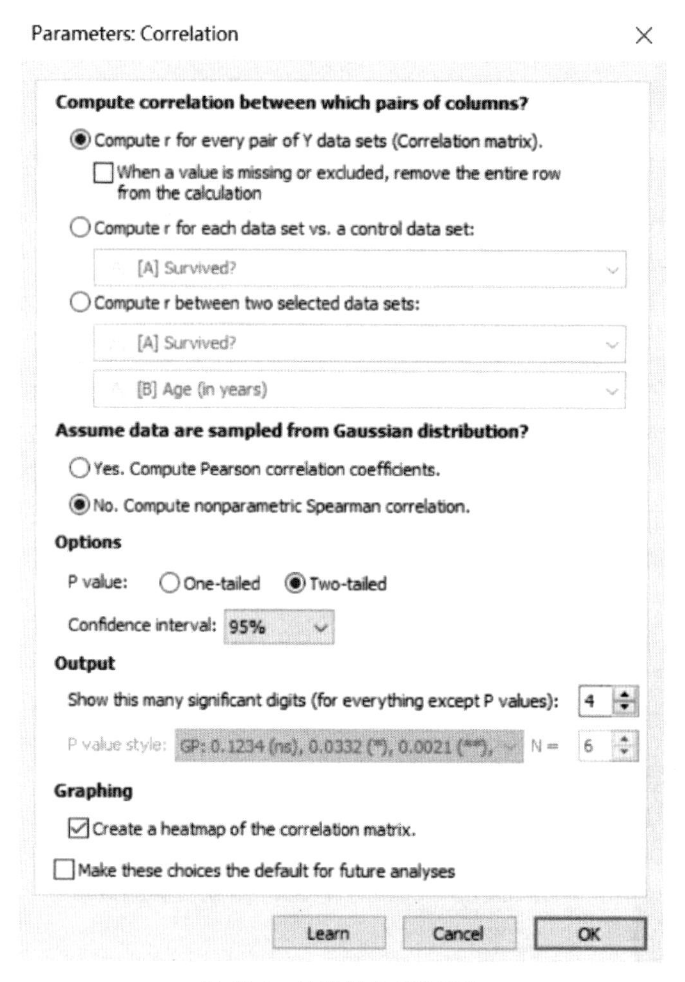

图 24-6　计算相关系数矩阵

3. 图形优化　双击上一步制作好的热图就可以对图形进行优化(图 24-7)。如需修改图形颜色,可在"Format Graph"窗口的"Color mapping"选项卡下修改;在"Graph Settings"选项,还可以对每个格子边框的颜色、粗细,隐藏热图的边框进行调整;在"Labels"选项,可以让格子显示数据,还可以自定义行和列的标签,甚至设置标签的旋转角度;在"Gaps"选项,主要用来给热图添加空隙。